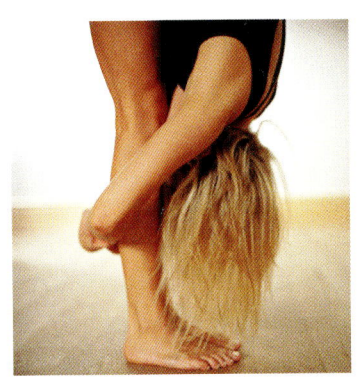

Emily Kelly

Körpertraining nach
Pilates

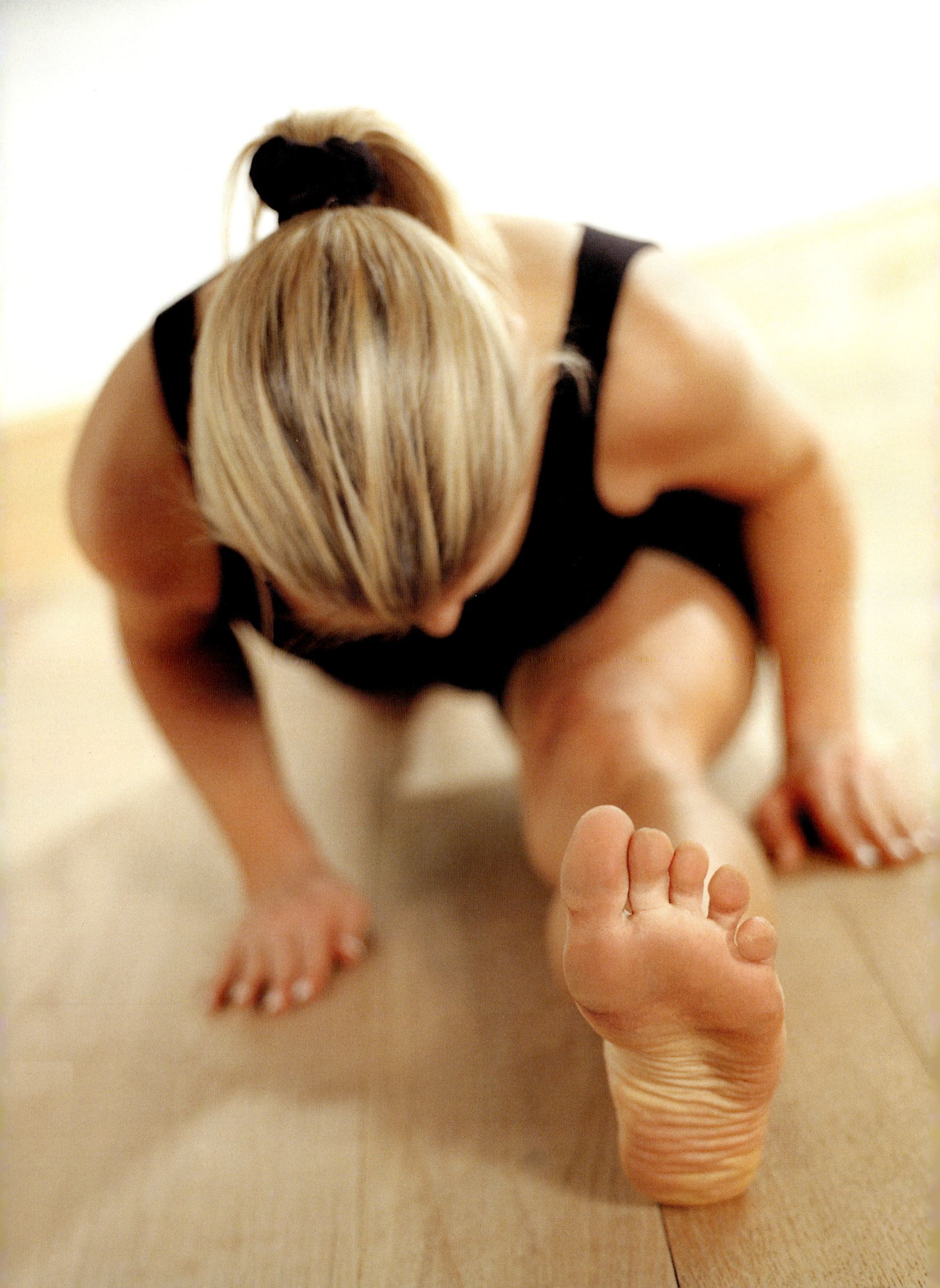

Einfache Techniken
für einen kraftvollen,
geschmeidigen und
gesunden Körper

Emily Kelly

Körpertraining nach
Pilates

Mit Fotografien von **Christine Hanscomb** und **Stephen Swain**

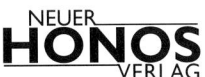

NEUER
HONOS
VERLAG

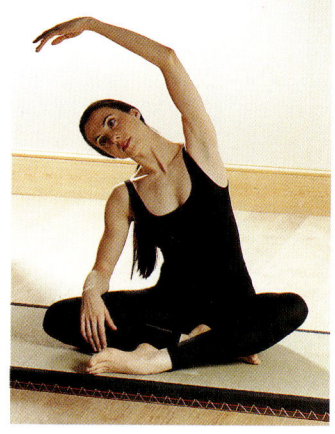

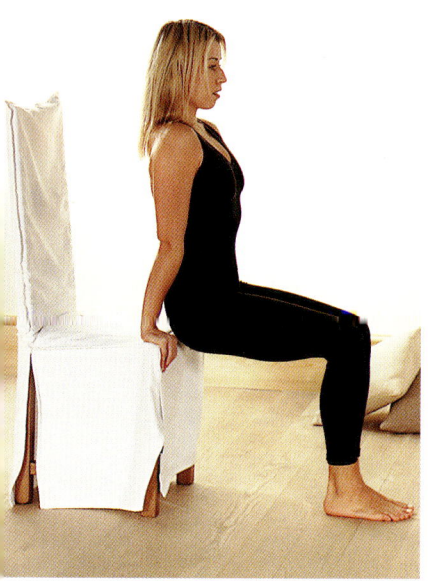

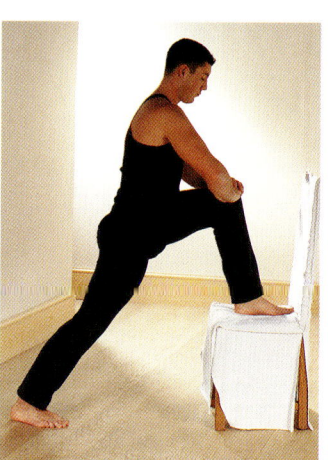

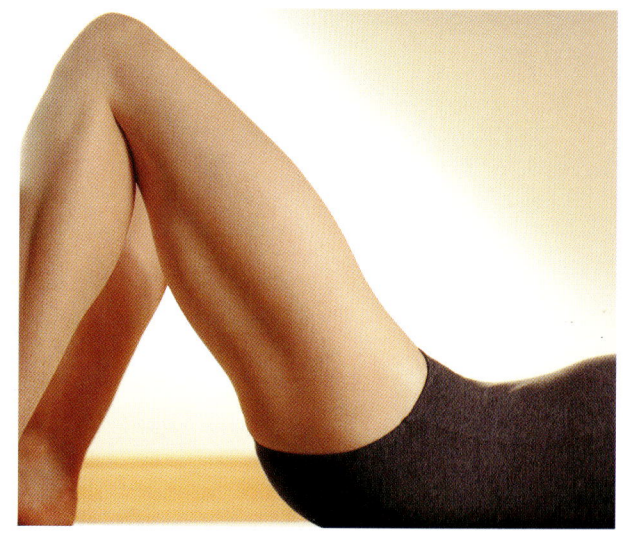

Anmerkung des Herausgebers: Die Leser und Leserinnen sollten die in diesem Buch zum Ausdruck gekommenen Ratschläge, Ideen und Techniken nicht als Ersatz für den Rat qualifizierter ärztlicher oder sonstiger qualifizierter Fachkräfte betrachten. Jegliche Anwendung der Ratschläge, Ideen und Techniken dieses Buches erfolgt auf eigene Gefahr.

Inhalt

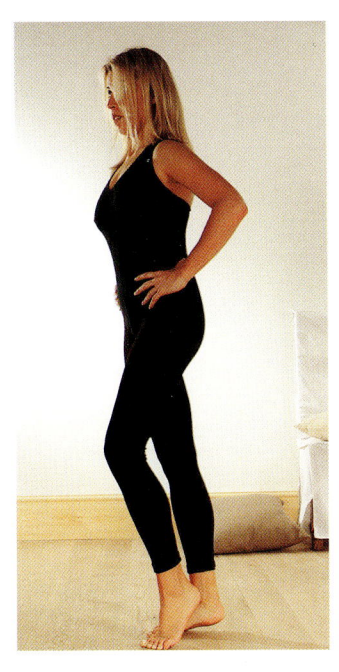

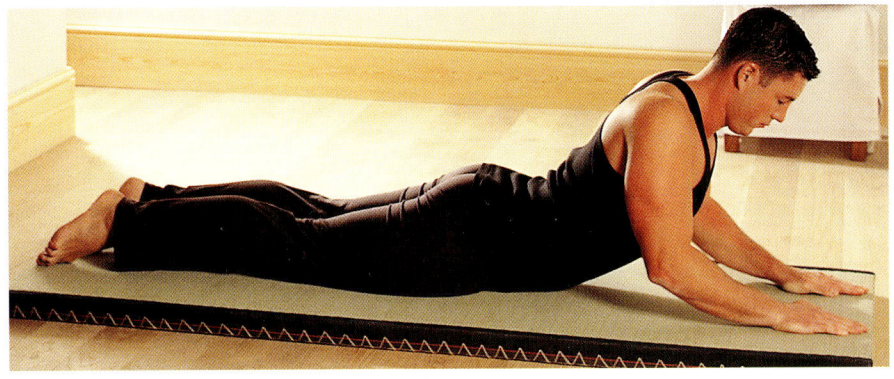

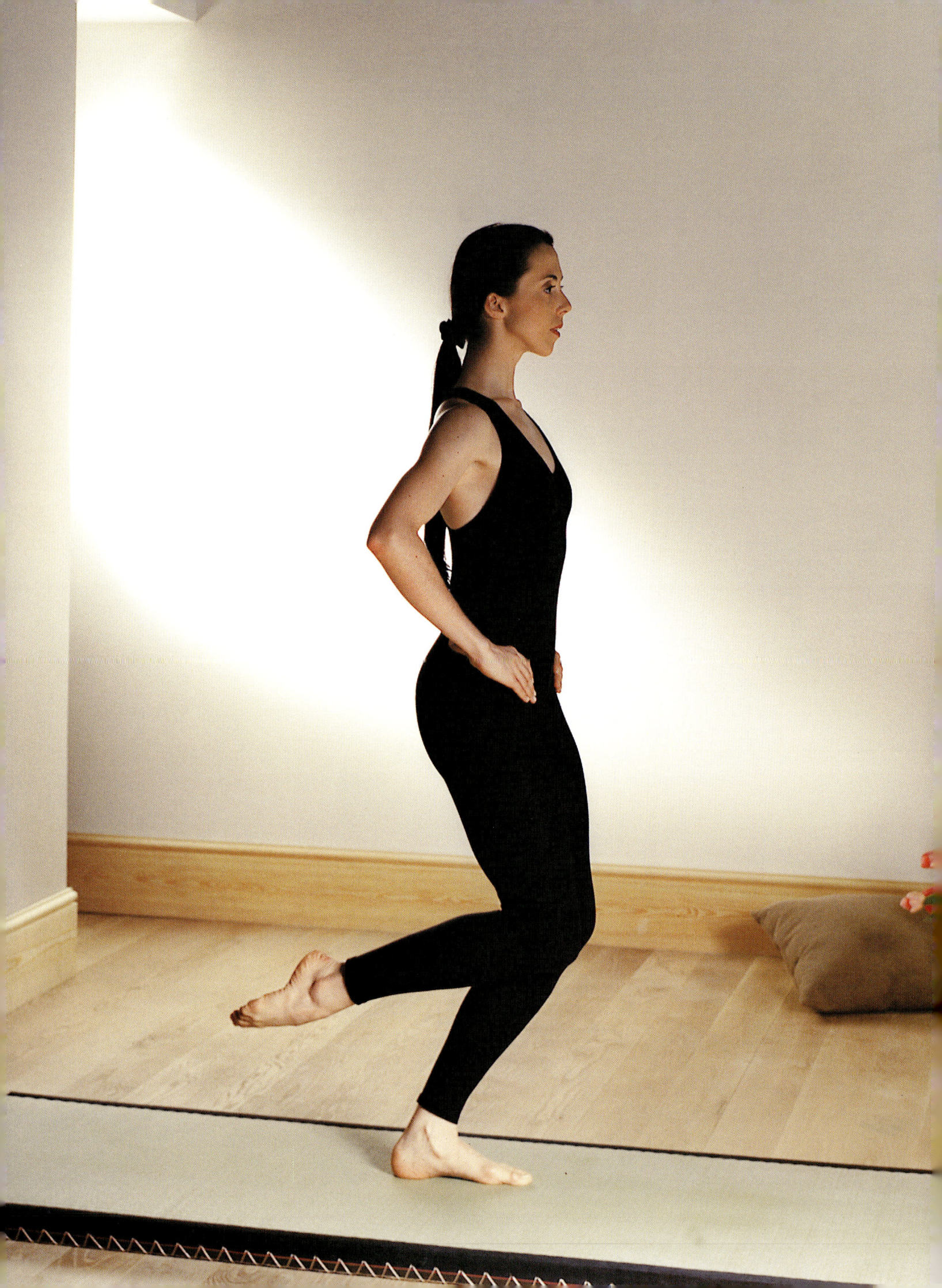

Vorwort

Ich möchte in diesem Buch versuchen, Ihnen einen unverkrampften und leicht nachvollziehbaren Zugang zu Pilates zu ermöglichen. Bewegung und Gymnastik sind seit jeher meine große Leidenschaft, und ich hoffe, Ihnen ein wenig von diesem Enthusiasmus vermitteln zu können.

Seit Beginn meiner Karriere als Fitnesstrainerin habe ich alles Mögliche versucht, um mich auf die individuellen Bedürfnisse meiner Klienten einzustellen – so belegte ich Kurse in Alexander-Technik, Widerstandstraining, Schwimmen, Zirkeltraining, Kickboxen, Boxgymnastik, Fitnesstraining, Schwangerschafts- und Rückbildungsgymnastik, Musikgymnastik, Indischer Kopfmassage, Selbstverteidigung, Yoga, Gymnastikberatung und sogar Squaredance!

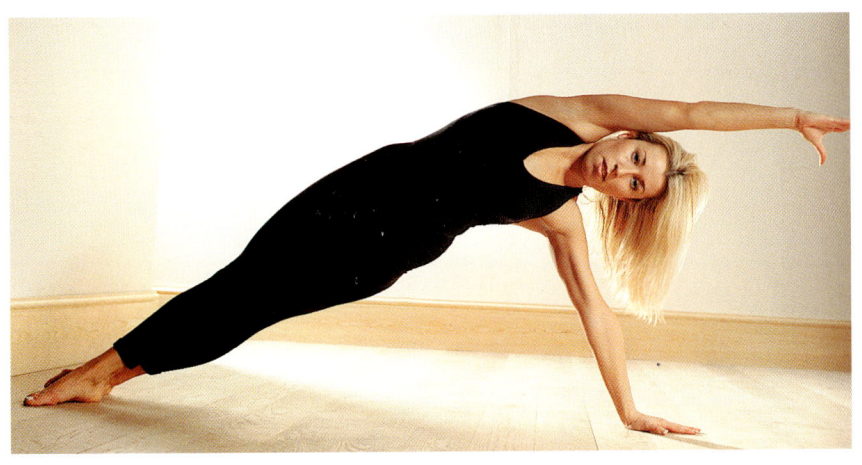

△ Regelmäßiges Pilates-Training half mir dabei, einen gleichmäßigen Muskeltonus zu erzielen, machte mich gesünder und schlanker und weniger anfällig für Verletzungen.

Emily Kelly

Eines Tages entdeckte ich Pilates durch den Besuch einer amerikanischen Verwandten. Sie hatte den schlanken und geschmeidigen Körper einer Tänzerin, mit einer wunderbar eleganten Haltung. Ich versuchte nun, alles über diese Technik zu erfahren: Ich belegte Kurse, übte und studierte. Es war wie eine »Heimkehr« für mich: Die fließenden, doch anspruchsvollen Übungen erinnerten mich an mein frühes Ballett- und Gymnastiktraining. Es war eine Rückkehr zum Wesentlichen – mir gefiel der Schwerpunkt auf Haltung und Konzentration.

Ich war wie besessen: Alle meine Klienten mussten nun Pilates ausprobieren, und die Ergebnisse sprachen für sich. Alle stellten an sich dramatische Veränderungen fest; ihr Rückgrat fühlte sich flexibler und stärker an, die Bauchmuskeln fester und flacher. Durch eine bessere Körperhaltung wurden sie schlanker und selbstsicherer. Was mich in meiner Eigenschaft als Trainerin besonders beeindruckte, war, dass sogar die Gymnastikmuffel die Pilates-Übungen genossen. Mit welchem Fitnesslevel auch immer Sie dieses Programm anfangen – bleiben Sie am Ball: Ihr Körper wird sich verändern, und das neue Gleichgewicht wird sich positiv auf Ihr tägliches Leben auswirken. Viel Erfolg dabei!

Emily Kelly

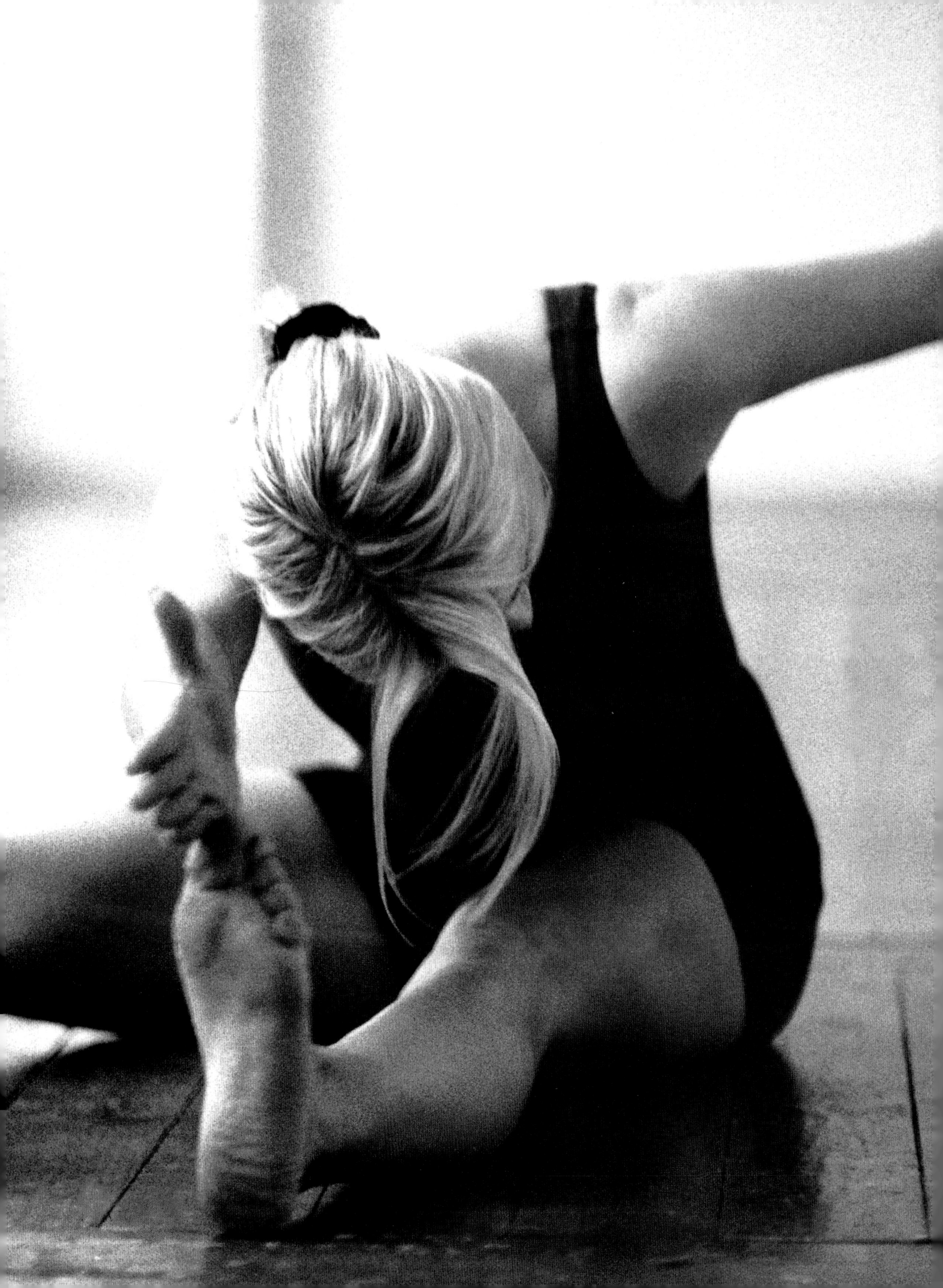

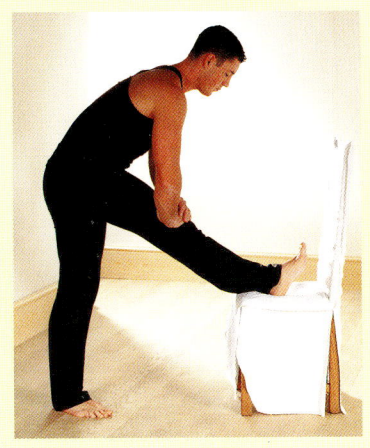

Was ist
Pilates?

Im ersten Kapitel schauen wir uns an, wer von regelmäßigem Pilates-Training profitieren kann, warum dieses Buch anders ist, und besonders, was Sie von ihm erwarten können. Kommen Sie auf dieses Kapitel zurück, wann immer Sie ein wenig extra Motivation benötigen ...

Haben Sie in der Vergangenheit schon andere Trainingsprogramme durchgeführt und fragen sich, warum diese nur wenig Erfolg hatten? Lesen Sie, warum Pilates anders ist und wie es zu einem wertvollen und vor allem befriedigenden Bestandteil Ihres Lebens werden kann.

Einführung

Schon wieder ein Gymnastikbuch? Warum ist Pilates in Sportzentren und Tanzschulen so beliebt, warum ist es ein so populäres and anerkanntes Training? Wodurch unterscheidet sich dieses Buch von all den Sportbüchern und Videos auf dem Markt?

Vielleicht ist die Antwort darin zu finden, dass Pilates ein durch und durch vernünftiges Training ist. Dieses Buch soll Ihnen als leicht zugängliches Handbuch dienen, das einen dauerhaften Platz in Ihrem Leben einnimmt. Es erläutert die Grundelemente des Pilates-Trainings und begleitet Sie durch eine umfassende Reihe von Übungen. Wir haben versucht, dieses Programm leicht nachvollziehbar zu gestalten. Obwohl es sich zunächst einmal an den Pilates-Anfänger richtet, haben wir eine ganze Reihe von Übungen für Fortgeschrittene hinzugefügt, damit Sie sich im Laufe der Zeit höhere Ziele setzen können.

Die »Erste Position« jeder Übung ist sozusagen die Grundübung. Wenn Ihnen Pilates neu ist, dann fangen Sie bitte stets damit an, sonst wird es Ihnen schwer fallen, die nötige Körperbeherrschung und Konzentration zu entwickeln, die die korrekte Ausführung der Übungen verlangt. Wichtig ist während einer Pilates-Übung einzig und allein das Gefühl, das Ihnen die korrekte Ausführung des Bewegungsablaufs vermittelt – nicht, zu wie

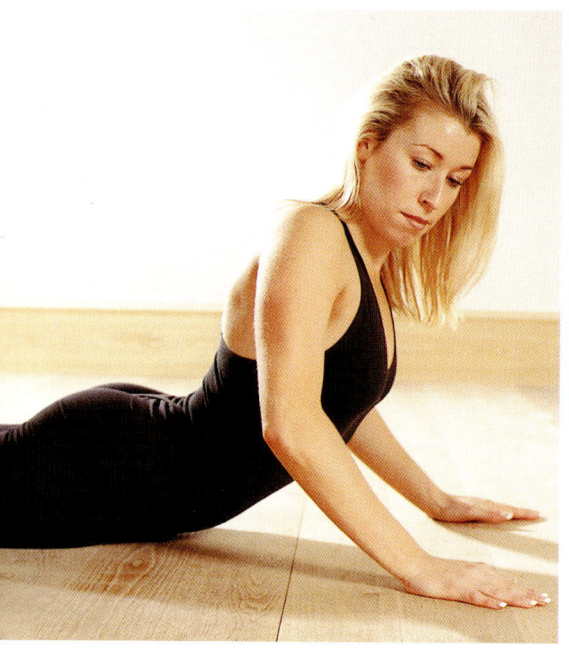

△ Durch seine Kombination von Dehnungs- und Stärkungsübungen ist Pilates eines der sichersten und effektivsten Gymnastikprogramme.

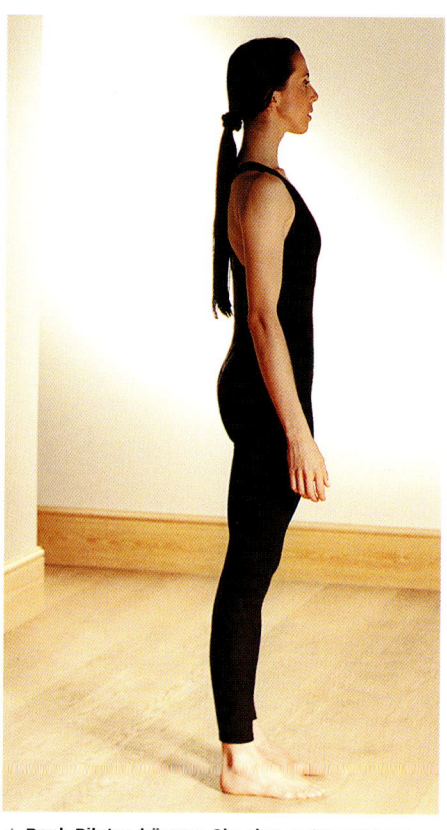

△ Dank Pilates können Sie eine entspanntere, selbstbewusstere Körperhaltung entwickeln. Denken Sie daran, dass Sie durch eine korrekte Haltung bis zu drei Kilogramm leichter erscheinen können!

vielen Wiederholungen Sie imstande sind. Beginnen sie mit der »Zweiten Position« erst, nachdem Sie die erste gründlich verstanden haben. Mancher wird dazu länger als zwei Monate brauchen; andere wiederum schaffen es vielleicht schon in drei Wochen. Jeder Mensch ist anders, und es handelt sich hier nicht um einen Wettbewerb, sondern um einen ganz individuellen Entwicklungsprozess. Die »Dritte Position« ist folglich eine noch intensivere Variante!

Sie werden wahrscheinlich feststellen, dass Ihnen einige Übungen eher liegen als andere. Das ist ganz normal. Ihr Körper mag zum Beispiel irgendwo ein leichtes Ungleichgewicht aufweisen, das durch eine bestimmte Übung besonders deutlich wird und Ihnen daher zunächst Schwierigkeiten bereitet. Vertrauen Sie Ihrem Körper!

Der ganzheitliche Ansatz

Dieses Buch soll Ihnen sportliche Betätigung in einer ganzheitlichen Weise nahe bringen

und Ihnen dabei helfen, diese mit minimalem Aufwand in Ihr tägliches Leben zu integrieren. Wir haben nicht vor, Sie zu einem olympischen Athleten zu machen. Vielleicht jedoch mag es Sie dazu bewegen, mit dem Training zu beginnen, indem es erklärt, warum dies so wichtig ist – nicht nur aus ästhetischen Gründen, sondern auch zur Vermeidung von Schmerzen und Verletzungsgefahren. Es soll Ihnen helfen, ein besseres Körpergefühl und dadurch ein höheres Selbstwertgefühl zu entwickeln.

Wir hoffen, dass das Programm dieses Buches gut verständlich, logisch und leicht zu behalten ist. Es sollte keine Schwierigkeiten bereiten, Pilates-Übungen wie das Zähneputzen zu einem täglichen Bestandteil Ihres Lebens werden zu lassen – denn Bewegung sollte nun einmal dazugehören. Es ist einfach vernünftig! Sie sollten Ihren Körper genauso sorgfältig versorgen wie Ihr Haustier. Von Ihrem Wagen erwarten Sie eine Lebensdauer von 6–7 Jahren und akzeptieren dabei regelmäßige Wartung, Öl- und Reifenwechsel als natürlichen Bestandteil im Leben eines Autobesitzers. Welche Lebensdauer erwarten Sie von Ihrem eigenen Körper?

Jeder kann profitieren

Wer kann nun von einem solchen Programm profitieren? Im Grunde hat Pilates für jeden etwas zu bieten, egal wie alt Sie sind oder auf welchem Fitnesslevel Sie sich befinden. Obgleich Sie im Ganzen stärker werden, ist das Grundziel von Pilates, eine Art »Kernstärke« zu entwickeln. Sie werden in diesem Buch immer wieder auf diese Formulierung stoßen, mit der eine Stärkung Ihrer wichtigsten Bauch- und Rückenmuskulatur gemeint ist, die das Körperzentrum sowohl in Ruhestellung als auch in der Bewegung stützt. In dem Maße, wie diese Muskeln durch unsere Übungen trainiert werden, verbessert sich Ihre Körperhaltung, was sich auf Ihr gesamtes tägliches Leben auswirken wird.

Wenn Ihnen Pilates ganz neu ist, dann werden Ihnen die Übungen dieses Buches zunächst sehr anders vorkommen als die Gymnastik, die Ihnen bisher geläufig war. Zunächst einmal besteht Pilates aus einer Serie von Übungen, die fließend und ohne Unterbrechungen durchgeführt werden. Normale Gymnastik besteht normalerweise aus Sequenzen – sie machen vielleicht eine

▷ Durch Pilates entwickeln Sie einen kräftigen, schlanken und ausgewogenen Körper. Dies reduziert die Gefahr von Verletzungen sowie die altbekannten »Zipperleins«.

Übung zwölf Mal, pausieren dann und beginnen mit einer neuen Übung. Pilates betrachtet den Körper als Ganzheit, in dem einige Muskeln gestreckt, andere vielleicht gestärkt werden. Es hilft Ihrem Körper, besser zu funktionieren und reduziert daher die Verletzungsgefahr – nicht nur während der Übungen, sondern den ganzen Tag über.

Viele Menschen, die mit Pilates beginnen, werden positiv überrascht sein, dass ihnen hier im Vergleich zu konventioneller Gymnastik pro Übung nur eine geringe Anzahl von Wiederholungen abverlangt wird. Wenn Sie die Übungen korrekt ausführen, dann sind zehn Wiederholungen mehr als ausreichend. Das bedeutet auch, dass Sie sich voll auf den Bewegungsablauf einer Übung konzentrieren können: Dadurch maximieren Sie deren Nutzen, ohne dass die sonst üblichen Dauerwiederholungen Sie langweilen oder ermüden würden.

Konzentration ist wichtig

Ein weiteres hervorstechendes Merkmal von Pilates ist, dass zu seiner Ausübung volle Konzentration verlangt wird, durch die eine Verbindung von Körper und Geist herbeigeführt wird. Dies bedeutet natürlich nicht, dass Sie bei konventioneller Gymnastik nicht zu denken brauchen. Es bedeutet jedoch, dass Sie bei Pilates die besten Ergebnisse erzielen, wenn Sie Ihre volle Konzentration und Auf-

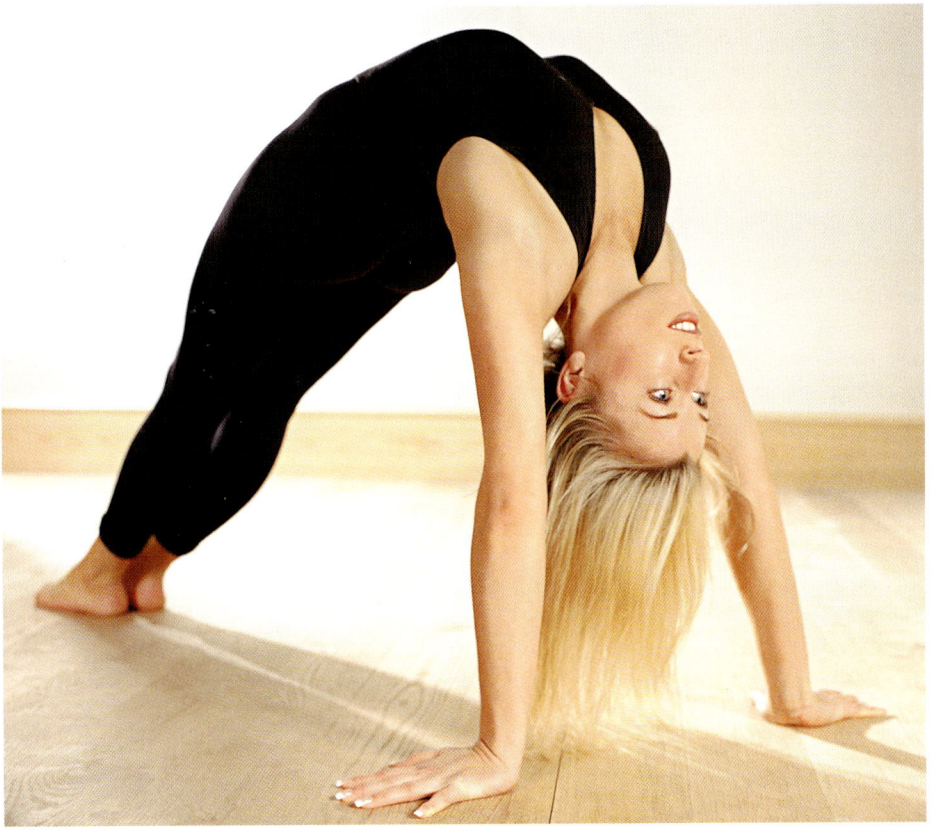

merksamkeit auf die Übungen richten. Zuweilen kann die totale Konzentration auf Ihre Pilates-Übungen wie eine Meditation wirken, die Sie auf wohltuende Weise beruhigt und Ihnen einen klareren Blick auf die Verhältnisse erlaubt. Die totale, auf die kleinsten Details der Körperhaltung gerichtete Konzentration und Aufmerksamkeit macht Pilates so einzigartig und befriedigend.

Seien Sie nett zu sich selbst

Wenn Sie ein Pilates-Übungsprogramm beginnen, stellen Sie bitte nicht zu hohe Erwartungen an sich selbst. Es geht einzig und allein um das positive Körpergefühl, das Ihnen diese Übungen vermitteln und nicht darum, zu wie vielen Wiederholungen Sie imstande sind, wie lange Sie trainieren oder welchen Schwierigkeitsgrad Sie beherrschen. Einige der Bewegungsabläufe sind sehr subtil – so mag es dem Betrachter leicht so vorkommen, als täten Sie gar nicht viel. Vergewissern Sie sich während der Übungen stets,

▽ Schon nach wenigen Wochen werden Sie eine deutliche Veränderung zum Besseren bemerken. Pilates-trainierte Körper sind schlank und geschmeidig, keine unförmigen Muskelpakete.

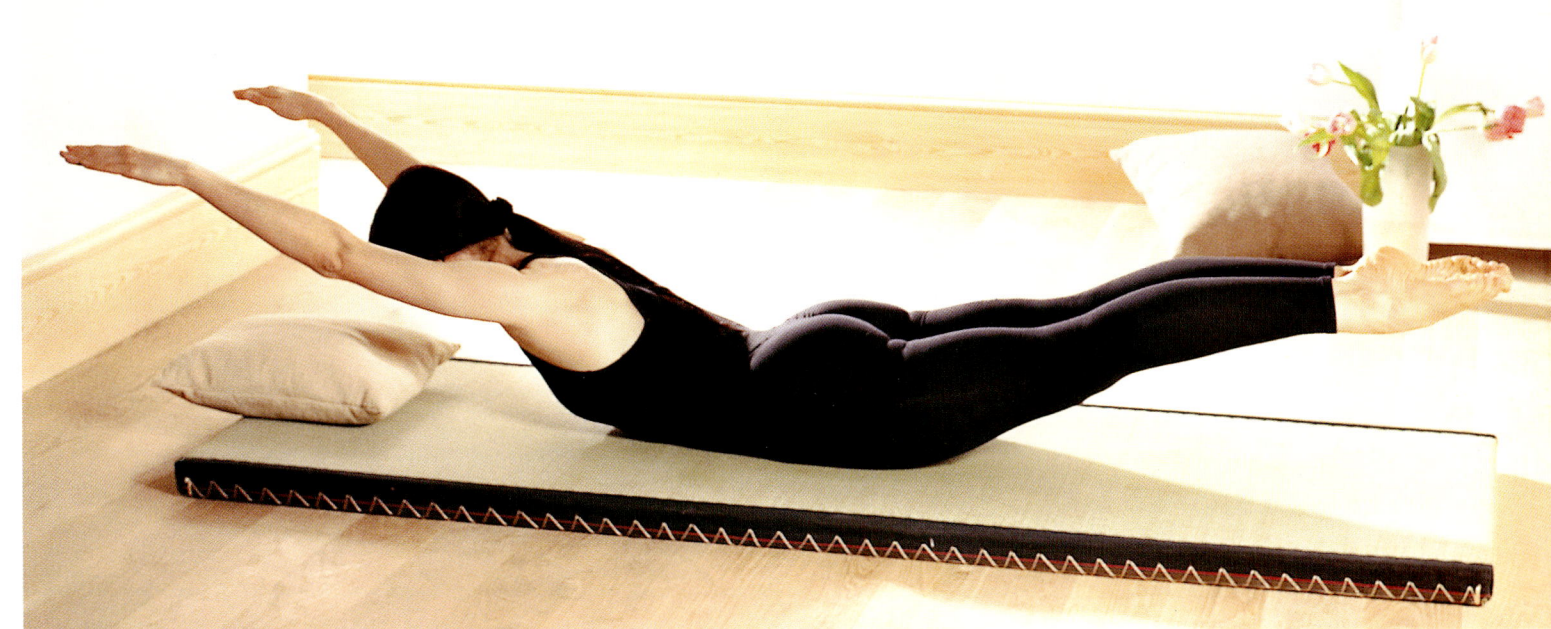

▷

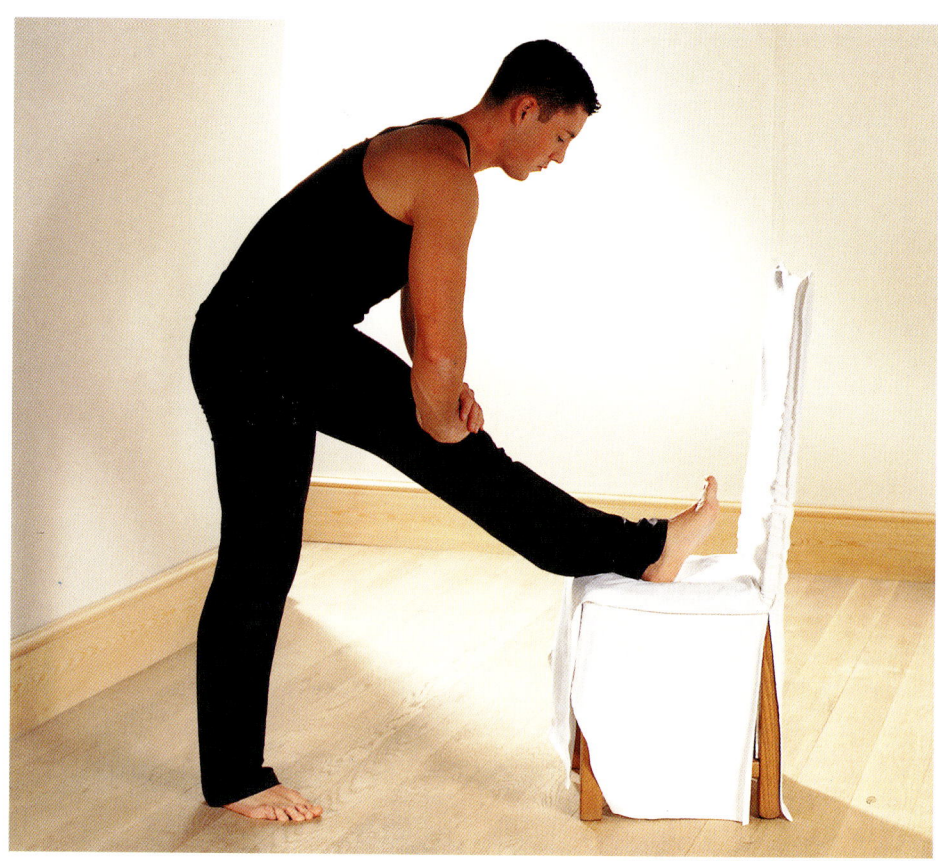

▷ Für ein optimales Ergebnis sollten Sie Pilates mit gesunder Ernährung und regelmäßigem Herz-Kreislauf-Training verbinden.

dass sich Ihr Rücken in der so genannten neutralen Haltung befindet (es sei denn, es wird ausdrücklich etwas anderes verlangt), die Bauchmuskeln eingezogen sind, dass Sie stets gleichmäßig durchatmen, die nicht einbezogenen Muskeln entspannt sind (häufig tendiert man dazu, Schultern und Unterkiefer anzuspannen), und dass die Bewegungen gleichmäßig fließen. Erst das Zusammenspiel all dieser Faktoren macht Pilates so effektiv.

Pilates ist eine sehr persönliche Erfahrung. Hören Sie auf Ihren Körper, und brechen Sie eine Übung ab, sobald sie Ihnen Schmerzen oder allzu große Schwierigkeiten bereitet – jedoch sollten Sie Acht geben, dass Sie echte Probleme nicht mit einfachen Anfangsschwierigkeiten verwechseln. Es kann sein, dass eine bestimmte Übung zu einem bestimmten Zeitpunkt nicht das Richtige für

Sie ist: Sie können diese ja immer ein andermal machen oder auf eine einfachere Version der Übung zurückgreifen. Wenn Sie sich einmal ganz und gar nicht auf eine bestimmte Übung konzentrieren können, nehmen Sie eine andere aus derselben Kategorie – verschwenden Sie nicht Ihre Zeit damit, Unwillen gegenüber einer Übung zu entwickeln.

Der Endorphin-Effekt

Sie werden wohl schon einmal gehört haben, wie ein Sportler von einem Hochgefühl während des Trainings geschwärmt hat: Dies wird durch einen Ausstoß von Endorphinen während sportlicher Betätigung hervorgerufen, die eine den Opiaten ähnliche Rauschwirkung haben. Fall Sie noch mehr Ermutigung brauchen um anzufangen, erwägen Sie dies: Tests haben ergeben, dass körperliche Bewegung bei Krankheit und Depressionen erhebliche Erleichterung verschaffen kann.

Neben einer ausführlichen Beschreibung der Übungen widmet sich dieses Buch auch der Zusammenstellung von speziell auf Ihre Bedürfnisse abgestimmten Trainingsprogrammen sowie der Integration von Pilates in ein umfassendes Gesundheitsprogramm von sportlicher Aktivität und gesunder Ernährung. Fangen Sie damit an, in eine dauerhafte Gesundheit Ihres Körpers zu investieren!

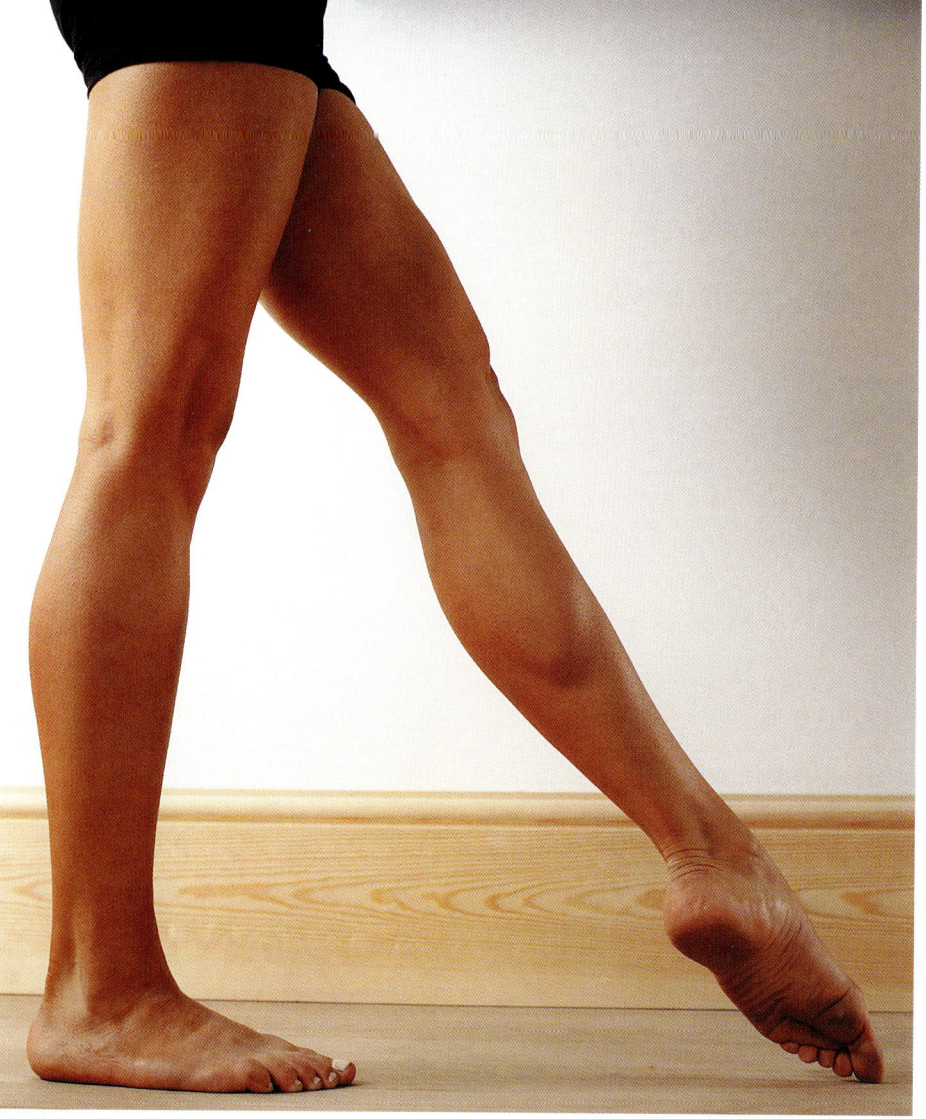

◁ Regelmäßiges Pilates-Training verhilft Ihnen zu einem geraden, schlanken und starken Körper.

Die Geschichte von Pilates

Neuerdings ist es kaum noch möglich, eine Zeitschrift aufzuschlagen, ohne zumindest die Erwähnung eines auf Pilates basierenden Trainingsprogramms zu finden. Alles spricht von diesem »neuen« Training, besonders, wenn man sich die Berühmtheiten ansieht, die ihren perfekten Körper Pilates zuschreiben, darunter Courtney Love, Sophie Dahl, Madonna und Melanie Griffiths. In den 1970-er Jahren war es Jogging; Aerobic mit Jane Fonda in den 1980-ern und Gewichttraining in den 1990-ern; im neuen Jahrtausend ist es nun anscheinend Mode, die Verbindung von Körper und Geist zu suchen.

In Wirklichkeit aber gibt es Pilates schon seit einem Jahrhundert. Es war das wohlgehütete Geheimnis der Balletttänzer; mit seiner Hilfe entwickelten sie ihren charakteristischen starken, wohlbalancierten, jedoch nicht zu muskelbepackten Körper. Erst in den letzten Jahren hat Pilates sich ein breiteres Publikum erobert, wo es sich nun einer so plötzlichen wie wohlverdienten Beliebtheit als ausgewogenes Trainingsprogramm erfreut.

Joseph Pilates wurde im Jahre 1880 in Deutschland geboren. Er war ein kränkliches Kind und litt unter Asthma, Rachitis und Rheuma. Sein größter Wunsch war daher, stärker und gesünder zu werden. Im Alter von 14 Jahren war er ein eifriger Bodybuilder mit gut ausgebildetem Körper. Er trieb jeden erdenklichen Sport, darunter Skifahren, Tauchen und Gymnastik. Mit 32 Jahren zog er nach England, wo er seinen Lebensunterhalt als Boxer, Zirkusartist und Selbstverteidi-

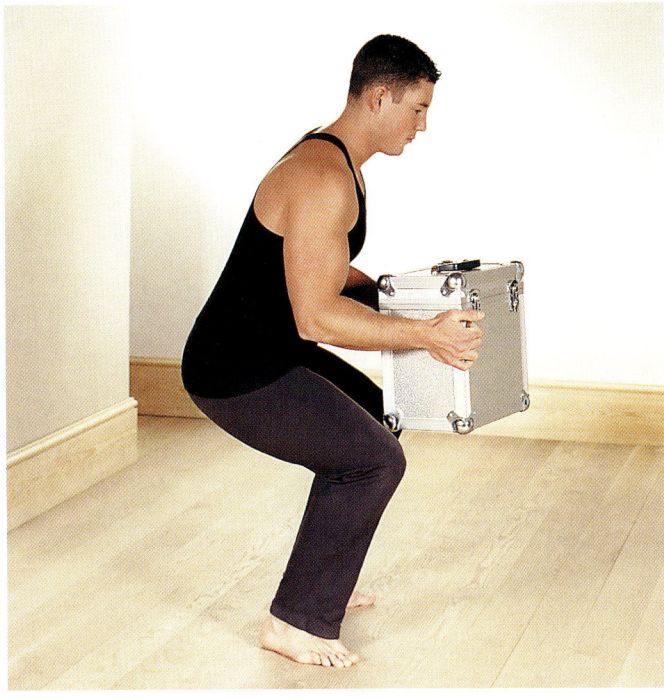

◁ **Pilates wurde ursprünglich als Kraftaufbautraining und zur Immunstärkung entwickelt. Auch heute noch zielen die vielen Versionen dieser Methode darauf ab, dem Körper ein optimales Funktionieren zu ermöglichen.**

gungstrainer für Detektive verdiente. Bei Ausbruch des Ersten Weltkrieges wurde Pilates auf der Isle of Man interniert. Da er selbst so ein eifriger Verfechter von körperlicher Betätigung war, beschloss er, seine Mitgefangenen unter seiner Anleitung fit zu machen. Seine Anstrengungen machten sich bezahlt, denn keiner seiner Schüler sollte der riesigen Grippeepidemie erliegen, die nach dem Krieg Millionen von Opfern forderte. Er arbeitete ebenfalls als Krankenpfleger und begegnete dadurch vielen Kriegsopfern. Pilates begann, mit einigen der kriegsversehrten Patienten zu trainieren, wobei er sein eigenes Körpergewicht einsetzte, um die Gliedmaßen seiner Patienten zu bewegen. Er entwickelte außerdem spezielle mechanische Hilfsmittel, darunter an den Krankenbetten angebrachte Federn, die den Dehn- und Streckübungen der Patienten sanften Widerstand entgegensetzen sollten. Dies waren die Prototypen der Geräte, die noch heute eingesetzt werden.

Pilates war davon überzeugt, dass durch falsche Gewohnheiten hervorgerufene Ungleichgewichte in der Körperhaltung eine Ursache für Verletzungen waren. Er unter-

suchte das Verhältnis zwischen körperlichen Defiziten und Überkompensation (wenn der restliche Körper die Schwäche eines Körperteils wieder ausgleichen muss); so entwickelte er Übungen, die auf die Rehabilitation der unterentwickelten Bewegungsabläufe und eine verbesserte Körperhaltung abzielten.

Im Jahre 1926 zogen Pilates und seine Frau Clara nach New York und eröffneten dort ein Sportstudio. Um 1940 waren auch die Tanzstudios auf seine Trainingsprogramme aufmerksam geworden, darunter George Balanchine und andere Mitglieder des New-York-City-Balletts.

Eine ganze Reihe von Pilates' Schülern eröffnete eigene Sportstudios, und so verbreitete sich seine Methode allmählich. Natürlich drückte ihr jeder Schüler seinen persönlichen Stempel auf; dies ist auch heute noch der Fall. So ist es fast unmöglich, irgendwo zwei Pilates-Trainer zu finden, die die Methode in genau der gleichen Weise vermitteln.

Seit Pilates' Tod haben seine Schüler die ursprünglichen 34 Grundübungen weiterentwickelt und sie insgesamt leichter durchführbar gemacht. Man kann Pilates auf zwei verschiedene Arten praktizieren: einmal mit Hilfe eines so genannten »re-formers«, hinter dem sich im Wesentlichen eine modernisierte Version der Zugfedern verbirgt, oder als freie Körperübungen auf einer Bodenmatte. Dieses Buch befasst sich mit der letzteren Version.

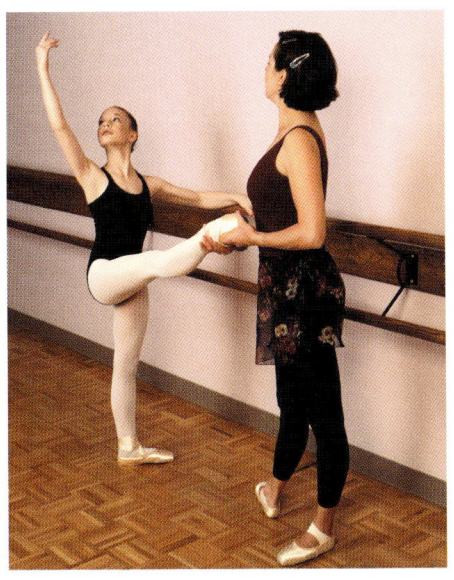

◁ **Darstellende Künstler wie Sänger, Tänzer, Schauspieler und Models bedienen sich seit langem des Pilates-Trainings, um ausgewogene Körperhaltung und Stehvermögen zu trainieren und Verletzungen zu vermeiden.**

Die positiven Auswirkungen von Pilates

Man unterteilt die Muskulatur in zwei Gruppen: Bewegungs- und Haltungsmuskeln. Die Bewegungsmuskulatur sorgt für die Bewegungen der Gliedmaßen, wie z. B. die Kniesehnen auf der Rückseite der Oberschenkel und die Deltamuskeln in den Schultern. Die Haltungsmuskulatur, z. B. der Transversus abdominis genannte innere Bauchmuskel stabilisiert die Körperhaltung. Diese Kernstabilität ist unabdingbar, wenn sich der Körper in Bewegung befindet, z. B. um während des Laufens die Hüften zu fixieren oder beim Werfen die Schulterblätter zu stabilisieren.

Einseitige Dauerbelastung oder falsche Bewegungsabläufe können ein muskuläres Ungleichgewicht erzeugen, d. h. einen ungleichmäßigen Zug der Muskulatur um ein Gelenk herum. Dies kann im Laufe der Zeit zu Verletzungen führen. Der dadurch hervorgerufene Schmerz kann zu einer weiteren Verschlimmerung der Haltung führen, indem die Funktion der stabilisierenden Muskeln um dieses Gelenk herum unwillkürlich unterdrückt wird, was die Schmerzen und die Verletzungsgefahr noch weiter erhöht – ein wahrer Teufelskreis. Selbst wenn der Schmerz nachgelassen hat, bauen sich die betroffenen Muskeln nicht automatisch wieder auf. Aus diesem Grunde verletzt man sich dort immer wieder. Um eine dauerhafte Heilung zu bewirken, müssen die befallenen Muskelgruppen von Grund auf neu trainiert werden.

Um eine so genannte Rumpf- oder Kernstärke zu erzielen, müssen Stabilität und Stehvermögen der stabilisierenden Bauchmuskulatur, der Beckenbodenmuskeln und der Muskulatur des unteren Rückens aufgebaut werden.

Muskuläre Stabilität ist eine unabdingbare Voraussetzung für den Schutz des unteren Rückenbereichs vor Verletzungen, für eine

▽ **Die Vorder- und Rückansicht der menschlichen Muskulatur zeigen die Hauptmuskelgruppen beider Körperseiten. Obwohl dies eine vereinfachte Skizze ist, wird sie Ihnen dennoch helfen, ein besseres Verständnis für die bei Pilates trainierten Muskelgruppen zu entwickeln. Denken Sie jedoch daran, dass während verschiedener Phasen der Übungen gleichzeitig viele andere unterstützende Muskelgruppen bewegt werden.**

DIE MENSCHLICHE MUSKULATUR

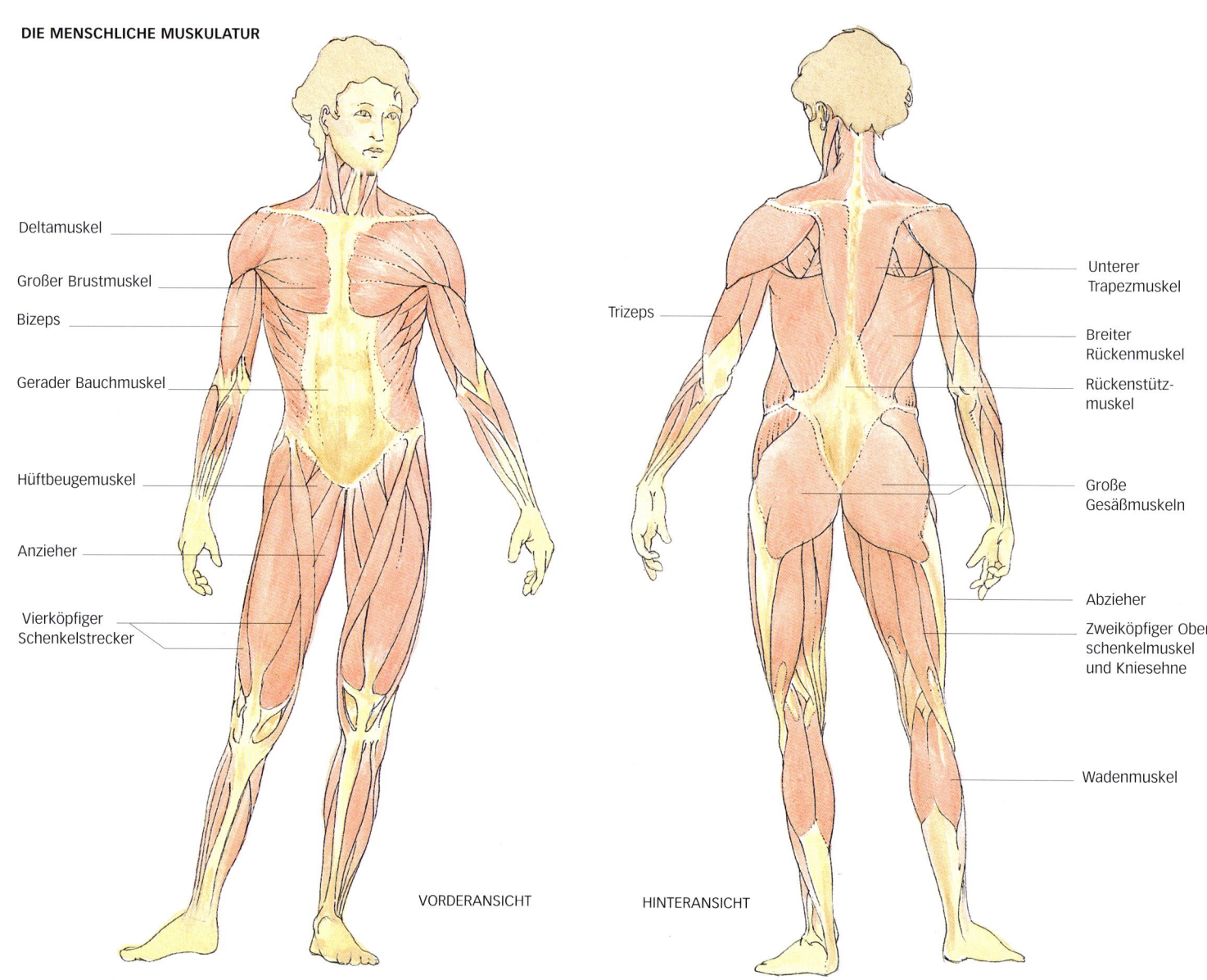

Deltamuskel

Großer Brustmuskel

Bizeps

Gerader Bauchmuskel

Hüftbeugemuskel

Anzieher

Vierköpfiger Schenkelstrecker

Trizeps

Unterer Trapezmuskel

Breiter Rückenmuskel

Rückenstützmuskel

Große Gesäßmuskeln

Abzieher

Zweiköpfiger Oberschenkelmuskel und Kniesehne

Wadenmuskel

VORDERANSICHT   HINTERANSICHT

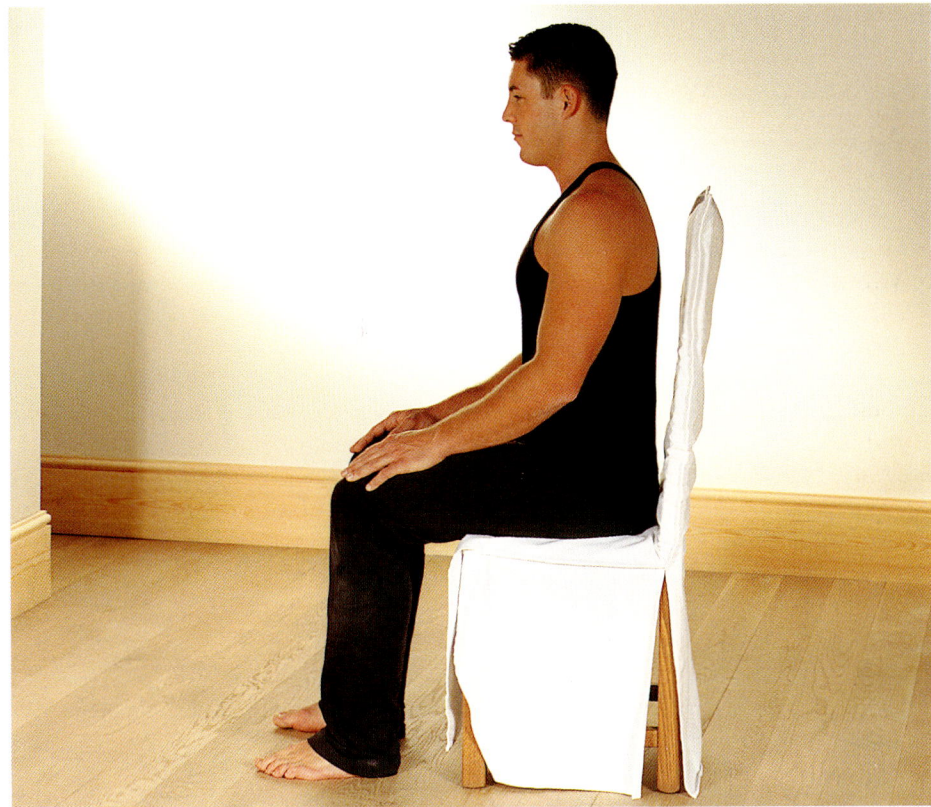

◁ Versuchen Sie mehrmals täglich sich über Ihre Körperhaltung bewusst zu werden, denn die Kenntnis der eigenen schlechten Haltung ist schon der halbe Sieg.

Dem erfahrenen Sportler kann das Pilates-Training helfen, auf Ungleichgewichte innerhalb des Körpers aufmerksam zu werden. Der Blick auf kleinste Details und der Schwerpunkt auf volle Konzentration während der Übungen kann selbst für Elitesportler eine große Herausforderung darstellen; viele bemerkten, dass sie sich wieder »wie Anfänger fühlten«, seit sie mit dem Pilates-Training begonnen haben. Selbst die scheinbar einfachsten Übungen können, wenn sie korrekt ausgeführt werden, zu Anfang unglaublich schwierig sein. Machen Sie sich deshalb keine Sorgen, wenn Ihnen sogar die erste Position einer Übung schwer fällt. Solange Sie alles in Ihrem eigenen Rhythmus machen und sich dabei stets auf die Reaktionen Ihres Körpers konzentrieren, ist Pilates für jeden ein völlig ungefährliches und äußerst effektives Training.

korrekte Körperhaltung und eine optimale Bewegungsfreiheit der Hüften. Eine verbesserte Kernstärke verringert daher insgesamt die Verletzungsgefahr. Das Training der Kernstärke ist oft genau das, was nötig ist, damit Sie dieses nervige Zipperlein im Rücken loswerden, das Sie vielleicht schon seit Jahren geplagt hat. Daher gehört das Kernstärketraining zu den zentralen Übungen des Pilates, so wie sich diese ganze Methode überhaupt auf die Stärkung und Kontrolle der stabilisierenden Muskulatur konzentriert.

Das Pilates-Training macht wirklich Spaß, und Sie werden bald Fortschritte machen, die Sie zum Weitermachen motivieren werden. Wenn Sie am Ball bleiben, werden Sie belohnt werden mit einer besseren Körperhaltung, besserem Balancegefühl, weniger Steifheit und Schmerzen in den Gelenken sowie einem geraderen, schlankeren Körper. In dem Maße, wie sich Ihre Haltung korrigiert, werden Sie schlanker wirken – und einer der am häufigsten gehörten Kommentare von Pilates-Neulingen ist das Gefühl, »sie seien gewachsen«. Dies kommt daher, dass sie nun gelernt haben, ihre Wirbelsäule voll aufzurichten, wodurch sie gleichzeitig schlanker erscheinen und sich ihr Selbstbewusstsein steigert.

Regelmäßiges Pilates-Training wird sowohl Ihr Koordinationsvermögen als auch Ihr Balancegefühl verbessern, was sich auf den Alterungsprozess äußerst vorteilhaft auswirkt. Sie werden auf sehr ausgeglichene Weise kräftiger werden – verkrampfte Berei-

che strecken sich, Schwachpunkte werden gestärkt. Durch die korrekte Ausrichtung Ihres Körpers werden Sie ihn nun optimal einsetzen können. Sie werden im Ganzen gelöster und entspannter sein und wahrscheinlich auch von solch angenehmen Nebeneffekten profitieren wie tieferem Schlaf, erhöhter Energie, besserem Konzentrationsvermögen und einem allgemeinen Wohlbefinden.

▷ Viele Orthopäden empfehlen das Pilates-Training sowohl als Rehabilitationsgymnastik als auch zur Vorbeugung von Fehlbelastungen und Verletzungen. Wenn Sie irgendwo Schmerzen haben oder bereits verletzt sind, ziehen Sie immer erst einen Arzt zu Rate, bevor Sie mit einem Trainingsprogramm beginnen.

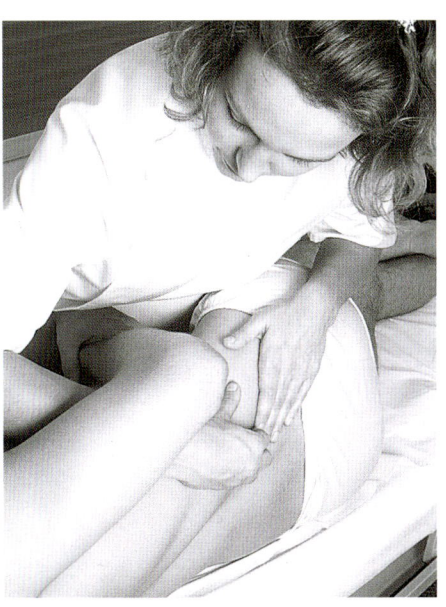

PILATES UND ORTHOPÄDIE

Ich kam wegen einer schweren Rückenverletzung auf das Pilates-Training. Es war mir sehr wichtig, schnell gesund zu werden und zu verhindern, dass ich mich erneut verletze. Da ich an Sportwettbewerben teilnehme (ich war internationaler 400-m-Kandidat), wollte ich vermeiden, dass die Verletzung mein Training beeinträchtigte. So belegte ich einen Pilates-Kurs und war sofort beeindruckt von den genau abgestimmten Übungen, und schon nach wenigen Wochen regelmäßigen Trainings fühlte sich mein Rückgrat merklich stabiler an. Seither trainiere ich regelmäßig, meinem Rücken geht es besser als je und meine sportlichen Leistungen haben sich gesteigert. Mittlerweile beziehe ich klinisch gesteuerte Pilates-Übungen in die Rehabilitierung meiner Patienten ein und empfehle ihnen außerdem, das Training zur generellen Stabilisierung beizubehalten.

Dr. Alex Fugallo
Orthopäde

Das Trainingsumfeld

Es ist wichtig, Ihre Umgebung für das Pilates-Training ein wenig »in Szene zu setzen«. Nichts sollte Sie von Ihrer Konzentration auf die Einheit von Körper und Geist ablenken können. Vergewissern Sie sich deshalb vor Trainingsbeginn, dass Sie nicht gestört oder unterbrochen werden können. Hier sind ein paar Tipps für ein angenehmes Trainingsumfeld:

• Suchen Sie sich einen ruhigen, gemütlichen Ort in Ihrer Wohnung – Sie sollten sich lang ausstrecken können, ohne sich den Kopf am Kaffeetisch zu stoßen.

• Schalten Sie Telefon, Fernseher und alle anderen Geräte ab, die Sie ablenken könnten.

• Sorgen Sie für angenehme, sanfte Beleuchtung – am besten Tageslicht.

• Eine Aromalampe kann hilfreich sein: Nehmen Sie Lavendelöl für eine entspan-

nende, beruhigende Stimmung, Orangenöl für eine belebende Wirkung. Zitrone ist erfrischend und steigert das Konzentrationsvermögen – experimentieren Sie einfach, um Ihre Vorlieben herauszufinden.

• Ganz wichtig ist eine gute Sportmatte. Sie sollte Ihre Wirbelsäule schützen, wenn Sie liegen, doch nicht so hart sein, dass Sie den Fußboden unter sich spüren. Achten Sie darauf, dass sie rutschfest ist und Sie sich ganz darauf ausstrecken können.

• Tragen Sie bequeme und nicht zu weite Kleidung – am besten aus Baumwolle. Vermeiden Sie allzu feste Gummibündchen. Sie werden sich in körpernaher Kleidung, die Ihnen volle Bewegungsfreiheit lässt, schlanker und stärker fühlen.

• Sorgen Sie für sanfte, entspannende Hintergrundmusik ohne schrille Töne, am besten New Age oder Klassik. Eine gute Alternative

sind auch Aufnahmen von Naturgeräuschen wie z. B. Meeresrauschen.

• Vor jeder Art von Training sollten Sie schwere Mahlzeiten vermeiden. Die Verdauungstätigkeit während des Muskeltrainings kann zu Krämpfen oder Unwohlsein führen. Lassen Sie nach einer Hauptmahlzeit stets zwei Stunden verstreichen. Sollten Sie vor Trainingsbeginn dennoch Hunger haben, essen Sie ein bisschen Obst.

• Achten Sie stets darauf, dass Sie genug trinken – besonders, wenn Sie Sport treiben. Halten Sie eine Flasche Mineralwasser be-

▽ **Schaffen Sie eine gemütliche Atmosphäre für Ihr Pilates-Training. Sorgen Sie dafür, dass Sie nicht gestört werden, und tragen Sie bequeme, körpernahe Kleidung, damit Sie sich eins fühlen mit Ihrem Körper.**

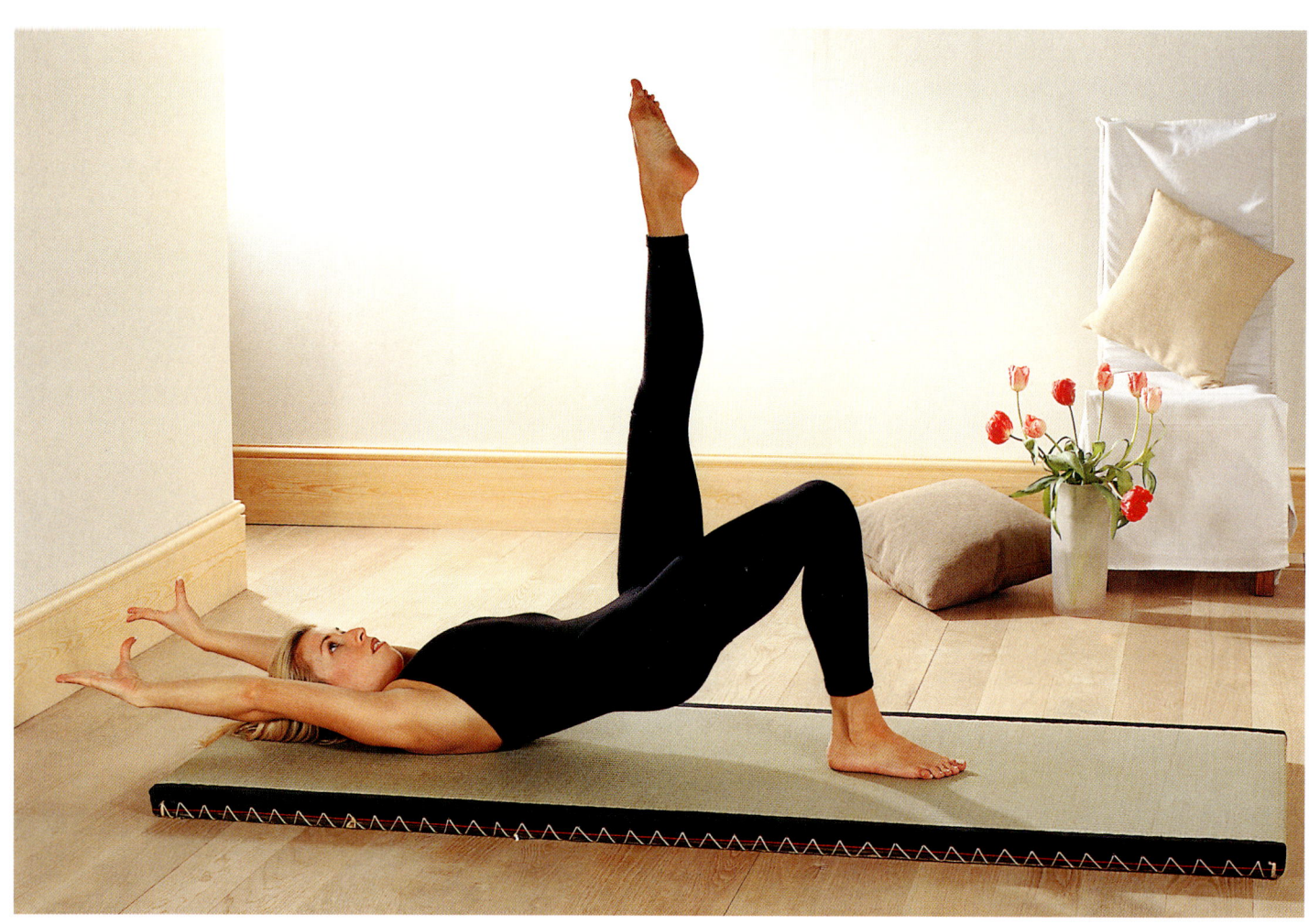

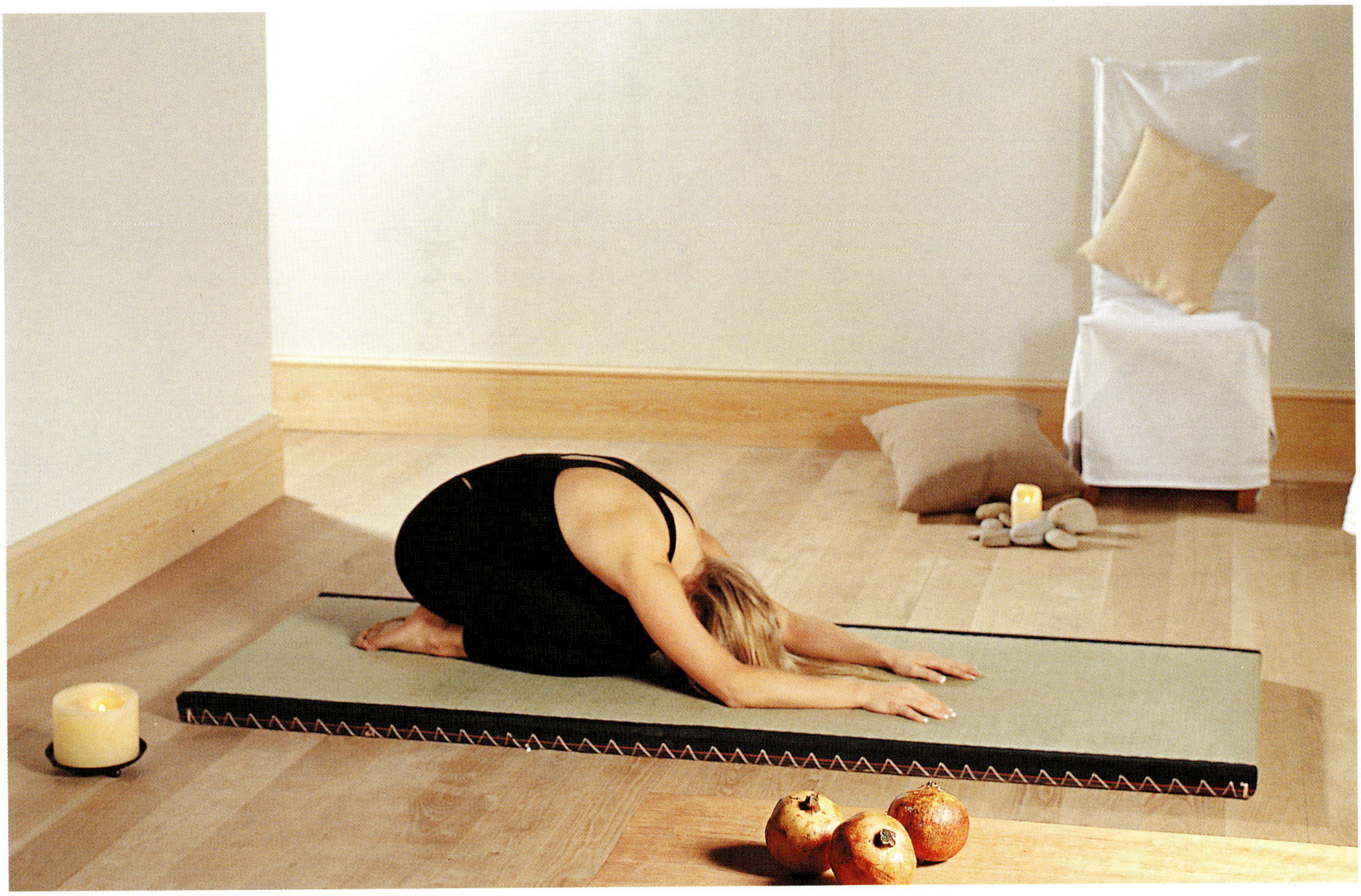

△ Sanfte Beleuchtung sorgt für eine entspannende Atmosphäre, besonders während der Entspannungsphase der Übungen. Testen Sie auch einmal Aromakerzen, z. B. Meeresduft.

reit und trinken Sie von Zeit zu Zeit einen Schluck. Trinken Sie vor und nach dem Training etwas Wasser und gewöhnen Sie sich an, stets etwas bei sich zu haben.

• Ein elektrolytisches Getränk ist nur sinnvoll, wenn Sie 90 Minuten oder länger

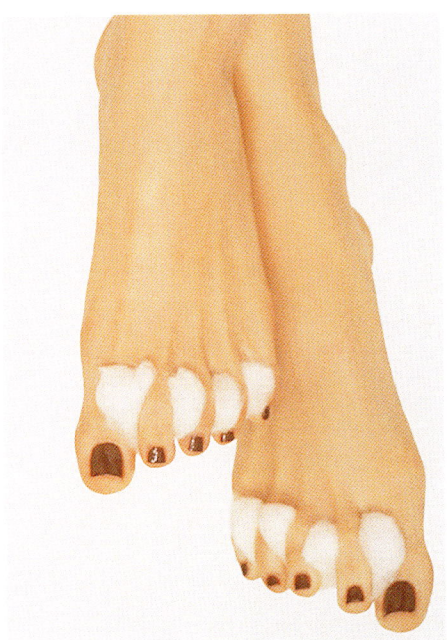

△ Pilates-Übungen werden barfuß ausgeführt. Lackieren Sie sich ruhig die Fußnägel, damit Sie sich während des Trainings schön fühlen!

angestrengt trainieren. Sportgetränke versorgen den Körper mit verlorenen Elektrolyten (Potassium, Natrium und Chlorid), die aber erst dann zum Problem werden, wenn Sie während eines langen Trainings exzessiv schwitzen.

• Pilates wird barfuß durchgeführt, tragen Sie also weder Socken noch Sportschuhe. Auf diese Weise können Sie die Gewichtsverteilung auf Ihre Füße besser kontrollieren.

• Bevor Sie mit dem Pilates-Training beginnen, sammeln Sie sich während einiger Minuten (länger, wenn möglich) und konzentrieren sich voll auf Ihr Körpergefühl. Sind Sie irgendwo verspannt, fühlen sich bestimmte Muskeln steif oder verkrampft an? Seien Sie Ihr eigener Fitnessberater und stimmen Sie die Übungen auf Ihre augenblicklichen Bedürfnisse ab. Wenn Sie sich z. B. einmal besonders steif fühlen, machen Sie an diesem Tag ein Paar Dehnübungen mehr.

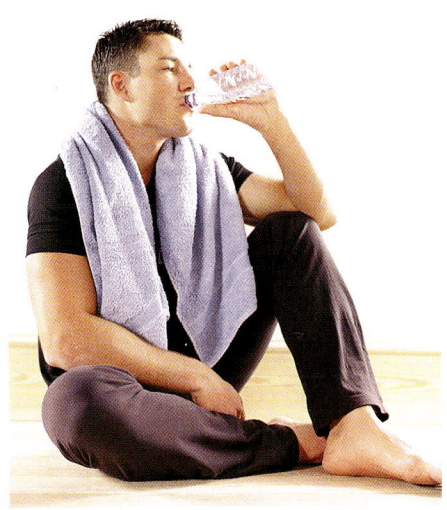

△ Trinken Sie vor und nach den Übungen etwas Mineralwasser, am besten auch zwischendurch. Wasser ist das beste Getränk – es reguliert nicht nur den Feuchtigkeitshaushalt, sondern es sorgt auch für blühende Haut!

• Sie kennen Ihren Körper besser als jeder andere. Denken Sie daran, dass dessen Bedürfnisse von Tag zu Tag anders sind und stellen Sie sich darauf ein, indem Sie Ihr Programm flexibel darauf abstimmen. Achten Sie jedoch auf Ausgewogenheit, indem Sie sich nicht nur auf diejenigen Übungen konzentrieren, die Ihnen leicht fallen.

Die Schlüsselelemente des Pilates

Einige Konzepte werden Ihnen beim Pilates-Training immer wieder begegnen: Dies sind die »Schlüsselelemente«, die Pilates zu mehr als einer Serie von Bewegungen machen. Behalten Sie diese bei Ihren Übungen stets im Kopf – im Laufe Ihrer Gewöhnung an die Technik werden Sie allmählich deren Sinn begreifen. Sie sollen Ihnen dabei helfen, den größtmöglichen Nutzen aus jeder Übung zu ziehen und das Training in sicheren und bequemen Grenzen zu halten. Einige der Schlüsselkonzepte werden Ihnen leichter eingängig sein als andere – doch lassen Sie sich davon nicht entmutigen. Eines Tages werden sie Ihnen zur zweiten Natur werden, und Sie werden sich dabei ertappen, dass Sie diese Prinzipien auch auf andere Aktivitäten anwenden – denn sie drehen sich stets um die Konzentration auf das Wesentliche und um Ausgleich, Sicherheit und vernünftigen Menschenverstand.

Atmung

Zwar erfolgt die Atmung gewöhnlich automatisch, doch ist sie je nachdem, ob Sie sich ruhig und entspannt oder verspannt, ängstlich und deprimiert fühlen, ganz verschieden. In Stress- und Spannungsperioden ist die Atmung meist flach und unregelmäßig und führt Ihren Lungen nicht ausreichend Sauerstoff zu. Wenn Sie sich während des Pilates-Trainings und allmählich auch während des täglichen Lebens an eine kontrollierte Atmung gewöhnen, wird Ihnen das helfen, stets entspannt und voller Energie zu bleiben.

Wenn Sie den Atem anhalten, spannen sich Ihre Muskeln an und lockern sich beim Ausatmen allmählich wieder. Aus diesem Grunde wird Sportlern beigebracht, während bestimmter Übungen auszuatmen, z. B. beim Tennisaufschlag, beim Basketballkorbwurf oder beim Golfaufschlag: Sie sind geradezu darauf programmiert, bei der höchsten Anstrengung voll auszuatmen. Bei Sportarten, die höchste Anspannung über einen längeren Zeitraum hinweg verlangen wie z. B. Gewichtheben, halten Elitesportler den Atem an. Zwar gibt dies ihren Muskeln mehr Stabilität, doch es kann sich auch negativ auf den Blutdruck auswirken. Denken Sie daran, dass diese Sportler ein ganz bestimmtes, fest umrissenes Ziel vor Augen haben: Sie möchten um jeden Preis eine Medaille gewinnen, manchmal sogar auf Kosten ihrer Gesundheit. Sie hingegen sollten während des Trainings niemals die Luft anhalten. Bei manchen Pilates-Übungen ist es ohnehin manchmal schwer festzustellen, welche Bewegung die größte Anstrengung erfordert. Zwar bleibt bei den meisten Übungen der Oberkörper stets angespannt, doch sollten Sie immer entspannt und gleichmäßig atmen.

Wenn Sie mit diesem Trainingsprogramm beginnen – und das gilt auch für jedes andere Programm – sollten Sie sich zunächst um die Beherrschung des Bewegungsablaufs kümmern und danach erst auf die Atmung konzentrieren. Oft fällt der Körper ohnehin von allein in die richtige Atmung, doch um sich an die korrekte Technik zu gewöhnen, können Sie die Atemkontrolle immer dann üben, wenn Sie sich nicht bewegen. Vermeiden Sie dabei eine Ausdehnung des Brustkorbes nach oben (wenn sich die Rippen vom Rückgrat weg heben) – damit ist übrigens auch oft ein Durchbiegen der Wirbelsäule verbunden! Zielen Sie darauf ab, Ihre Rippen im selben Abstand zu den Hüften zu halten, indem Sie es erlauben, dass sie sich seitwärts ausdehnen und zusammenziehen. Dies wird auch laterales Atmen genannt.

Atemübung

Hier ist eine einfache Atemübung, die Sie jederzeit machen können. Die Regulierung Ihres Atems verbessert die Körperkontrolle und das allgemeine Wohlbefinden – Sie fühlen sich ruhig und ausgeglichen.

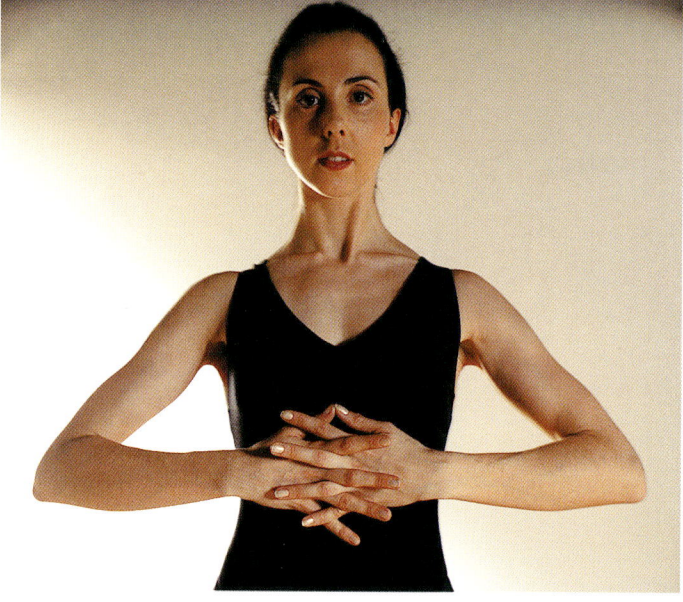

△ **1** Die ineinander verschränkten Hände ruhen auf dem unteren Brustkorb. Langsam und gleichmäßig durch die Nase einatmen, dabei bis vier zählen und entspannen!

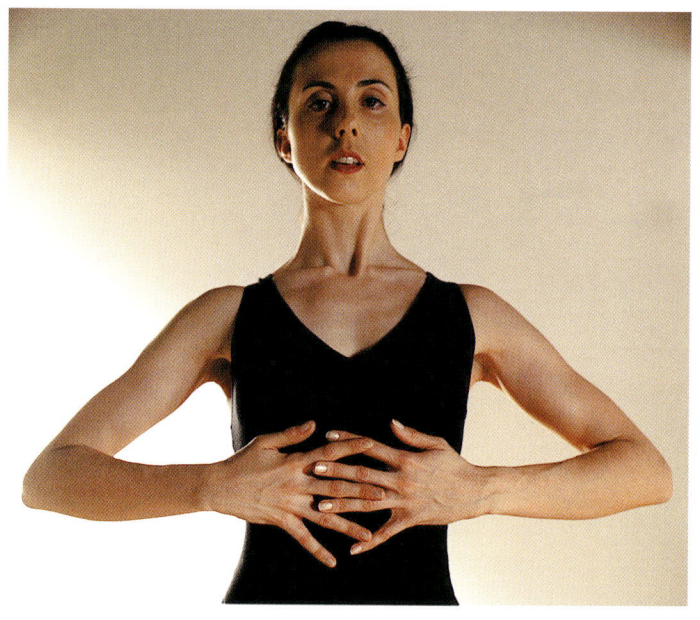

△ **2** Die Rippen sollten sich seitwärts und nicht nach vorne ausdehnen, die Finger leicht auseinander rutschen. Langsam ausatmen, die Lungen vollständig leeren.

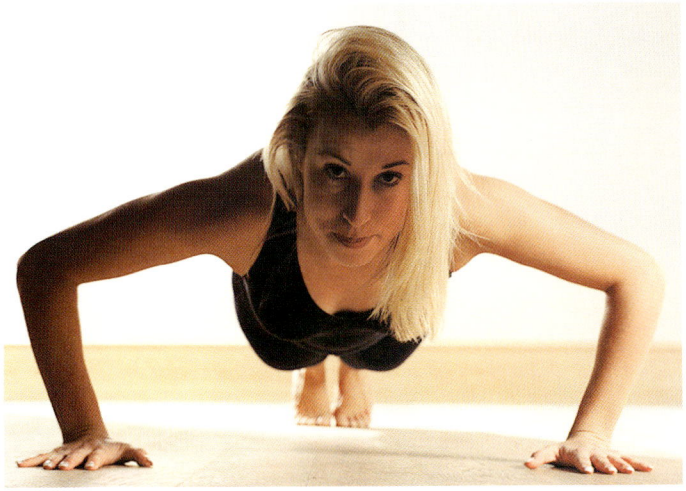

◁ **Konzentrieren Sie sich bei Pilates voll auf jede Bewegung.**

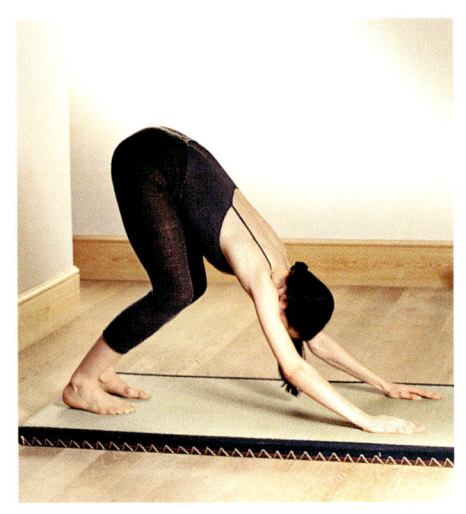

▷ **Wenn Sie das Gefühl haben, nicht über jede Bewegung absolute Kontrolle zu haben, greifen Sie auf eine weniger intensive Version der Übung zurück und arbeiten Sie sich langsam an die nächste Stufe heran.**

Konzentration

Ihre Muskeln reagieren besser auf einen Trainingsstimulus, wenn sich auch Ihr Gehirn voll auf die Aktivität konzentriert. Denken Sie daran, dass jeder Muskelimpuls vom Gehirn aus gesteuert wird. Daher ist es unerlässlich, dass Sie sich auf jede Bewegung konzentrieren, die Sie Ihren Muskeln abverlangen.

Wenn Sie nicht in der richtigen Stimmung sind, ist es sehr einfach, sich vom Training ablenken zu lassen. Vergewissern Sie sich daher, dass Sie bei den Übungen nicht gestört werden können. Es ist sehr wichtig, dass Sie sich innerlich darauf vorbereiten, was Ihr Körper während der nächsten Stunde leisten wird.

Kontrolle

Jede Bewegung sollte langsam und kontrolliert durchgeführt werden. Je schneller Sie eine Übung machen, desto weniger Muskeln werden an der Durchführung beteiligt sein! Die meisten Pilates-Übungen sind nicht statisch, sondern sie werden langsam und kontinuierlich und mit voller Konzentration auf die Körperkontrolle durchgeführt.

▽ **Versuchen Sie, sich vor und nach jedem Training ein paar Minuten lang völlig zu entspannen.**

Fließende Bewegungen

Man kann Pilates-Übungen nicht mit konventionellen Gymnastikrepetitionen vergleichen: Sie sind vielmehr eine kontinuierliche Bewegung.

Versuchen Sie, eine Bewegung mit der nächsten zu verbinden und dadurch einen ständigen Energiefluss aufrechtzuerhalten. So werden Sie keine abgehackten Übungen vollziehen wie bei konventioneller Gymnastik,

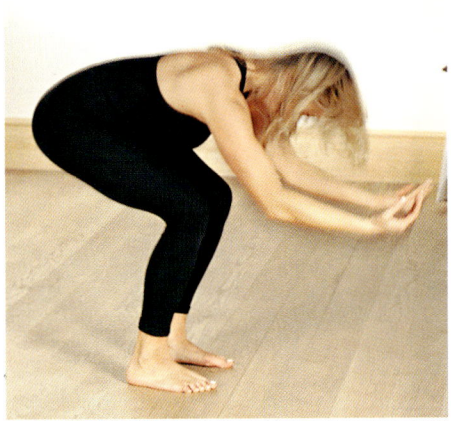

△ **Versuchen Sie, einen kontinuierlichen, flüssigen und weichen Bewegungsfluss aufrechtzuerhalten.**

sondern sich fließend bewegen; wie ein Rad, das ständig in Bewegung ist.

Entspannung

Pilates ist eine allmähliche Umerziehung des Körpers. Damit Sie davon profitieren, müssen Sie vermeiden, unnötige Spannung zu erzeugen. Dadurch würden Sie letztendlich ein Ungleichgewicht in Ihrem Körper hervorrufen, was Sie ja gerade vermeiden wollen! Achten Sie besonders auf Verspannungen im Nacken- und Kieferbereich – doch im Grunde können sich Verspannungen überall verstecken, sogar in den Füßen. Überprüfen Sie während einer Übung immer wieder, wo sich in Ihrem Körper Verspannungen befinden: Aufmerksamkeit ist die halbe Miete!

Ausdauer

Kein Trainingsprogramm kann etwas nützen, wenn Sie es nicht durchhalten. Machen Sie die Pilates-Übungen zu einem Teil Ihres Lebens und integrieren Sie sie wie das Zähneputzen in Ihre täglichen Verrichtungen: Denn sportliche Betätigung gehört genauso zur Körperpflege wie das tägliche Duschen!

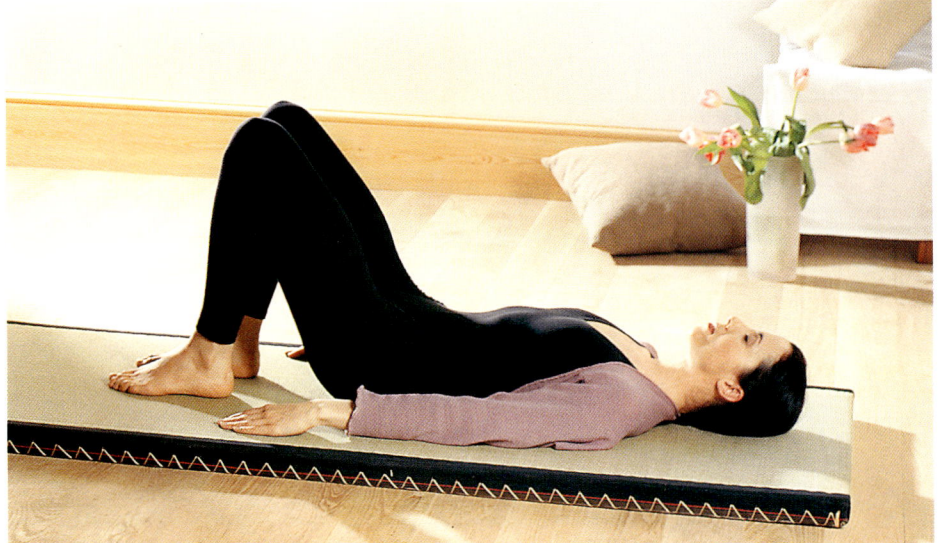

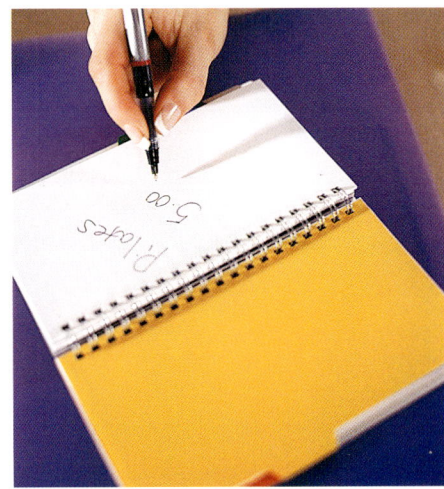

△ **Pilates-Training muss kontinuierlich durchgeführt werden, wenn Sie davon profitieren wollen.**

Die Kernstärke

Das Hauptziel der Übungen ist es, eine »Kernstärke« zu erzielen, aus dem der Rest Ihres Körpers seine Kraft beziehen kann. Wenn Sie das Prinzip der Kernstärke einmal erfasst haben, werden die Pilates-Übungen eine ganz andere Bedeutung für Sie annehmen: Sie spüren nun, wie der Körper in einer sehr zielgerichteten, konzentrierten Weise als Ganzheit funktioniert.

Die Bauch- und Rückenmuskulatur bildet das Zentrum des Körpers, aus dem heraus sich alle Pilates-Übungen entfalten. Wenn Sie sich das Riesenrad auf einer Kirmes einmal ansehen, werden Sie feststellen, dass die gesamte Struktur von der Radachse aus bewegt wird. Stellen Sie sich nun Ihren Körper als solch eine Struktur vor, und es wird klar, dass das Körperzentrum Priorität erhalten muss, denn wenn diesem die nötige Kraft und Ausdauer fehlt, können Sie sich schnell verletzen. Um welche Muskeln also handelt es sich, und wie können wir sie lokalisieren?

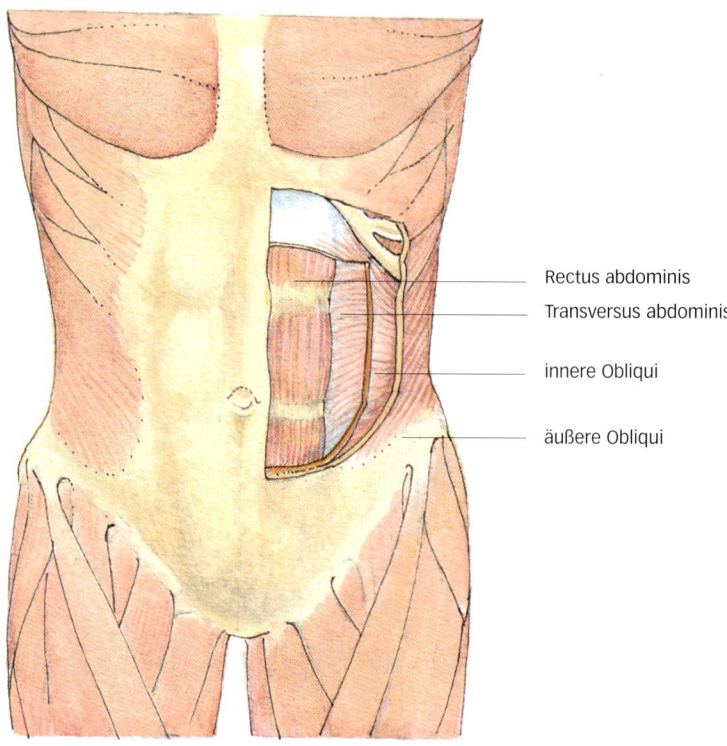

▷ Die Abbildung zeigt die Bauchmuskeln, die bei Pilates die wichtigste Rolle spielen. Mit ihrer Hilfe bewegen wir uns »aus einer starken Mitte« heraus und entwickeln unsere »Kernstärke«.

Rectus abdominis
Transversus abdominis
innere Obliqui
äußere Obliqui

Muskeln, die den Rumpf stabilisieren

Rectus abdominis: Dies ist ein langer und breiter Muskel, der sich vom so genannten Sternum (Brustbein) bis zum Schambein erstreckt. Der Rectus abdominis ermöglicht die aufrechte Haltung und die Vorwärtsbeugung.

Obliqui: Es handelt sich dabei um zwei Muskelgruppen auf Hüfthöhe: die inneren und äußeren Obliqui. Sie ermöglichen die Drehung der Hüfte und die seitliche Beugung (stellen Sie sich vor, Sie würden einen neben sich abgestellten Koffer aufheben).

Transversus abdominis: Dieser Muskel befindet sich hinter dem Rectus abdominis und bildet eine Art von Korsett um den Bauch herum. Mit seiner Hilfe ziehen Sie den Bauch ein, und der Muskel zieht sich zusammen, wenn Sie Husten.

Aufbau der Kernstärke

Bei der Stabilisierung des Rumpfes ist sowohl die Bauch- als auch die Rückenmuskulatur beteiligt. Sie wirken zusammen, um eine stabile Einheit zu schaffen. Bei den meisten Menschen jedoch sind diese Muskelgruppen zu schwach, und besonders im Rücken oft steif und verkrampft. Dadurch kann sich die Wirbelsäule verschieben, was dann Haltungsschäden und eine erhöhte Anfälligkeit für Verletzungen zur Folge hat. Wenn die Bauch- und Rückenmuskulatur kräftig und beweglich ist, wird es wesentlich leichter, eine korrekte Haltung zu bewahren. Die Pilates-Übungen machen diese Kernmuskeln stärker und flexibler und erleichtern Ihnen dadurch das Korrigieren von Haltungsfehlern, wodurch sich das Risiko von Rückenschmerzen erheblich verringert.

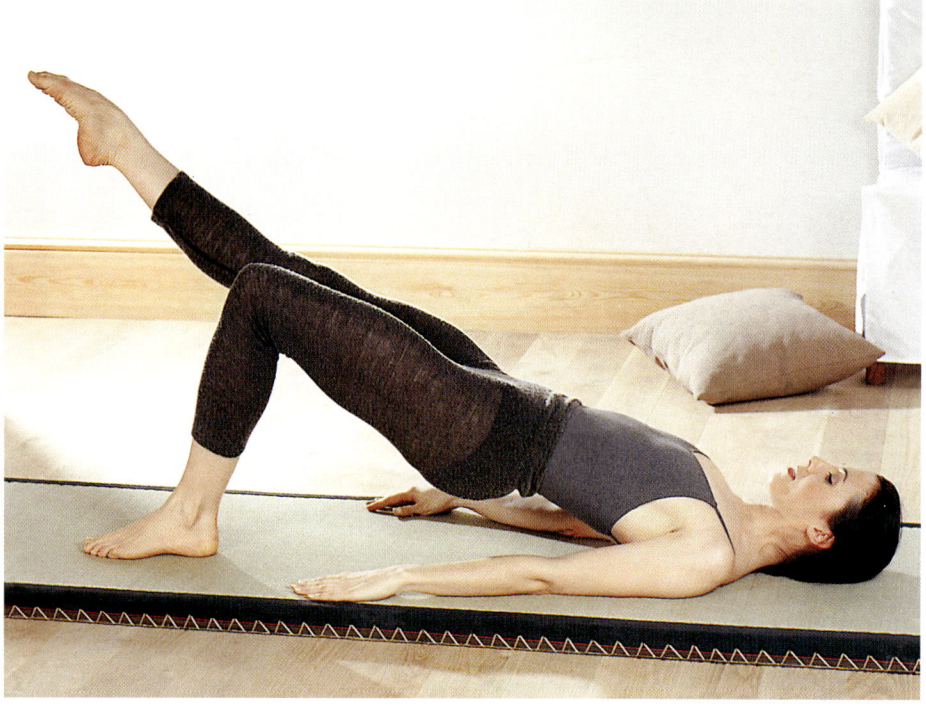

◁ Ziel dieser Pilates-Übungen ist der Aufbau der Kernstärke.

Lokalisierung des Transversus abdominis

Setzen oder stellen Sie sich aufrecht hin, atmen Sie ein und ziehen Sie den Bauch ein. Stellen Sie sich dabei vor, Sie trügen sehr enge Jeans und wollten Ihren Bauch vom Hosenbund lösen. Dies ist die Grundhaltung während aller Pilates-Übungen.

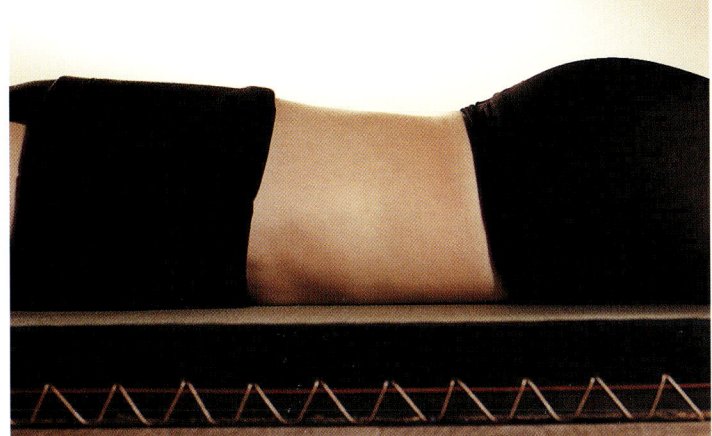

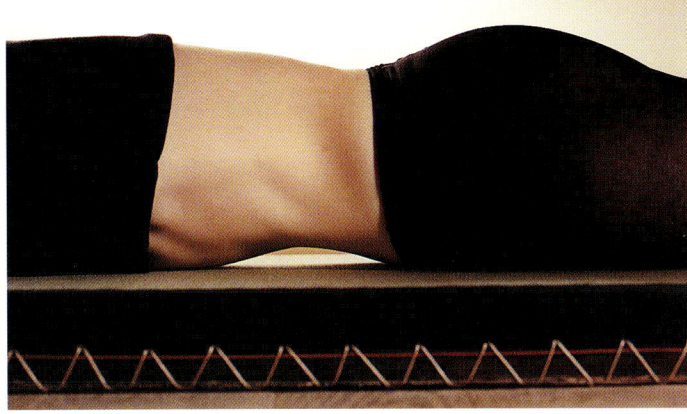

△ **1** Legen Sie sich auf den Bauch. Der Kopf ruht dabei entspannt auf den gefalteten Händen oder einem Kissen unter der Stirn. Der Kopf bildet eine Linie mit der Wirbelsäule, der Hals ist locker gestreckt, ohne das Kinn anzuziehen, die Schultern sind entspannt. Die Hüftknochen sollten dabei den Boden berühren.

△ **2** Atmen Sie ein, ziehen Sie beim Ausatmen den Bauch ein. Dabei sollte sich unter dem Kreuz eine Brücke bilden. Es macht nichts, wenn es zunächst schlecht gelingt – wichtig ist das Erfassen des Prinzips. Beugen Sie die Schultern sanft zurück und ziehen Sie die Schulterblätter entlang der Wirbelsäule herunter.

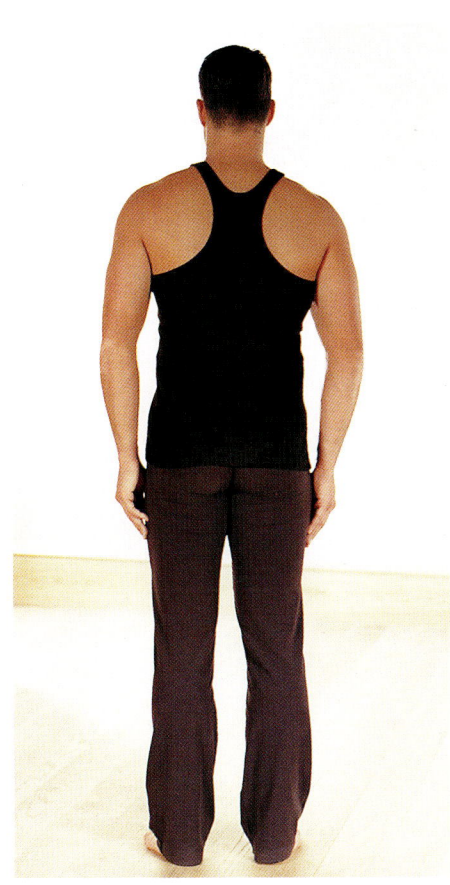

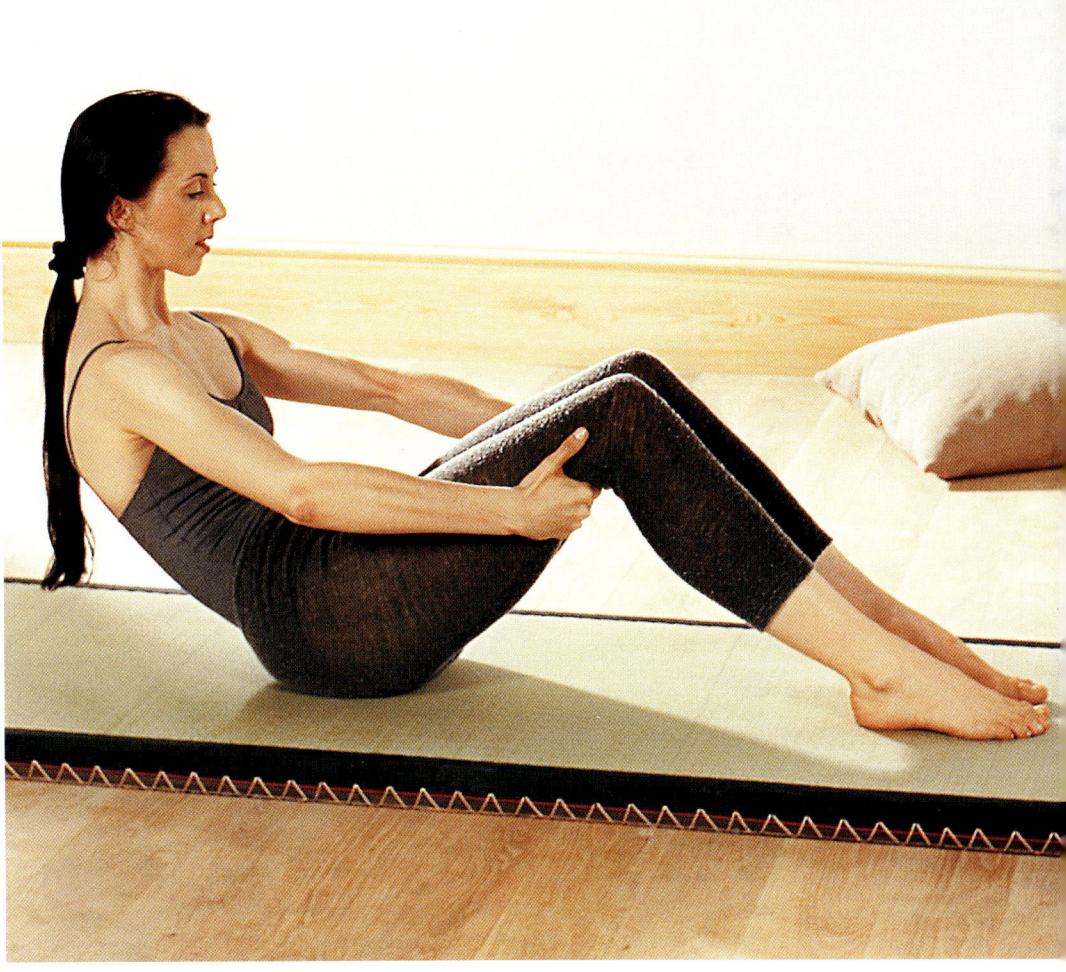

△ Wenn es Ihnen schwer fällt, sich das Herunterziehen der Schulterblätter entlang der Wirbelsäule vorzustellen, üben Sie diese Bewegung im Stehen, wobei die Arme locker herunterhängen. Halten Sie den Rücken gerade und strecken Sie die Fingerspitzen in Richtung Fußboden, ohne sich jedoch dabei anzustrengen. Versuchen Sie, die Schulterblätter dabei nahe am Brustkorb zu halten. Diese Übung soll Ihnen helfen, die Schultern zu entspannen, die sich sonst gerne hochziehen.

△ Jede Übung sollte von der Bauchmuskulatur aus gesteuert werden. Konzentrieren Sie sich stets darauf, den Bauch einzuziehen.

Die neutrale Haltung

Eine gesunde Wirbelsäule weist natürliche Krümmungen auf, die erhalten und respektiert, aber nicht übertrieben werden sollten. Die Bezeichnung »neutrale Haltung« bezieht sich auf die natürliche Position der Wirbelsäule. Wenn Sie starke Rückenschmerzen haben, sollten Sie erst einen Arzt zu Rate ziehen, bevor Sie mit sportlichen Übungen beginnen. Die Hauptkurven der Wirbelsäule nennen sich wie folgt:

1 **Die Halswirbel:** Der Kopfbereich entlang des Halses ist konkav – er sollte sich leicht nach innen neigen.

2 **Die Brustwirbel:** Der größte Bereich des Rückens krümmt sich ganz leicht nach außen.

3 **Die Lendenwirbel:** Der untere Rückenbereich sollte sich leicht nach innen biegen; er sollte weder zu flach noch zu tief gekrümmt sein.

4 **Das Kreuzbein:** Dies befindet sich am unteren Rückenende und beschreibt eine leichte Außenkurve.

Um Überbelastungen und Haltungsschäden zu vermeiden, sollte das Rückgrat in

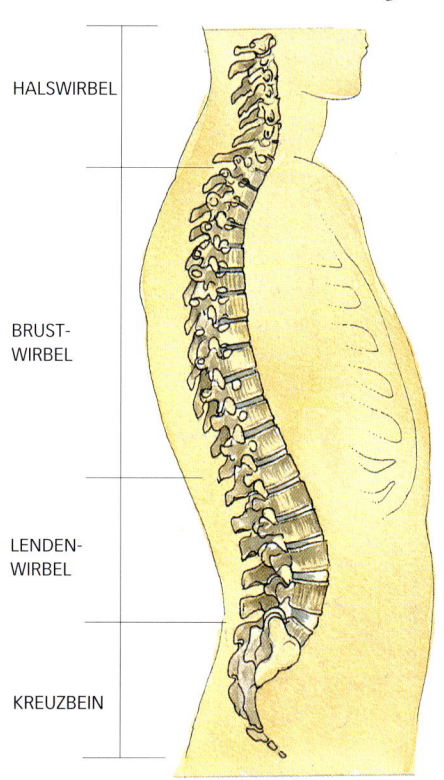

HALSWIRBEL

BRUST-
WIRBEL

LENDEN-
WIRBEL

KREUZBEIN

Suchen der neutralen Haltung

Die Wichtigkeit einer neutralen Haltung kann nicht genug betont werden, denn sie erlaubt dem Rücken, sich zu strecken und zu entspannen. Es ist hilfreich, vor einer Übung die beiden Extrempositionen einzunehmen, um ein natürliches Einpendeln zu erleichtern.

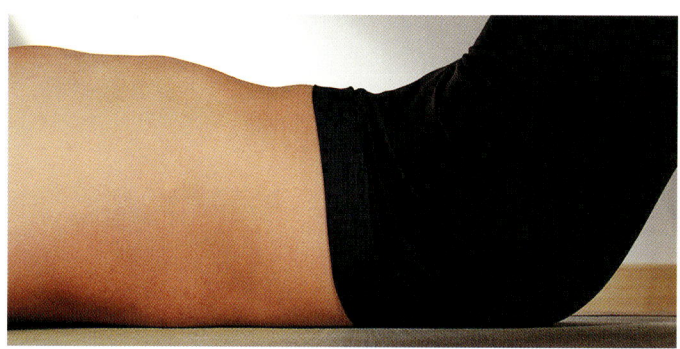

◁ **1** Schieben Sie die Hüfte vor, so dass der Rücken am Boden anliegt.

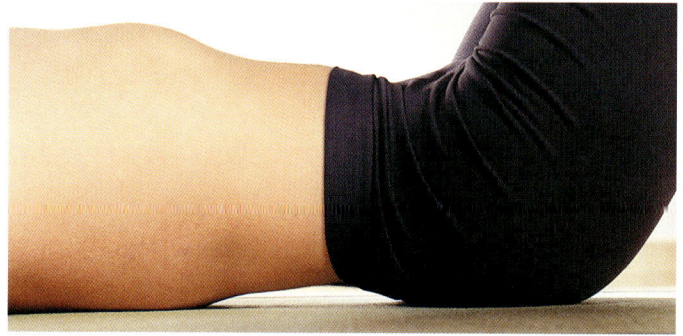

◁ **2** Bewegen Sie die Hüften in die entgegengesetzte Richtung und wölben Sie den Rücken vor. Machen Sie diese Übung langsam und halten Sie die Position nicht zu lange, da Sie sich dabei leicht verkrampfen können.

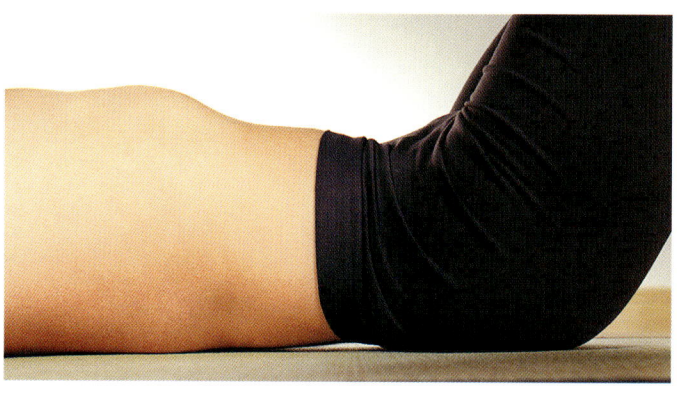

◁ **3** Nehmen Sie eine Position zwischen diesen beiden Extremen ein, in der Ihr Rücken sich wohlfühlt: Dies ist die neutrale Haltung. Wenn nicht ausdrücklich etwas Anderes verlangt wird, nehmen Sie während der Pilates-Übungen stets diese Haltung ein.

jeder Lage seine natürliche Position einnehmen können. Vergewissern Sie sich während Ihrer Übungen stets – außer wenn es ausdrücklich verlangt wird – dass Sie den Rücken nicht zu sehr in Richtung Boden drücken, denn dies kann sehr verlockend sein, da es den Bauch flacher macht. In dieser Position tendiert man leicht dazu, die Hüftbeuger (die Muskeln am oberen Oberschenkel) anzuspannen und damit die normalerweise ohnehin gespannte Region noch weiter zu verkrampfen. Vermeiden Sie es ebenfalls, den Rücken allzu stark zu krümmen, da dies die Bauchmuskeln nach vorn schiebt und die Rückenmuskulatur verkrampft. Die »neutrale Haltung« liegt zwischen diesen beiden Extremen und stellt die natürliche, von Ihrem Rücken bevorzugte Position dar.

◁ **Die vier natürlichen Rückgratkurven. Sie dienen gewissermaßen als Stoßdämpfer – denn sogar einfaches Gehen sendet leichte Schockwellen durch den Körper. Eines der zentralen Elemente bei Pilates ist die Konzentration auf eine korrekte Ausrichtung des Rückens.**

Die Beckenbodenmuskeln

Die Beckenbodenmuskeln bilden eine dynamische Plattform am Beckenboden, die sowohl der inneren Stabilität als auch der Unterstützung der Blasen- und Darmfunktion dient. Gut durchtrainierte Beckenbodenmuskeln erhöhen außerdem die Orgasmusfähigkeit der Frau und die Erektionsleistung des Mannes.

Die Bewegung der Beckenbodenmuskulatur ist eine Art »Heben und Pressen«: Sie ermöglicht es, den Urinstrahl zu unterbrechen und das Entweichen von Blähungen zu kontrollieren. Es ist wichtig, diese Bewegungen korrekt auszuführen, um die Beckenbodenmuskulatur zu stärken. Eine Frau kann diese Übung gut vor dem Spiegel kontrollieren. Bei der Anspannung der Beckenbodenmuskeln zieht sich der Anus zusammen, während der Damm sich leicht aufwärts bewegt. Sie und Ihr Partner sollten den Druck auch im Innern der Vagina spüren. Beim Mann kontrahiert der Anus, während sich gleichzeitig der Penis leicht hebt.

Sobald Sie einmal die richtige Bewegung gefunden haben, ist der nächste Schritt, die Kontraktion aufrechtzuerhalten und zu wiederholen. Zunächst werden Sie wahrscheinlich nur kurze Kontraktionen zustandebringen, doch sollten Sie versuchen, es nach und nach auf Kontraktionen von je zehn Sekunden zu bringen. Auch die Anzahl der Wiederholungen ist konditionsabhängig; das Ziel sind hier ebenfalls zehn Wiederholungen.

Abgesehen von diesen Dauerkontraktionen sollten Sie auch kurze, schnelle Kontraktionen üben; ebenfalls in Zehnerblöcken. Zur optimalen Muskelstärkung sollten Sie diese Übungen bis zu sechs Mal am Tag wiederholen. Um die erlangte Kondition dauerhaft aufrechtzuerhalten, sollten Sie die Übung mindestens einmal pro Tag in voller Länge trainieren.

Da das Gehirn eher die Bewegungen von Muskelgruppen als von einzelnen Muskeln kontrolliert, sollten wir uns beim Training auf Muskeln konzentrieren, die gut zusammen arbeiten. Nach heutiger Auffassung ist es am besten, wenn die Beckenbodenmuskeln zusammen mit dem Transversus abdominis trainiert werden, der ohnehin bei Pilates-Übungen ständig angespannt wird. Wenn Sie sich einmal an die Pilates-Bewegungen gewöhnt haben, können Sie das Anspannen und Heben der Beckenbodenmuskulatur an die Kontraktionen der Bauchmuskeln ankoppeln.

Jeannette Haslam

▷ Die Beckenboden-muskeln werden oft ignoriert, doch es ist wichtig, sie zu trainieren. Ein optimales Training sollte täglich durchgeführt werden – besonders von Frauen, die bereits entbunden haben.

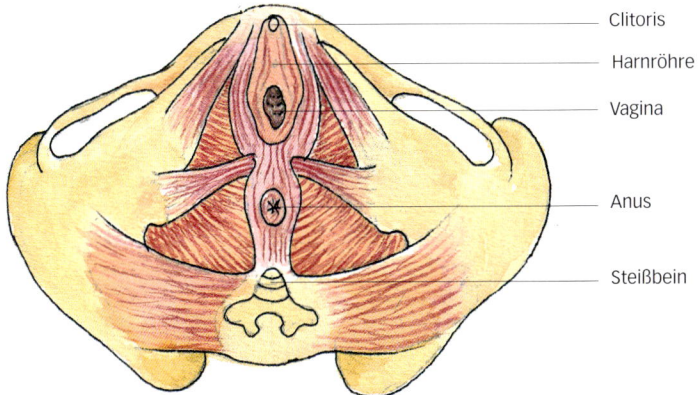

Clitoris
Harnröhre
Vagina
Anus
Steißbein

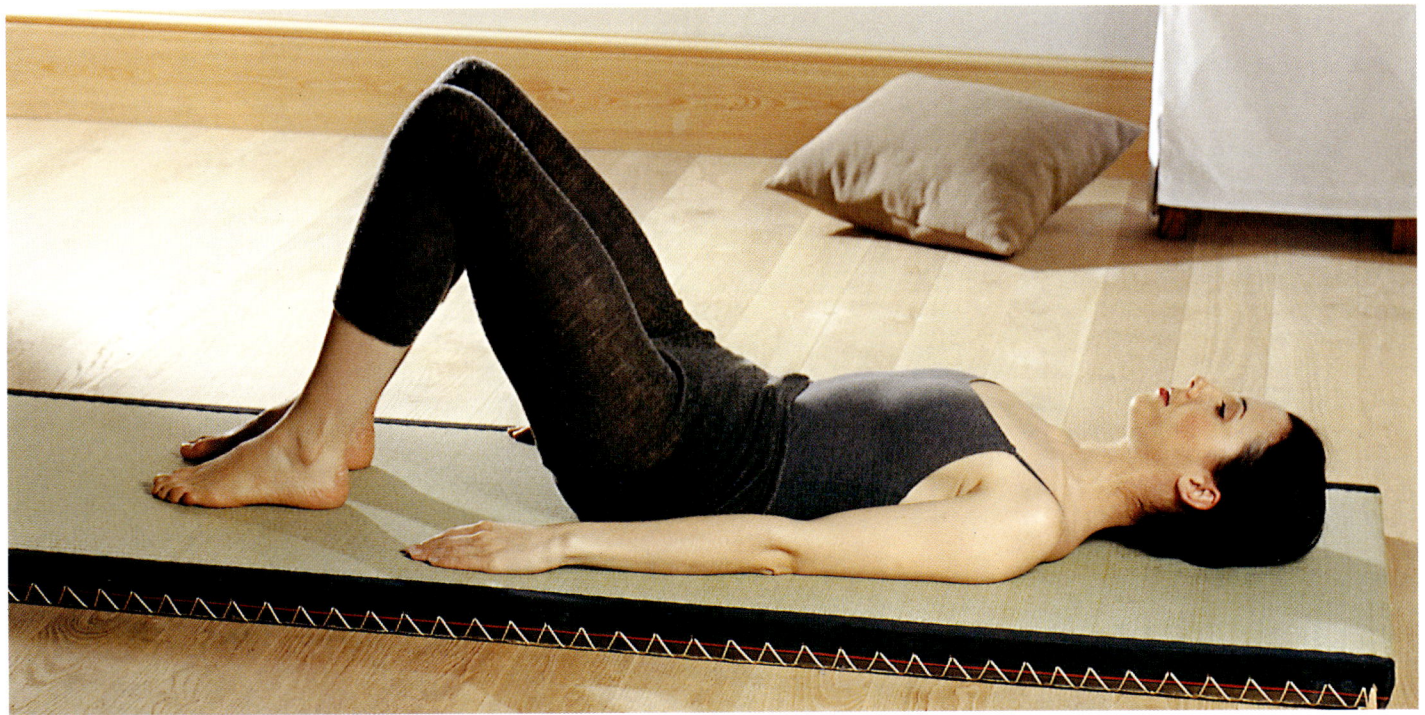

△ Wenn Sie mit den Pilates-Übungen vertraut sind, sollten Sie sie immer mit Kontraktionen der Beckenbodenmuskulatur verbinden.

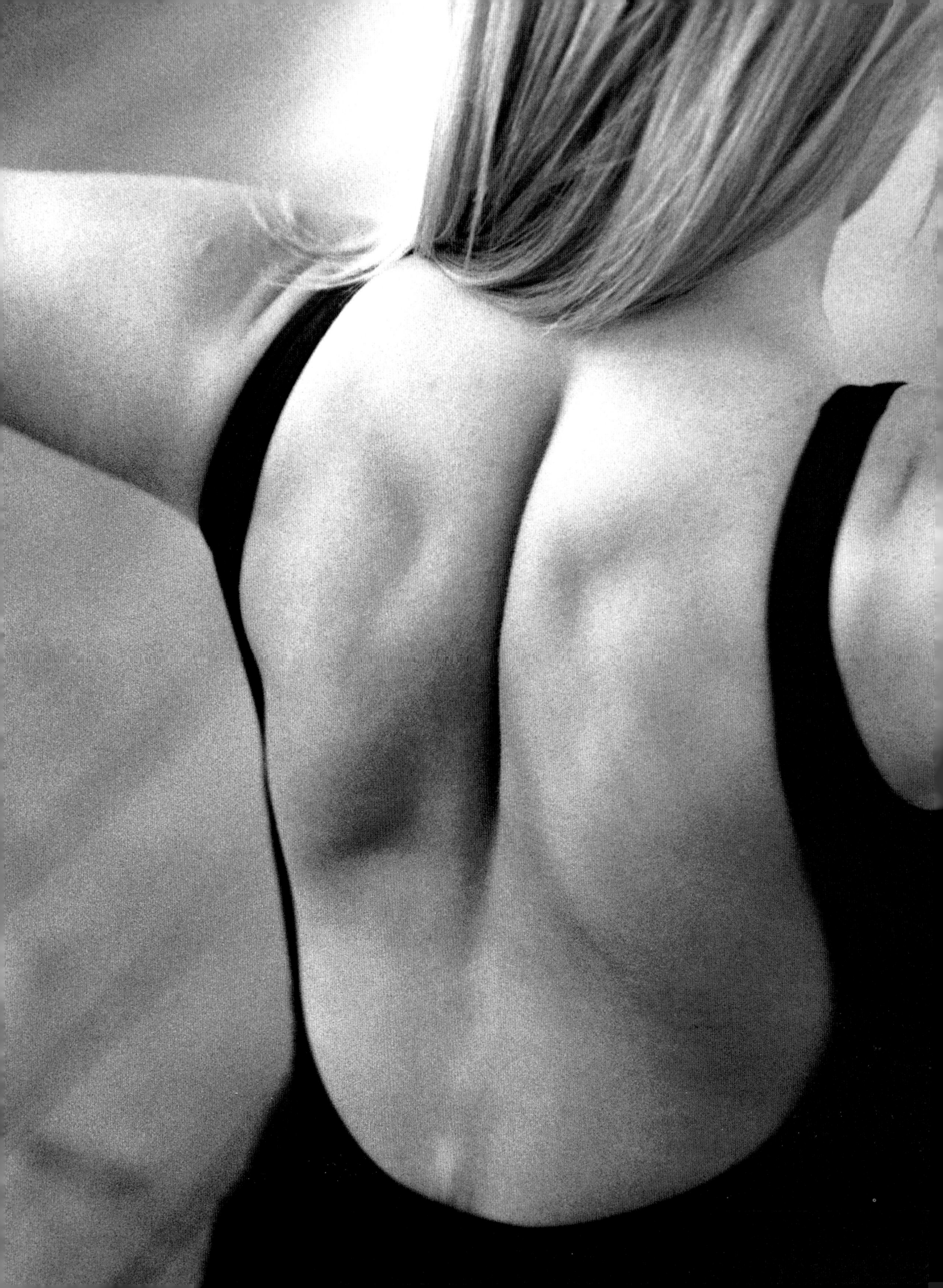

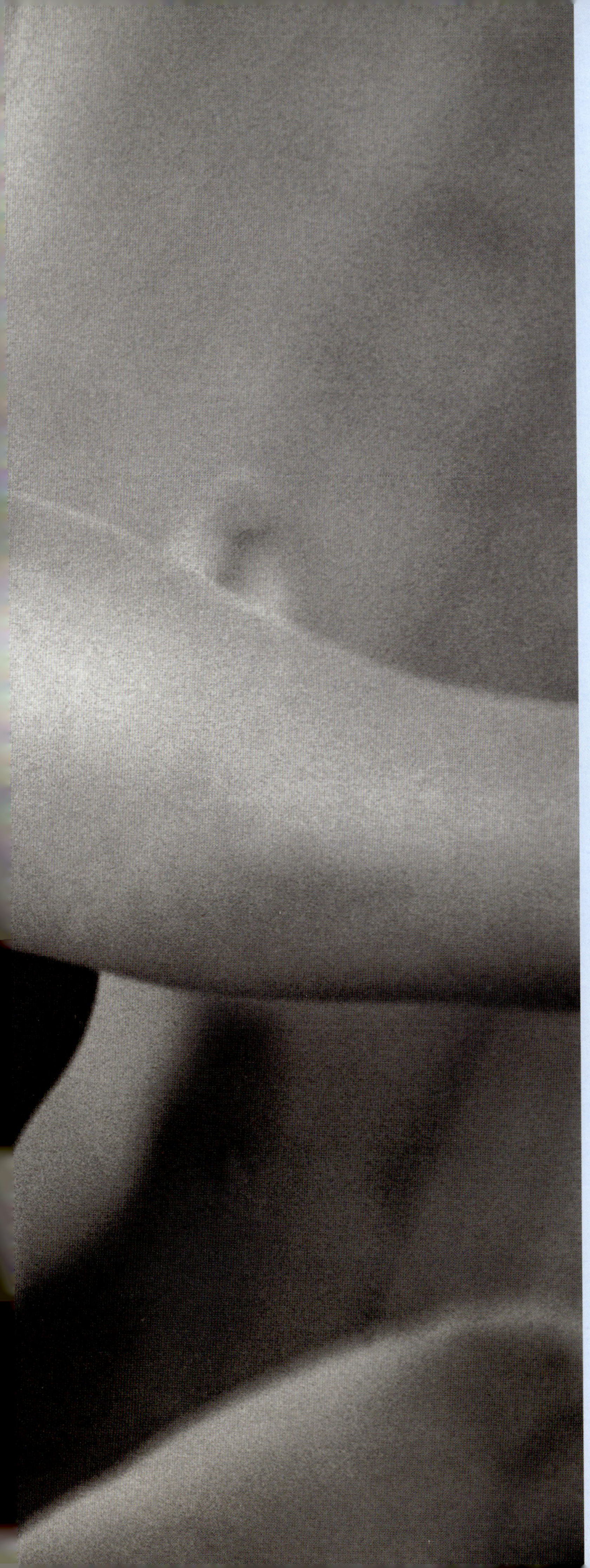

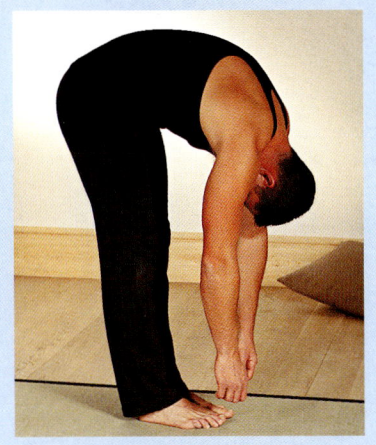

Aufwärm-
und
Lockerungs-
übungen

In diesem Kapitel soll der Körper auf die Anforderungen vorbereitet werden, die wir an ihn stellen werden. Bei Lockerungsübungen wird Gewebeflüssigkeit in die Gelenke geleitet, wodurch die Muskeln geschmeidiger werden und sich ihre Funktion und Reaktionszeit verbessert. Regelmäßige Lockerungsübungen machen den Körper zudem weniger anfällig für Sportverletzungen und erhöhen seine Leistungsfähigkeit im täglichen Leben.

Übungen zum Aufwärmen

Sie sollten grundsätzlich jedes Gymnastikprogramm mit Aufwärmübungen beginnen, um die Muskeltemperatur zu erhöhen. Wenn Sie ein kaltes Gummiband zu weit dehnen, dann reißt es – ist es aber warm, dann hält es nicht nur länger, sondern dehnt sich auch noch weiter. Das gilt auch für Ihre Muskeln. Die Aufwärmübungen dienen außerdem dazu,

Sie seelisch auf körperliche Aktivität einzustimmen. Sie erhöhen auch die Effizienz der neuromuskulären Impulse: Die Signale, die das Hirn an Ihre Muskeln aussendet, werden schneller und effektiver weitergeleitet.

Bewegen Sie sich ruhig und gleichmäßig während des Aufwärmens – fordern Sie Ihrem Körper nicht zuviel ab und achten Sie

darauf, dass Sie sich nicht überdehnen. Atmen Sie richtig und achten Sie auf die neutrale Haltung der Wirbelsäule. Wiederholen Sie jede Übung fünf Mal.

Führen Sie die Übungen fließend und konzentriert durch. Arbeiten Sie aus einer starken Mitte, doch verspannen Sie sich nicht unnötig. Atmen Sie weit und tief durch.

Armheben

Prima zum Aufwärmen der Schultern und des oberen Rückenbereichs. Die Bewegungen sollten so durchgehend, weich und fließend sein wie bei einer Ballerina. Achten Sie auf Verspannungen im Hals, halten Sie die Wirbelsäule neutral und die Bauchmuskeln straff. Stellen Sie sich vor, sie wollten die Wände mit den Armen berühren und recken Sie sich über die Wirbelsäule in die Höhe.

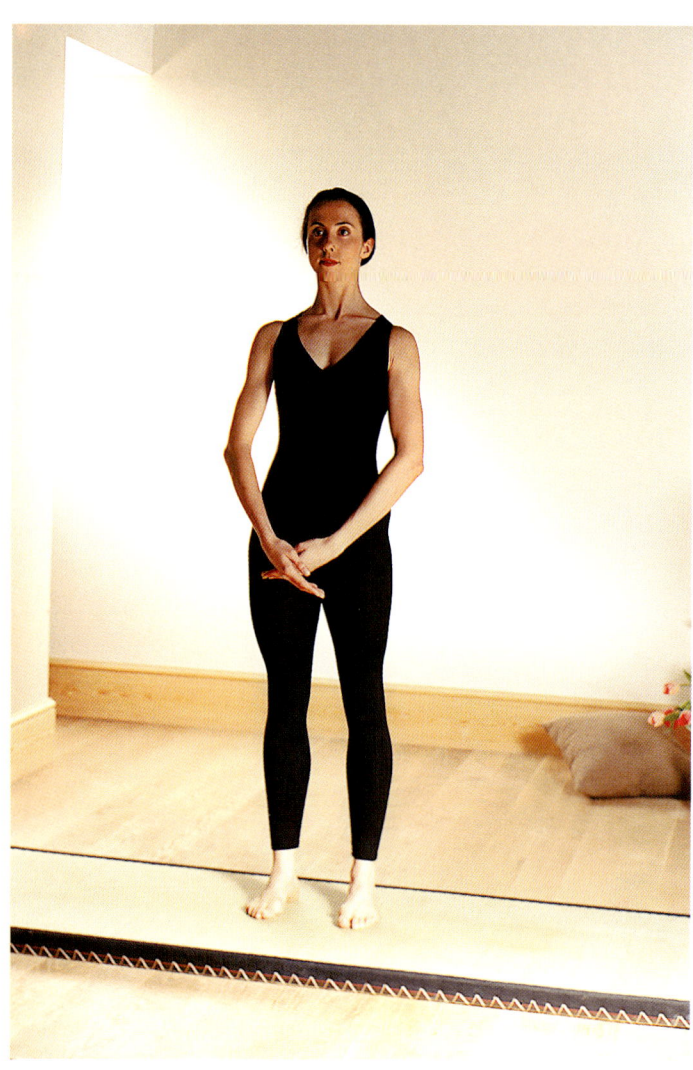 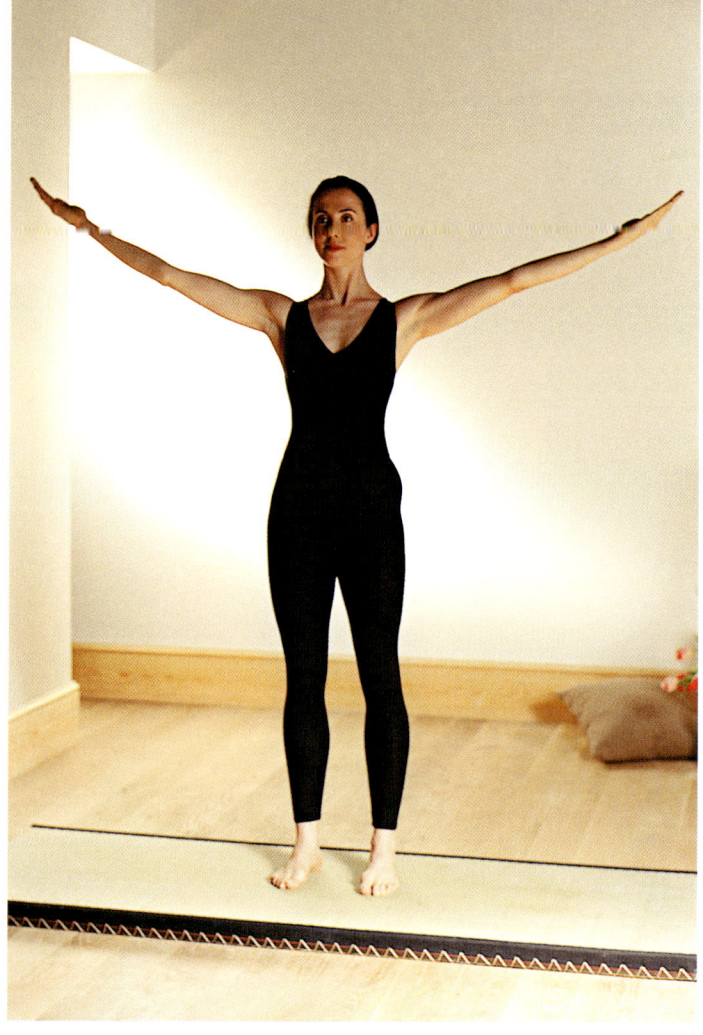

△ **1** Stellen Sie sich aufrecht, die Füße auf Hüftweite auseinander, und legen Sie eine Hand über die andere. Entspannen Sie die Schultern und recken Sie sich über die Wirbelsäule empor. Halten Sie den Hals gerade.

△ **2** Atmen Sie tief ein. Heben Sie dann beim Ausatmen die Arme seitwärts empor, mit den Handflächen nach oben. Die Schultern sind entspannt, die Schulterblätter gleiten an der Wirbelsäule entlang nach unten. Senken Sie die Arme und beginnen Sie von vorn. Machen Sie die Übung zügig, aber flüssig und konzentriert.

Schulterkreisen

Gut zur Entspannung der Schultern und des oberen Rückenbereichs sowie zur Mobilisierung der Schultern. Viele Menschen machen diese Übung ganz automatisch, wenn sie sich verspannt fühlen. Bewegen Sie sich dabei langsam und konzentriert und atmen Sie weit und tief in den Brustkorb. Die Wirbelsäule ist in neutraler Haltung.

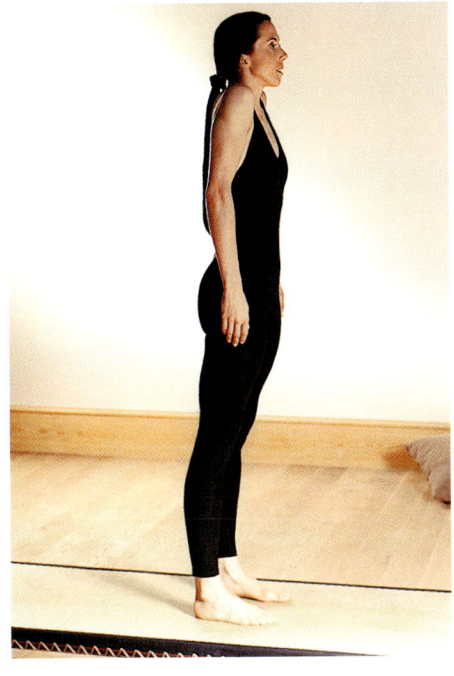

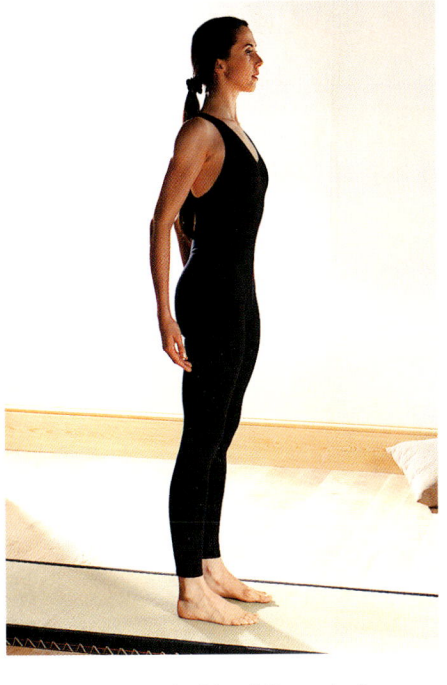

△ **1** Stehen Sie aufrecht, die Füße auf Hüftbreite auseinander, die Bauchmuskeln straff. Einatmen – beim Ausatmen die Schultern vorwärts kreisen; erst bis an die Ohren und dann ganz herum.

△ **2** Konzentrieren Sie sich auf die Beschreibung eines vollen Kreises: Ist er rund oder eiförmig? Machen Sie den Kreis so groß wie möglich – erst in eine, dann in die andere Richtung.

Armwischen

Diese Übung wird Ihnen den Schlaf aus den Augen treiben. Sie macht Schultern, Wirbelsäule und Unterkörper geschmeidiger. Versuchen Sie, einen konstanten, fließenden Rhythmus beizubehalten.

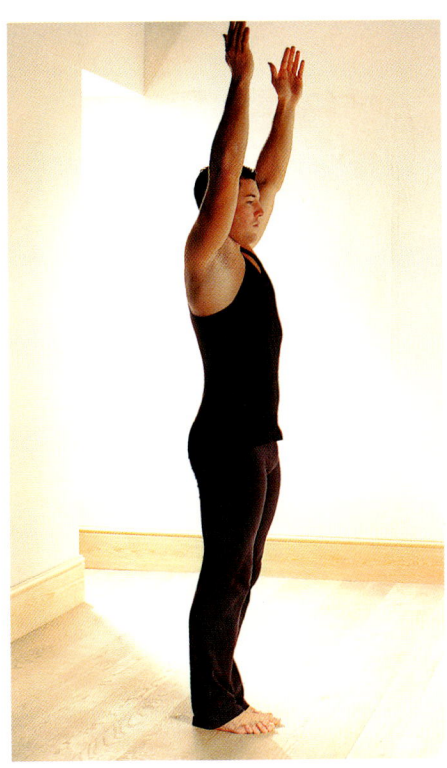

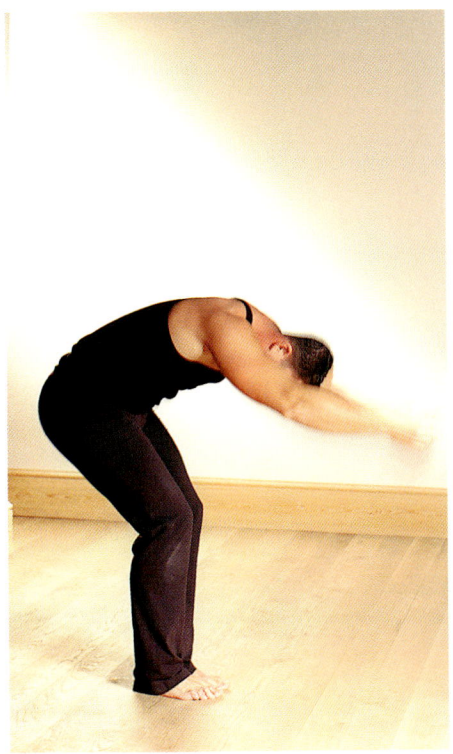

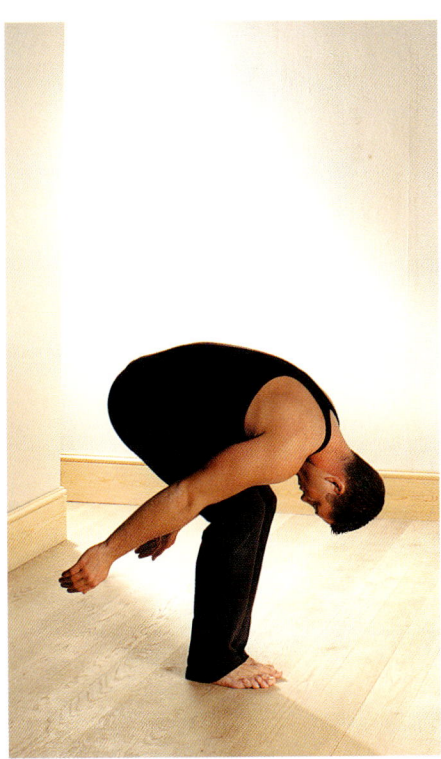

△ **1** Stehen Sie mit geschlossenen Füßen, Knie und Schultern entspannt, Bauchmuskeln straff. Recken Sie die Arme in die Luft, strecken Sie sich ganz empor. Halten Sie die Füße flach auf dem Boden und den Kopf gerade.

△ **2** Atmen Sie ein. Lassen Sie beim Ausatmen das Kinn auf die Brust fallen. Der Rücken rollt sich nach vorn, wobei die Arme ganz nach hinten durch »wischen«.

△ **3** »Wischen« Sie nun wieder nach vorn, bis sich die Arme wieder über dem Kopf befinden. Beugen Sie beim Vor- und Zurückwischen die Knie durch und strecken Sie sich beim Stehen ganz nach oben.

▷

Gehen über die Füße

Sie werden sich wundern, wie steif Ihre Füße und Knöchel werden können. Diese Übung soll Füße, Knöchel und Waden wieder aufwecken. Es ist ratsam, es dabei langsam angehen zu lassen, damit Sie sich allmählich zu einer starken, sicheren Basis aufbauen können.

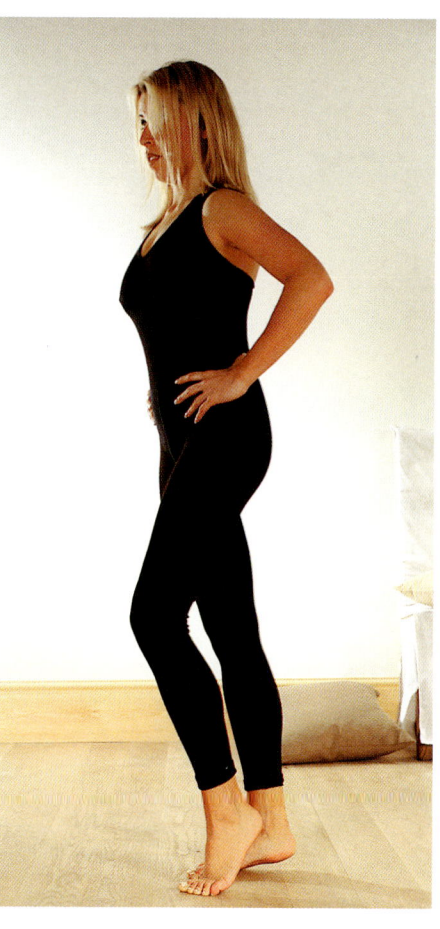

◁ Stehen Sie aufrecht und heben abwechselnd erst die eine, dann die andere Ferse in einer Gehbewegung an. Die Knie sind dabei leicht angewinkelt. Der Rücken bleibt in neutraler Haltung, die Bauchmuskeln straff. Machen Sie die Übung flüssig und durchgängig und strecken Sie Ihre Wirbelsäule ganz empor.

Stehendes Balancieren

Diese Aufwärmübung für Füße und Unterschenkel ist für Fortgeschrittene, da sie einige Anforderungen an die Balance stellt. Halten Sie Ihr Gewicht gut zentriert und konzentrieren Sie sich beim Auf- und Absenken ganz auf Ihre Füße. Machen Sie die Übung möglichst langsam.

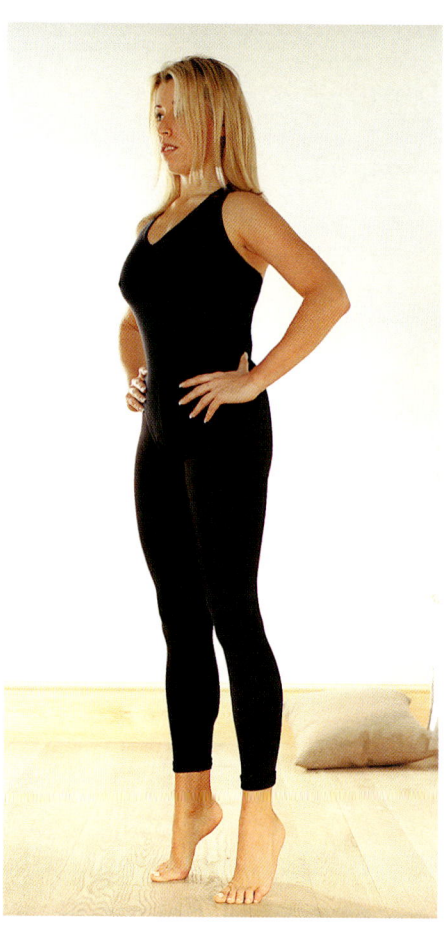

◁ Stehen Sie aufrecht, die Füße auf Hüftweite auseinander, und entspannen Sie die Zehen. Der Rücken ist in neutraler Haltung, die Bauchmuskeln straff, und die Hände ruhen auf den Hüften, der Kopf ist gerade. Stellen Sie sich langsam auf die Zehenspitzen, halten für einige Sekunden die Balance und lassen sich langsam wieder herabsinken. Beginnen Sie von Neuem.

Entspannungsposition

Dies ist keine Übung, sondern eine bequeme Stellung. Versuchen Sie, Ihr Pilates-Training stets damit zu beginnen und zu beenden. Es wird Ihnen helfen, sich zu konzentrieren und mit Ihrem Körper Kontakt aufzunehmen, und Sie werden sich erfrischt und entspannt fühlen. Konzentrieren Sie sich nacheinander von oben bis unten auf die verschiedenen Bereiche Ihres Körpers und achten dabei auf Verspannungen, besonders in Kiefer und Gesicht, Schultern und Hüften. Manche Leute verspannen sogar die Füße. Finden Sie Ihre verspannten Bereiche und lassen Sie allmählich los. Stellen Sie sich vor, dass die Wirbelsäule sich streckt und leicht in den Boden einsinkt und wie warmer Sandstrand Ihren Rücken stützt. Nehmen Sie diese Position auch über den Tag hinweg immer dann ein, wenn Sie sich entspannen wollen.

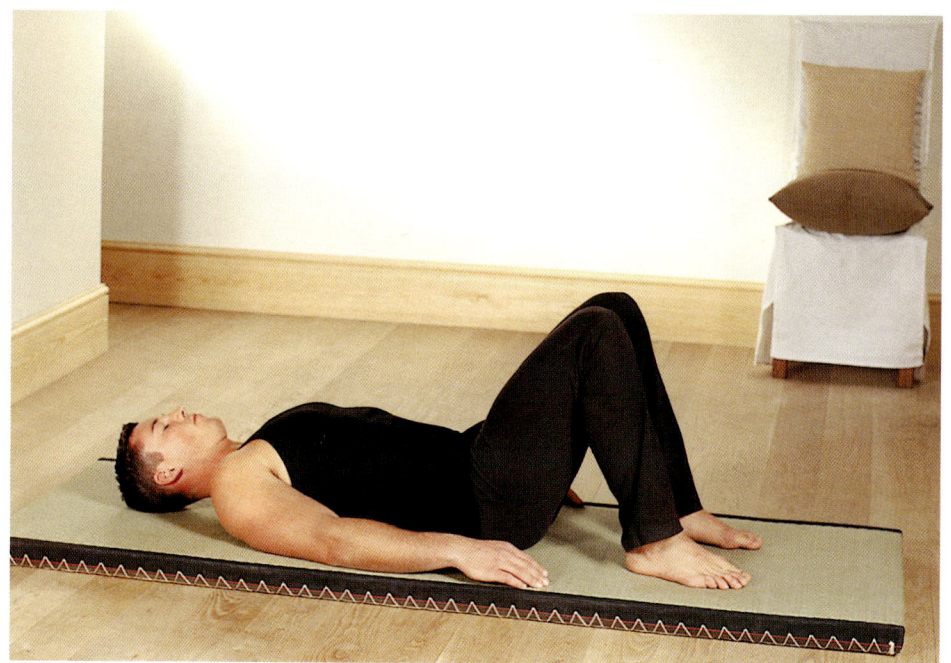

△ Rückenlage mit angewinkelten Knien, die Füße stehen flach auf dem Boden. Entspannen Sie die Schultern und lassen die Schulterblätter sanft und ohne Druck an der Wirbelsäule entlang nach unten gleiten. Der Kopf ist gerade, die Arme liegen am Körper. Atmen Sie durch die Nase ein und durch den Mund aus, tief und lateral.

Bewegungsübungen

Während des Alterungsprozesses schränkt sich unser Aktionsradius allmählich ein, was uns im Alltag behindert und die Verletzungsgefahr erhöht. Die folgenden Übungen trainieren sanft und gefahrlos Ihre Beweglichkeit und erhalten Ihre Gelenke dadurch gesund und flexibel. Einige der Übungen fördern ebenfalls Ihr Koordinationsvermögen, Ihre Balance und Körperkraft.

Rückenrollen

Nach dem Aufwärmen können Sie mit ein paar Bewegungsübungen beginnen. Diese Übung ist sehr wirksam für die Lockerung der Wirbelsäule und hilfreich bei Verspannungen. Bei Rückenproblemen holen Sie jedoch zuerst ärztlichen Rat ein. Wenn Ihnen die Übung zu schwer ist, versuchen Sie sie mit dem Rücken gegen die Wand oder mit gebeugten Knien. Sie können auch die Hände auf die Oberschenkel legen. Die Bewegungen sollten fließend sein, lassen Sie sich nicht hineinfallen und halten Sie die Bauchmuskeln straff. Das Rückenrollen eignet sich sehr gut als Übergang von stehenden zu Bodenübungen.

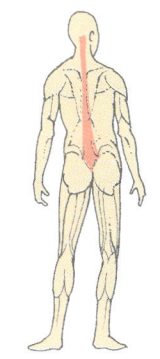

Ziel: Mobilisierung und Lockerung der Wirbelsäule und Balancetraining.
Muskeln: Rückenstützmuskel
Wiederholungen: 6 Mal

Worauf zu achten ist

- Vergrößern Sie den Abstand zwischen den Rückenwirbeln.
- Beugen Sie die Knie und stützen – wenn nötig – die Hände auf die Oberschenkel.
- Beschreiben Sie mit Ihrem Rücken ein C.

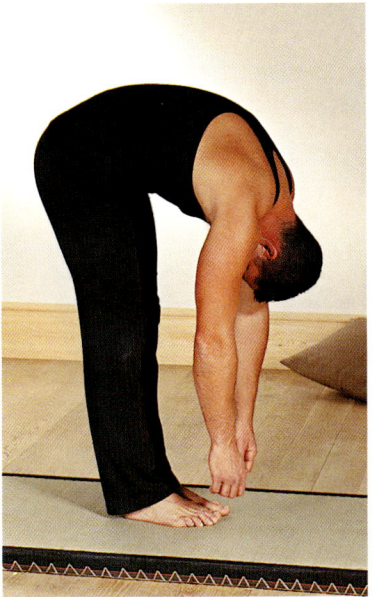

◁ **2** Bilden Sie ein C mit gebeugten Hüften und locker herabhängenden Armen. Entspannen Sie Kopf und Schultern. Schwanken Sie beim Abrollen nicht vor und zurück, sondern machen Sie die Bewegungen fließend und konzentriert.

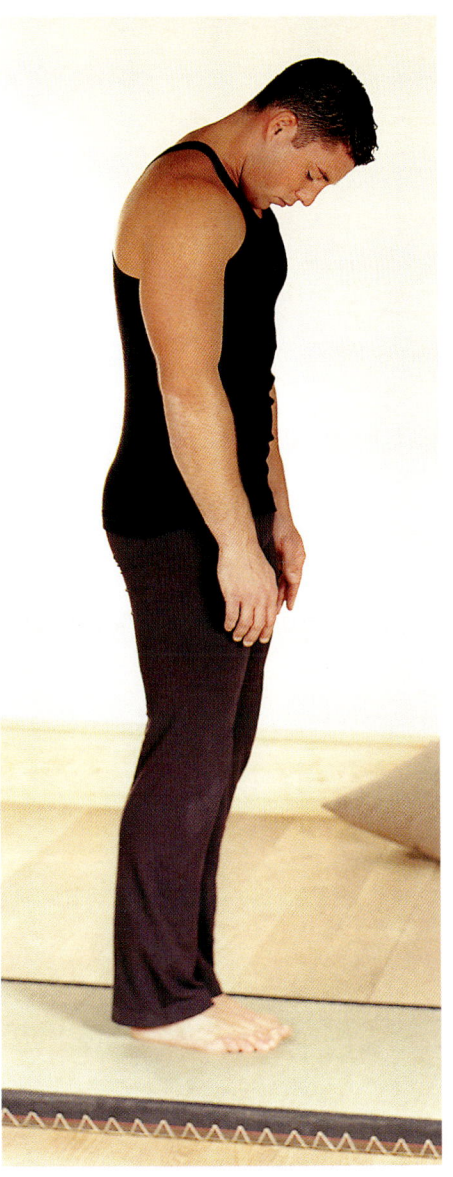

△ **1** Stehen Sie aufrecht und ausbalanciert, die Füße leicht auseinander. Einatmen – beim Ausatmen das Kinn auf die Brust senken und langsam über den Rücken nach unten rollen.

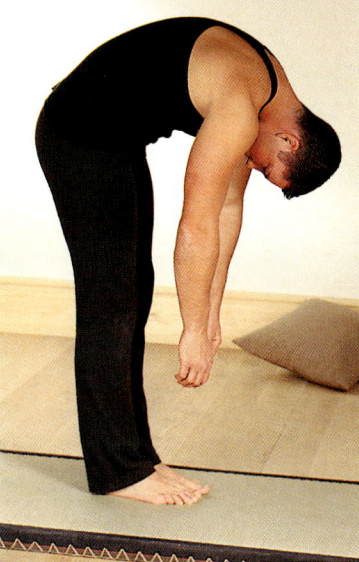

◁ **3** Rollen Sie sich wieder nach oben, indem Sie jeden einzelnen Rückenwirbel mobilisieren und die Wirbelsäule so weit wie möglich dehnen. Versuchen Sie, dabei nicht zu schwanken, sondern halten Sie Balance, die Füße stehen flach auf dem Boden. Fühlen Sie beim Aufrichten, wie Ihr Scheitel in Richtung Decke schwebt.

▷

Einbeinkreisen

Das Beinkreisen mobilisiert die Hüftgelenke und trainiert zudem Ihre Kernstärke. Da Sie versuchen, die Hüften während der Bewegungen des Unterkörpers stillzuhalten, werden auch die Oberschenkel trainiert. Halten Sie die Wirbelsäule neutral und lassen Sie die Schulterblätter an der Wirbelsäule entlang nach unten gleiten. Ihr Brustkorb kann sich in dieser Stellung leicht von den Hüften entfernen – kontrollieren Sie sich immer wieder ... Halten Sie die Kreise flüssig, die Bewegungen kontinuierlich: Stellen Sie sich vor, Sie seien eine Ballerina!

ERSTE POSITION

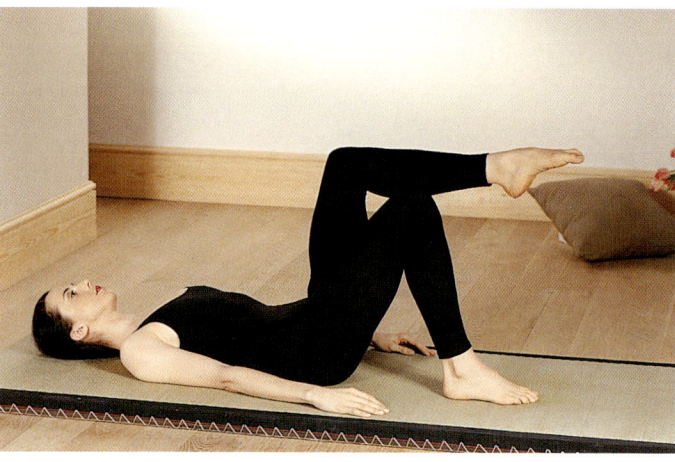

◁ Legen Sie sich mit angewinkelten Knien auf den Rücken, die Arme neben den Körper. Halten Sie den Kopf gerade, den Rücken in neutraler Haltung, der Stützfuß steht fest auf dem Boden. Heben Sie ein angewinkeltes Bein. Halten Sie die Hüften ruhig und gerade. Dann fangen Sie an, über die Bauchmuskulatur gesteuert, mit dem Knie zunächst enge, dann weitere Kreise zu beschreiben. Die Atmung für diese Übung erfordert Konzentration. Teilen Sie die Bewegung in Halbkreise ein, atmen Sie ein, wenn das Bein den Innenschenkel passiert, und atmen Sie während des Außenbogens aus.

Ziel: Mobilisierung der Hüften und Aufbau der Kernstärke
Muskeln: Anzieher, Hüftbeuge- und Bauchmuskeln
Wiederholungen: 5 Mal in jede Richtung, dann Beinwechsel

Worauf zu achten ist
• Halten Sie die Hüften gerade und stets auf der Matte.
• Der Rücken ist in neutraler Haltung.
• Beschreiben Sie nur Kreise, die Sie kontrollieren können.

ZWEITE POSITION

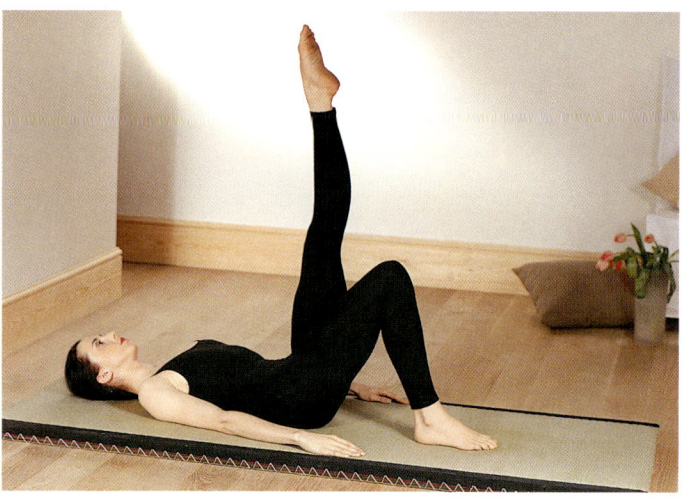

◁ Strecken Sie das Bewegungsbein nun aus; der andere Fuß bleibt fest auf dem Boden. Machen Sie das Bein so lang wie möglich. Wenn sich dabei Ihre Hüften bewegen, üben Sie nicht genug Kontrolle aus und wären zunächst vielleicht besser mit der ersten Position bedient. Versuchen Sie, allmählich größere Kreise zu ziehen.

Worauf zu achten ist
• Halten Sie stets die Bauchmuskeln angespannt.
• Beschreiben Sie im Laufe des Trainings immer größere Kreise.

DRITTE POSITION

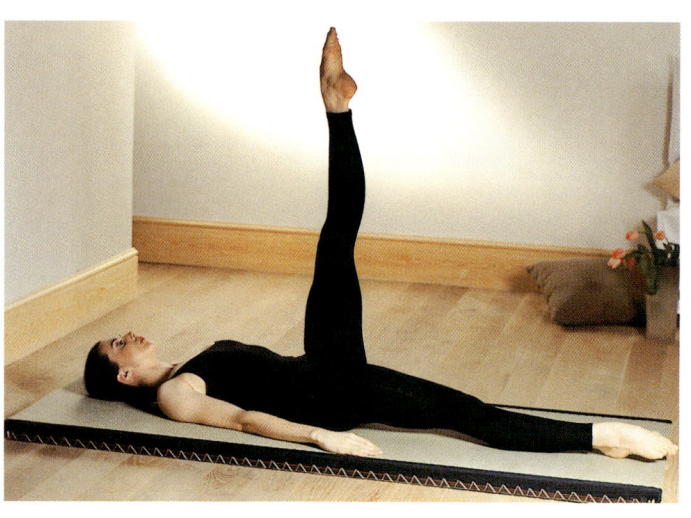

◁ Strecken Sie das Stützbein so lang aus, als wollten Sie damit das andere Ende des Zimmers berühren. Strecken Sie auch weiterhin das kreisende Bein ganz in die Höhe. Beschreiben Sie nur so weite Kreise, wie Sie sie kontrollieren können. Diese Übung ist wirklich schwierig, daher versuchen Sie sie erst, wenn Sie die zweite Position perfekt beherrschen. Denken Sie daran, aus einer starken Mitte heraus zu arbeiten.

Worauf zu achten ist
• Biegen Sie das Kreuz nicht zu weit durch.
• Strecken Sie die Beine ganz aus.

Schulterbrücke

Dies ist eine allgemein beliebte Lockerungsübung. Sie ist ideal als Startübung für einen Trainingsdurchgang und verschafft einem verspannten Rücken auf wunderbare Weise Linderung. Ihr Rücken wird sich danach locker und geschmeidig anfühlen. Auch Bauchmuskeln und Unterkörper werden damit trainiert. Das Ziel ist, jeden Rückenwirbel einzeln von der Matte zu heben. Sie werden wahrscheinlich feststellen, dass sich Ihr Rücken zu Anfang in drei Abschnitten hebt: Versuchen Sie, den Abstand zwischen den Rückenwirbeln zu vergrößern. Stellen Sie sich beim Herabsenken vor, wie sich die einzelnen Wirbel wie Perlen an einer Kette einzeln auf ein Samtkissen legen. Die Hüften sollten dabei ganz gerade sein. Versuchen Sie, soviel Abstand wie möglich zwischen Hüften und Schultern zu schaffen. Vergessen Sie nicht, das Becken zu Beginn der Bewegung nach vorn zu schieben. Um die Wirbelsäule optimal zu mobilisieren, kehren Sie beim Absenken jedes Mal in die neutrale Haltung zurück, bevor Sie vor dem Anheben das Becken erneut vorschieben.

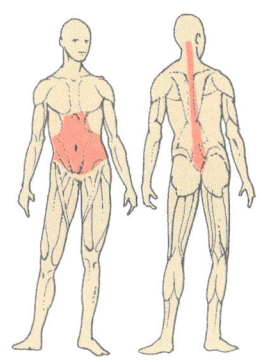

Ziel: Mobilisierung der Wirbelsäule und Bauchmuskeltraining
Muskeln: Rückenstützmuskel, Bauchmuskeln
Wiederholungen: 6 Mal

Worauf zu achten ist

* Halten Sie die Hüften gerade.
* Halten Sie zwischen Rippen und Hüften den gleichen Abstand ein.
* Achten Sie auf fließende Bewegungen.

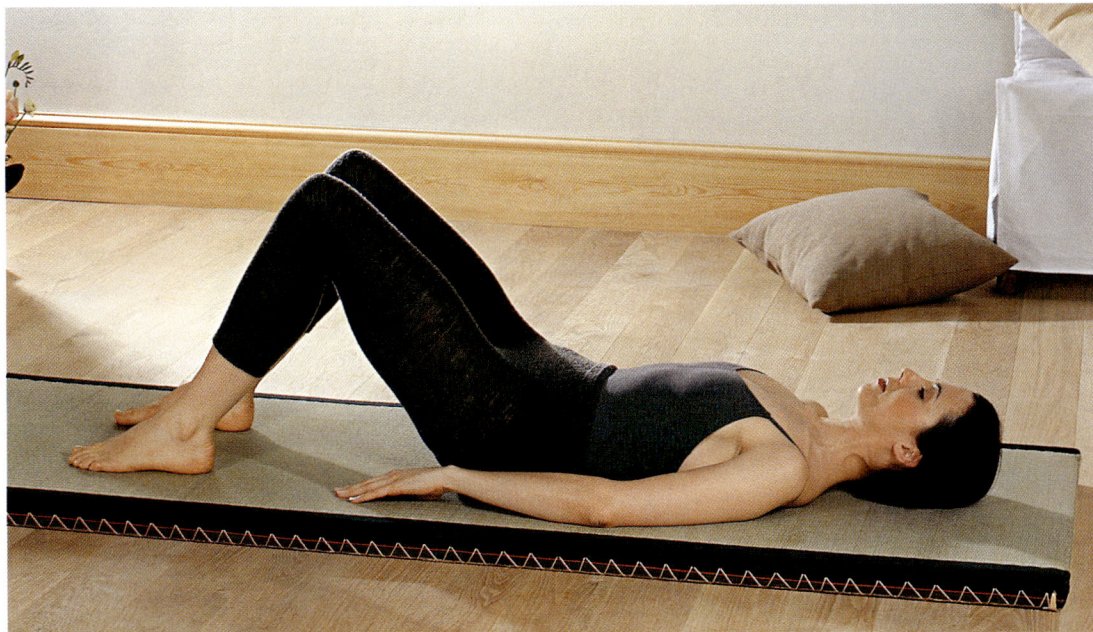

△ **1** Legen Sie sich auf den Rücken, die Arme am Körper. Lassen Sie die Schulterblätter nach unten gleiten und strecken Sie die Arme so lang wie möglich aus. Winkeln Sie die Knie an und stellen Sie die Füße in Hüftbreite auf die Matte. Halten Sie den Kopf gerade ausgerichtet und den Rücken neutral.

▽ **2** Schieben Sie das Becken nach vorn und strecken Sie das Steißbein aus. Die ganze Wirbelsäule sollte auf der Matte aufliegen.

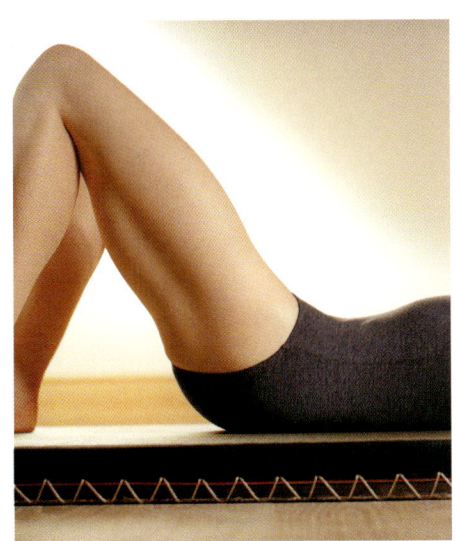

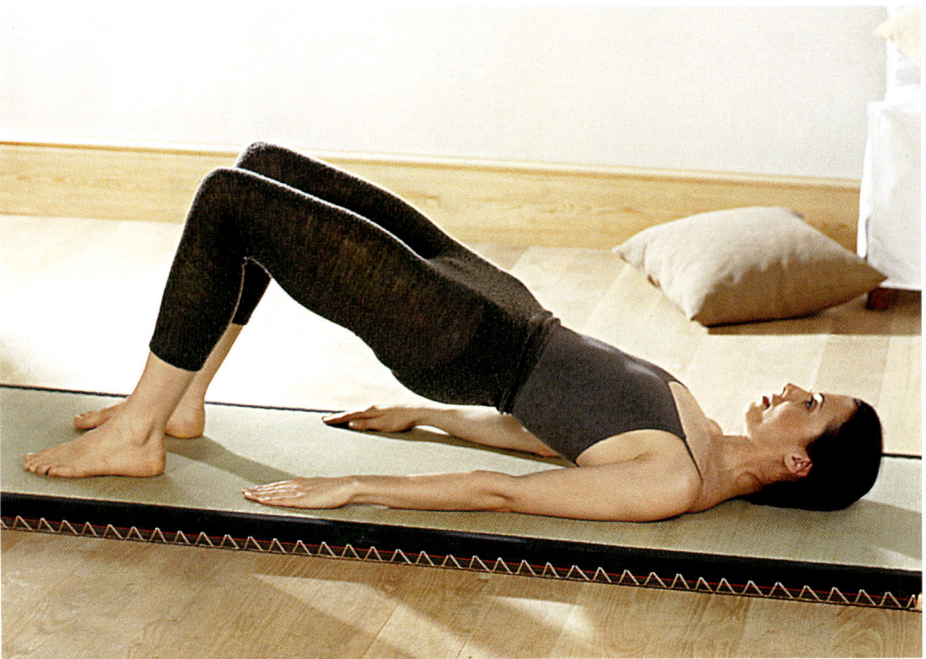

△ **3** Heben Sie nun langsam die Hüften. Die Wirbelsäule löst sich Wirbel für Wirbel von der Matte. Die Bauchmuskeln sind dabei straff gespannt. In dieser Stellung hebt man gerne den Brustkorb zu weit, darum achten Sie auf gleichen Abstand zwischen Rippen und Hüften. Die Bewegungen sind weich und fließend. Atmen Sie beim Anheben ein und beim Absenken aus. Wenn Sie die Übung beherrschen, können Sie die Streckwirkung verstärken, indem Sie die Arme über den Kopf erheben.

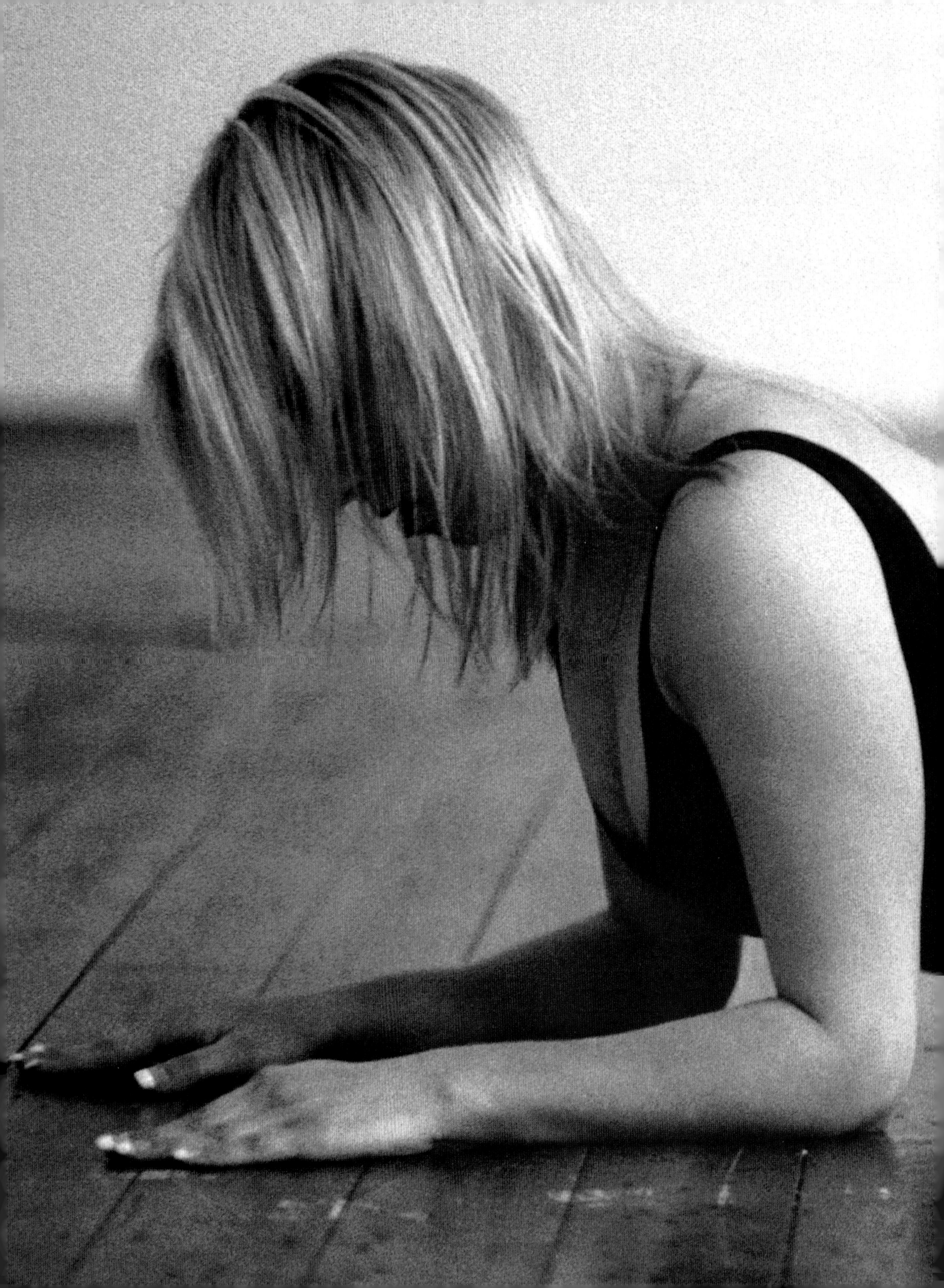

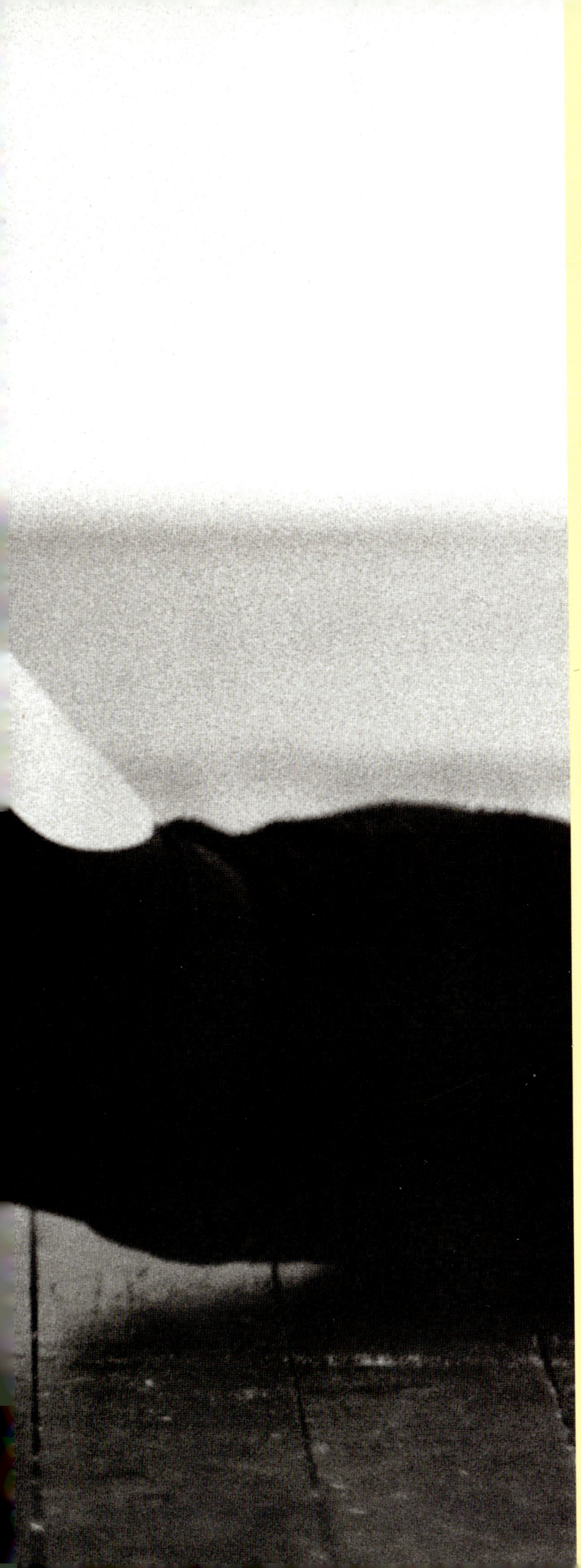

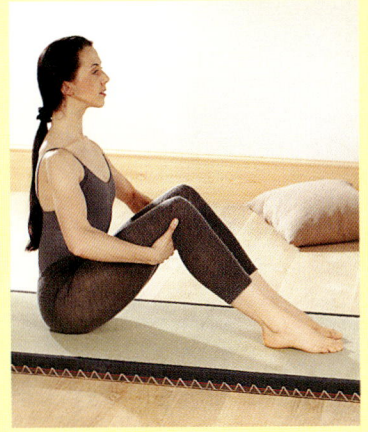

Bauch-muskel- und Rücken-training

Die folgenden Übungen konzentrieren sich im Wesentlichen auf die Bauch- und Rückenmuskulatur – die Grundpfeiler des Pilates-Trainings – obwohl der Körper natürlich in jeder Übung als Ganzheit funktioniert. Fühlen Sie, wie im Laufe der Zeit Ihre Bauchmuskeln flacher und straffer werden. Ihr Rücken wird es Ihnen danken, indem er Ihnen ein tägliches Wohlgefühl beschert – Verspannungen und Schmerzen gehören der Vergangenheit an. Für ein optimales Trainingsergebnis achten Sie auf eine gute Körperhaltung.

Die Wiege

Wenn Sie diese Übung einmal beherrschen, werden Sie sich wahrscheinlich in die Kindheit zurückversetzt fühlen, denn als wir jünger waren, haben wir uns doch alle so gewiegt und unserem Rücken dabei viel Gutes getan. Denken Sie jedoch daran, dass es Ihnen heute, mit einem steiferen Rücken, nicht mehr so leicht fallen wird, und üben Sie auf einer gut gepolsterten Matte!

Wenn Sie das Abrollen mit abgestützten Händen beherrschen, versuchen Sie die zweite Position. Sie werden es vielleicht nicht beim ersten Mal schaffen, doch geben Sie nicht auf. Stellen Sie sich beim Baucheinziehen vor, Sie pressen zwischen Bauchdecke und Rückgrat einen Schwamm aus – pressen Sie mit aller Kraft! Vorsicht – rollen Sie nicht bis zum Hals zurück!

Ziel: Mobilisierung und Massage des Rückens und Stärkung der Bauchmuskeln
Muskeln: Rückenstützmuskel, Bauchmuskeln
Wiederholungen: 6 Mal

ERSTE POSITION

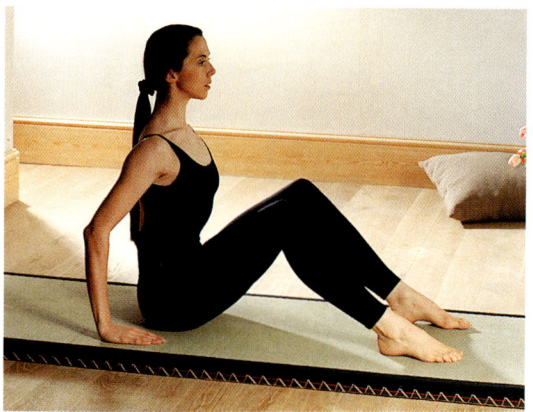

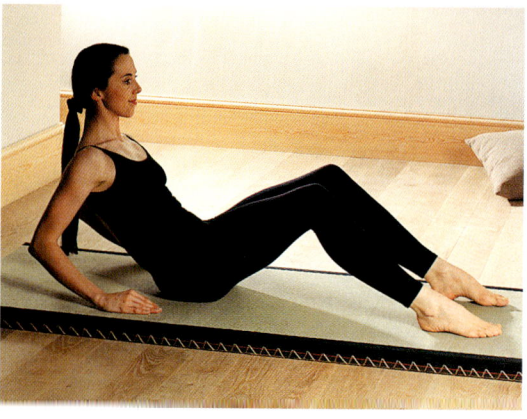

△ **1** Sitzen Sie mit neutraler Wirbelsäule und angewinkelten Knien, die Füße flach auf dem Boden. Setzen Sie die Hände in Hüftnähe auf, die Fingerspitzen zeigen zu den Füßen. Atmen Sie tief und breit in den Brustkorb und spannen Sie die Bauchmuskeln an. Senken Sie das Kinn zur Brust und rollen Sie den Rücken langsam, Wirbel für Wirbel, auf die Matte herab. Schieben Sie dazu das Becken nach vorne und krümmen den Rücken zum C.

△ **2** Wenn Sie so weit herabgerollt sind, wie es Ihnen angenehm ist, atmen Sie aus und kehren Sie vermittels Ihrer Kernstärke wieder in die Ausgangsposition zurück. Recken Sie sich über Ihren Scheitel in die Länge, um das Rückgrat zu strecken, und wiederholen Sie die Übung. Nehmen Sie die Arme nur zur Stabilisierung – geben Sie Acht, dass Sie den Trizeps nicht zu stark belasten.

Worauf zu achten ist
- Halten Sie die Füße flach auf dem Boden.
- Strecken Sie die Wirbelsäule am Ende der Bewegung aus.
- Heben Sie das Becken an.

ZWEITE POSITION

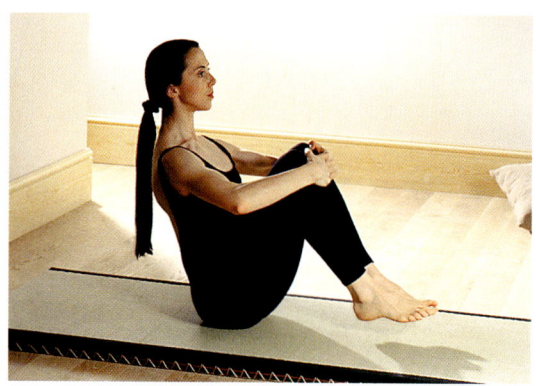

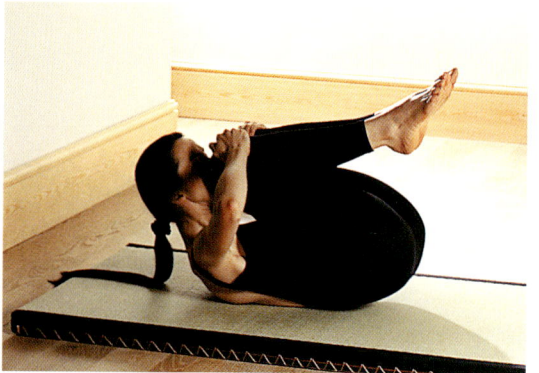

△ **1** Sitzen Sie aufrecht mit neutralem Rücken. Strecken Sie den Rücken lang aus; stellen Sie sich vor, Ihr Scheitel stiege auf zur Decke. Die Füße sind auf dem Boden, die Hände umfassen leicht die Knie, die Arme sind angewinkelt, die Brust frei und entspannt. Verkrampfen Sie nicht den Halsbereich.

△ **2** Atmen Sie ein, Hüften und Rückgrat zu einem C gebogen. Rollen Sie zurück, mit Kinn und Schenkeln nahe der Brust. Setzen Sie beim Ausatmen die Bauchmuskulatur ein, um in die Ausgangsposition zurückzurollen – nicht mit Schwung, sondern in kontinuierlichen, fließenden Bewegungen. Strecken Sie zwischendurch die Wirbelsäule.

Worauf zu achten ist
- Das Kinn liegt auf der Brust.
- Der Hals ist entspannt.
- Setzen Sie die Bauchmuskeln ein, um in die Startposition zurückzukehren.

Das Aufrollen

Entgegen der Bezeichnung dieser Übung beginnen Sie mit dem Abrollen. Es ist zwar ein ausgezeichnetes Bauchmuskeltraining, jedoch auch sehr anstrengend: Sie sollten zunächst die erste Position voll und ganz beherrschen, bevor Sie mit der zweiten beginnen. Lassen Sie sich nicht in die Abrollbewegung hinein-fallen, und fangen Sie zunächst klein an, bis Sie das Gefühl für die Übung entwickeln. Achten Sie dabei immer wieder auf Verspannungen, z. B. in Hals und Gesicht. Stellen Sie sich beim Zurückkommen in die Ausgangsposition vor, Sie säßen mit dem Rücken gegen eine kalte Stahltür.

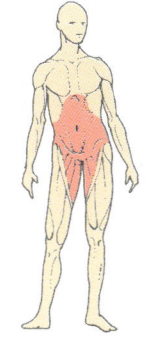

Ziel: Bauchmuskeltraining
Muskeln: Bauchmuskeln, Hüftbeugemuskeln
Wiederholungen: 10 Mal

ERSTE POSITION

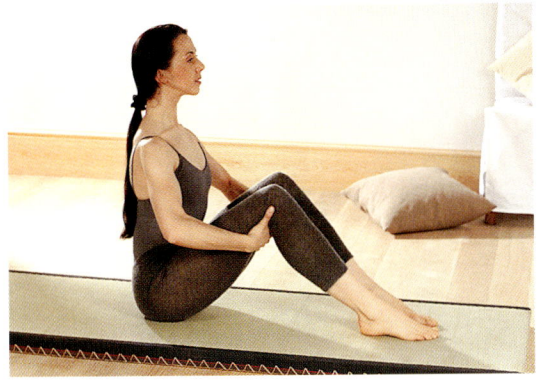

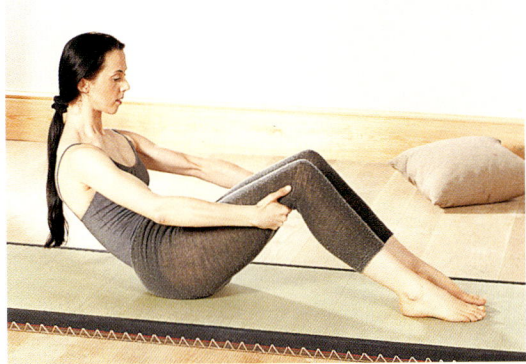

△ **1** Sitzen Sie aufrecht mit gebeugten Knien, die Füße am Bo-den. Greifen Sie die Oberschenkel locker mit abgewinkelten Armen; die Brust bleibt frei und offen. Der Rücken ist in neu-traler Haltung. Strecken Sie die Wirbelsäule, aber geben Sie Acht, dass Sie den Nacken nicht verspannen. Die Schulterblät-ter gleiten an der Wirbelsäule entlang nach unten.

△ **2** Atmen Sie ein und biegen Sie Hüften und Rücken zum C. Halten Sie die Füße am Boden und rollen den Rücken Wirbel für Wirbel auf die Matte. Sie können die Hände als Stabilisato-ren einsetzen – versuchen Sie jedoch, es über die Bauchmus-keln zu machen. Stellen Sie sich vor, Ihre Wirbelsäule wäre eine Fahrradkette, die sich Glied für Glied auf die Matte nieder-lässt. Wenn Sie sich so weit wie möglich herabgelassen haben, atmen Sie aus und spannen die Bauchmuskeln an, um sich wieder in die Startposition hoch zu rollen.

Worauf zu achten ist

- Halten Sie sich nicht an den Beinen fest, sondern benut-zen Sie sie nur als Stabilisa-toren.
- Strecken Sie in der Start-position die Wirbelsäule aus.
- Fühlen Sie, wie die Bauch-muskeln Sie hochziehen.

ZWEITE POSITION

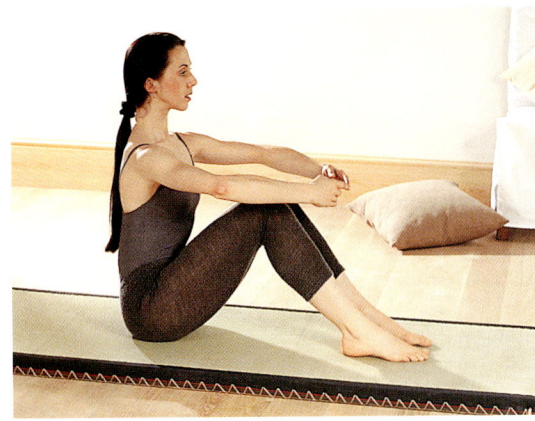

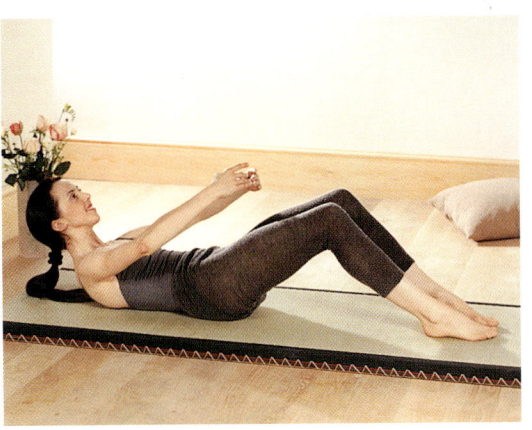

△ **1** Strecken Sie die Arme mit leicht angewinkelten Ellenbo-gen auf Schulterhöhe vor sich aus. Die Schulterblätter gleiten am Rücken herunter, der Scheitel strebt zur Decke. Atmen Sie ein und knicken Sie das Becken vor, um sich abzurollen.

△ **2** Wenn Sie mit dieser Position anfangen, lassen Sie sich zu-nächst nur ein kurzes Stück abrollen, um ein Gefühl für die Bewegung zu bekommen. Spüren Sie die Unterstützung der Bauchmuskeln während des Auf- und Abrollens. Halten Sie die Füße am Boden.

Worauf zu achten ist

- Setzen Sie die Bauchmus-keln – ohne Schwung – ein, um sich hochzuziehen.
- Rollen Sie sich Wirbel für Wirbel ab.
- Lassen Sie sich nicht fallen.
- Lassen Sie die Füße am Boden.

Die Hundert

Diese statische Kontraktionsübung baut Kernstärke auf und ist eine der gängigsten Pilates-Übungen. Versuchen Sie, hundert Wiederholungen zu schaffen.

Hier wird Ihr Koordinationsvermögen wirklich auf die Probe gestellt. Versuchen Sie, beim Zählen gleichmäßig und nicht stoßweise weiterzuatmen. Achten Sie besonders auf Verspannungen in Nacken und Gesicht und stellen Sie sich zur Unterstützung vor, ein schweres Gewicht drücke Ihren Nabel auf die Wirbelsäule herab.

ERSTE POSITION

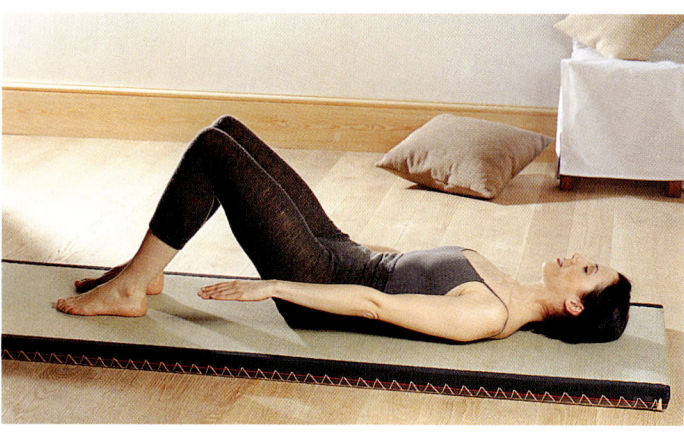

◁ Liegen Sie mit angewinkelten Knien auf dem Rücken, die Füße flach auf dem Boden und der Kopf gerade. Die Wirbelsäule ist in neutraler Haltung, die Bauchmuskeln gespannt. Die Arme ruhen am Körper. Lassen Sie die Schulterblätter an der Wirbelsäule entlang nach unten gleiten und atmen Sie ein, während sie bis 5 zählen. Atmen Sie genauso lange aus. Tippen Sie im Rhythmus Ihres Atems mit den Fingern auf den Boden. Atmen Sie tief und regelmäßig.

Ziel: Stärkung der Bauchmuskeln, Koordination des Atemrhythmus' und Ausdauertraining
Muskeln: Bauchmuskeln und stabilisierende Rückenmuskulatur
Wiederholungen: 20 Mal jeweils 5 Takte

Worauf zu achten ist
- Arme ausgestreckt halten.
- Ziehen Sie die Schulterblätter längs des Rückens herunter.
- Halten Sie die Bauchmuskeln straff.

ZWEITE POSITION

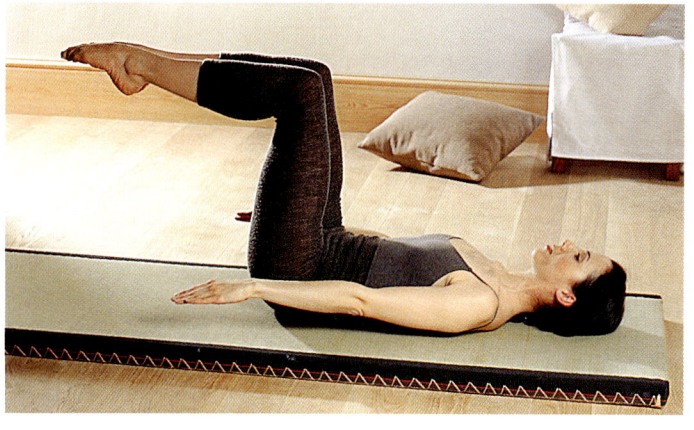

◁ Wenn Sie die erste Position beherrschen, heben Sie die Füße an. Die Füße befinden sich auf einer Höhe mit den Knien, die Knie stehen direkt über den Hüften. Lassen Sie die Knie nicht sinken, denn dadurch wird sich Ihr Rücken durchbiegen. Sie können auch nur ein Bein heben, aber lassen Sie dabei die Hüften gerade. Wiederholen Sie den Atemrhythmus wie zuvor. Halten Sie die Bauchmuskeln angespannt und prüfen Sie den Abstand zwischen Rippen und Hüften.

Worauf zu achten ist
- Ziehen Sie die Schulterblätter längs der Wirbelsäule herunter.
- Die Knie befinden sich direkt über den Hüften.
- Strecken Sie die Zehen.
- Die Füße sind auf einer Höhe mit den Knien.

DRITTE POSITION

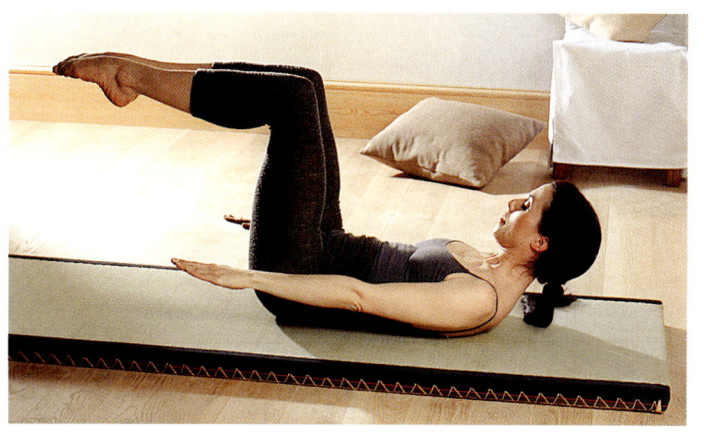

◁ Heben Sie den Oberkörper an und legen das Kinn auf die Brust, so dass Sie auf Ihre Oberschenkel schauen. Entspannen Sie den Nacken und ziehen Sie die Schulterblätter entlang der Wirbelsäule herunter. Halten Sie den Atemrhythmus wie zuvor. Um es schwieriger zu machen, strecken Sie die Beine. Überprüfen Sie mit einem Blick, dass Ihre Bauchmuskeln straff sind.

Worauf zu achten ist
- Entspannen Sie Nacken und Kiefer.
- Halten Sie die Bauchmuskeln straff.

Das Schwimmen

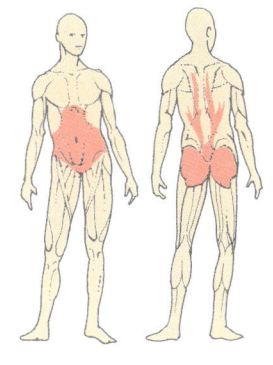

Dies ist eine der Lieblingsübungen der Physiotherapeuten, denn sie eignet sich wunderbar für den Aufbau der Kernstärke. Die Übung ist sehr anstrengend, aber man kann dabei leicht schummeln – vergewissern Sie sich daher zunächst, dass Sie die Anweisungen genau verstanden haben. Heben Sie nicht nur Arme und Beine, sondern auch den Bauch – stellen Sie sich vor, wie er sich vom Rumpf hinwegstreckt. Heben Sie ihn aber nicht allzu hoch. Die Bewegungen sollten flüssig und elegant sein; vermeiden Sie es, mit Armen und Beinen zu wedeln oder sich einfach herunterfallen zu lassen. Lassen Sie die Hüften am Boden und achten Sie auf Ihr Gleichgewicht.

Ziel: Kräftigungsübung, Training des Koordinationsvermögens und der Kernstärke
Muskeln: Bauchmuskeln, Gesäßmuskeln, Rückenstützmuskel
Wiederholungen: 10 Mal

ERSTE POSITION

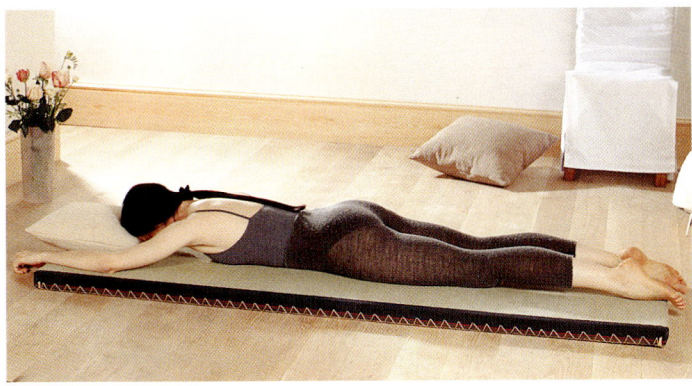

◁ Liegen Sie auf dem Bauch mit einem Kissen unter der Stirn, um den Kopf gerade zu halten; die Wirbelsäule ist in neutraler Haltung. Entspannen Sie den Hals und strecken Sie Ihre Arme über dem Kopf aus. Strecken Sie sich von den Fingerspitzen bis zu den ausgestreckten Zehen. Atmen Sie tief und breit in den Brustkorb. Spannen Sie die Bauchmuskeln an und stellen Sie sich dabei vor, es befände sich eine Reißzwecke unter Ihrem Bauch.

Worauf zu achten ist
- Biegen Sie den Kopf nicht zurück.
- Die Bauchmuskeln sind straff.
- Atmen Sie lateral.

ZWEITE POSITION

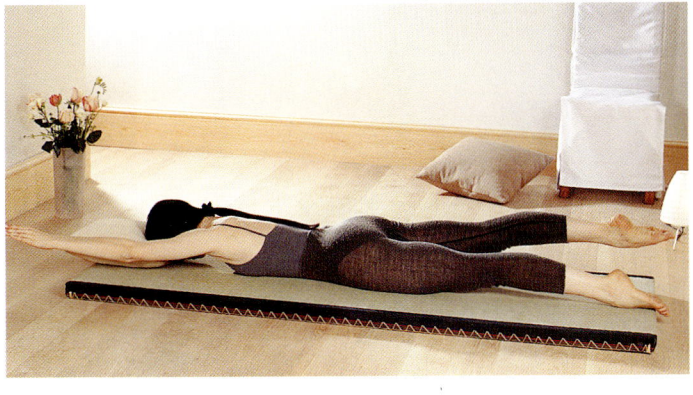

◁ Machen Sie die Übung schwieriger, indem Sie ein Bein leicht – nicht zu weit – anheben. Atmen Sie beim Heben aus und beim Senken ein. Beide Hüften bleiben auf dem Boden. Bleiben Sie stets voll ausgestreckt und halten Sie den Abstand zwischen Rippen und Hüften. Die Bauchmuskeln bleiben ebenfalls straff. Halten Sie Knie und Fuß des angehobenen Beines stets in einer Linie mit der Hüfte. Wiederholen Sie die Übung mit dem anderen Bein.

Worauf zu achten ist
- Bleiben Sie gestreckt beim Anheben des Beins.
- Lassen Sie die Hüften gerade.

DRITTE POSITION

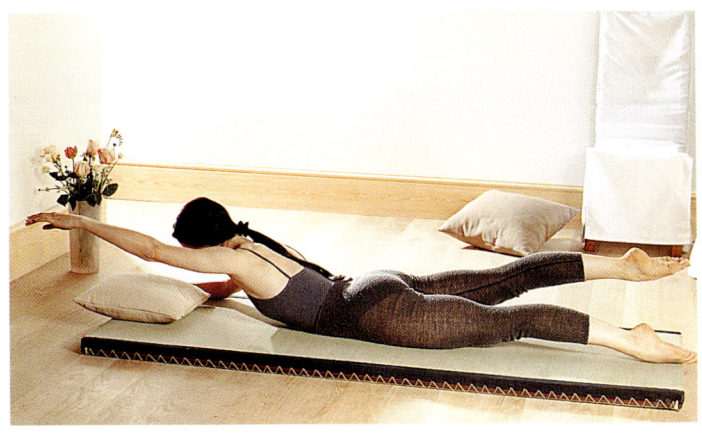

◁ Heben Sie beim Ausatmen ein Bein und den gegenüberliegenden Arm. Beziehen Sie Kopf und Oberkörper in die Bewegung mit ein, aber schauen Sie dabei auf den Boden, so dass Ihr Kopf in einer Linie mit der Wirbelsäule bleibt. Strecken Sie sich ganz aus und lassen Sie die Hüften auf dem Boden. Denken Sie an die Reißzwecke – wenn die Anspannung in den Bauchmuskeln nachlässt, greifen Sie lieber wieder auf die zweite Position zurück.

Worauf zu achten ist
- Der Kopf bleibt in einer Linie mit der Wirbelsäule.
- Halten Sie den Oberkörper gerade.
- Strecken Sie sich aus einer starken Mitte heraus.

Die Einbeinstreckung

Wenn Sie glauben, dass dies eine entspannende Streckübung ist, dann täuschen Sie sich. Diese Bewegung ist sehr anstrengend und eignet sich daher ausgezeichnet zum Training der Kernstärke und Körperbeherrschung. Halten Sie dabei Ihre Hüften so still, als seien sie in einem Schraubstock. Biegen Sie nicht den Rücken durch und lassen Sie durchweg die Schulterblätter an der Wirbelsäule entlang hinabgleiten. Wenn Sie die Handstellung zu schwierig finden, lassen Sie die Hände seitlich an den Knien ruhen. Dies ist nur eine ganz leichte Berührung – durch ein zu festes Zupacken verspannen sich leicht Kiefer und Nacken. Der Oberkörper sollte nur von den Bauchmuskeln gehalten werden.

Ziel: Stärkung der Bauchmuskeln und Koordinationstraining
Muskeln: Bauchmuskeln, Hüftbeugemuskeln, Anzieher, Schenkelstrecker und Trapezmuskeln
Wiederholungen: 10 Mal pro Bein

Worauf zu achten ist
- Halten Sie die Bauchmuskeln straff.
- Halten Sie die Hüften still.

ERSTE POSITION

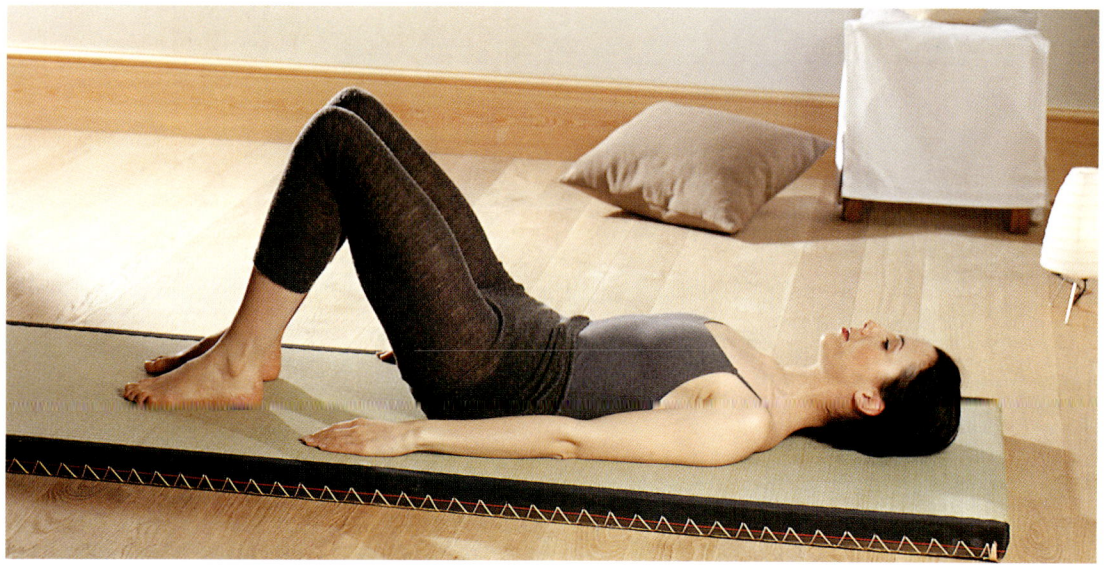

△ **1** Liegen Sie mit angewinkelten Knien auf dem Rücken, die Füße stehen flach auf dem Boden. Der Rücken ist in neutraler Haltung und der Kopf gerade. Halten Sie den Hals gestreckt – ziehen Sie das Kinn nicht auf die Brust. Die Bauchmuskeln sind straff.

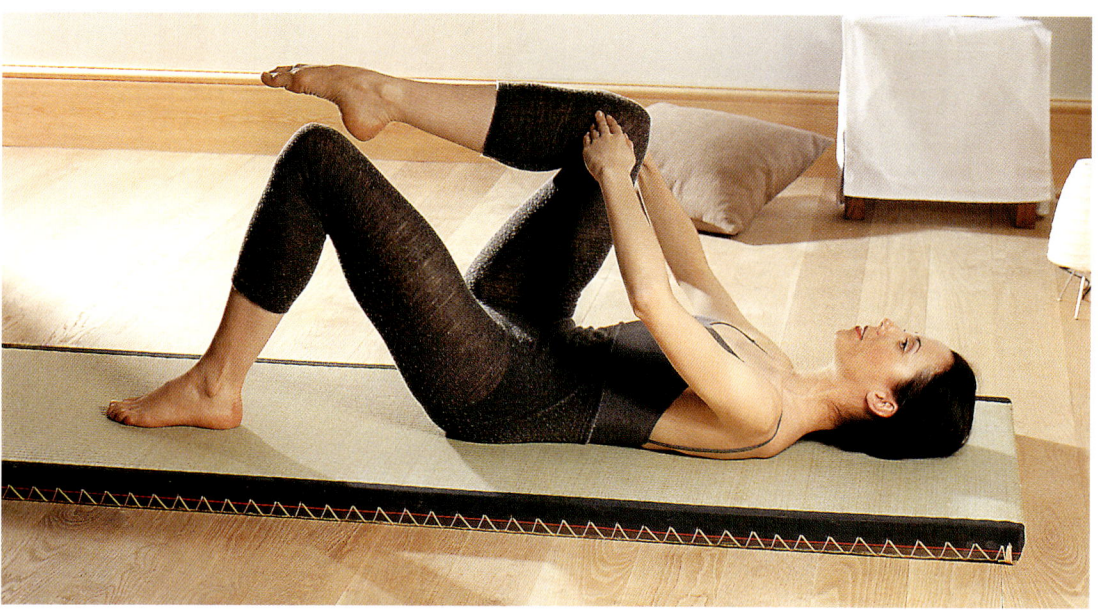

△ **2** Heben Sie einen Fuß mit angewinkeltem Knie und ziehen Sie das Bein sanft zu sich heran. Nicht zu fest zupacken, damit sich der Nacken nicht verspannt. Der Fuß bleibt in einer Linie mit dem Knie, die Rippen bleiben flach. Beim Anheben ein- und beim Absetzen ausatmen, mit dem anderen Bein wiederholen.

ZWEITE POSITION

Worauf zu achten ist

- Beugen Sie den Kopf weder vor noch zurück.
- Spannen Sie den Nacken nicht an.

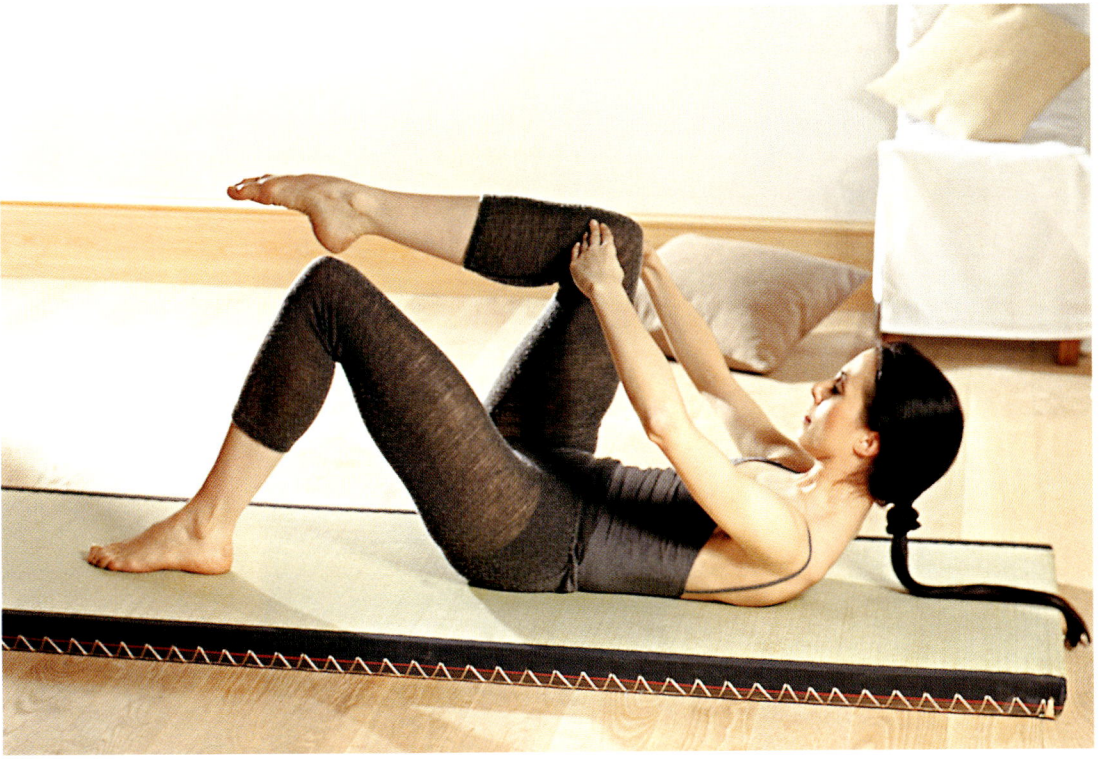

△ Wenn Sie die erste Position beherrschen, machen Sie die Bewegung mit angehobenem Oberkörper. Neigen Sie das Kinn zur Brust und entspannen Sie den Nacken. Halten Sie die Hüften still und steuern Sie alle Bewegungen von dort aus über die Bauchmuskeln. Atmen Sie lateral, und halten Sie die Bauchmuskeln so straff wie möglich.

DRITTE POSITION

Worauf zu achten ist

- Lassen Sie die Schulterblätter am Rücken entlang nach unten gleiten.
- Recken Sie sich über das ausgestreckte Bein in die Länge.
- Je näher das gestreckte Bein dem Boden ist, desto härter arbeiten die Bauchmuskeln.

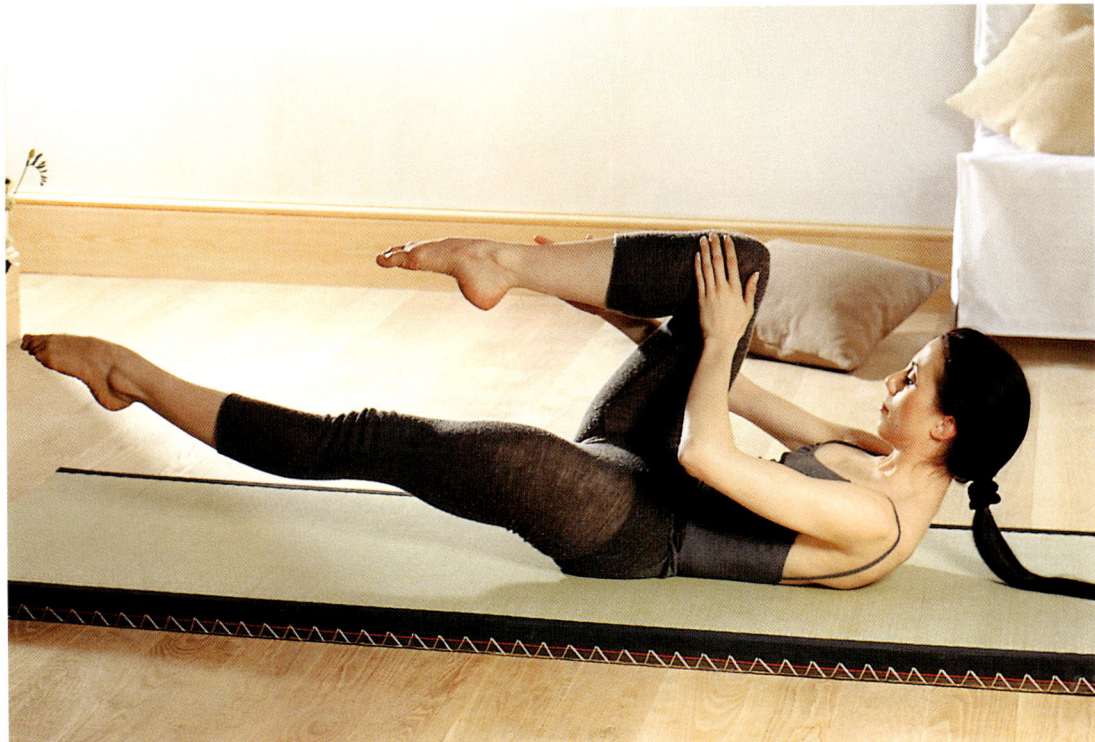

△ Diese Position fordert wirklich Ihre Körperbeherrschung! Heben Sie das rechte Bein, legen Sie die rechte Hand an den Knöchel und die linke Hand an die Innenseite des Knies. Wechseln Sie während des Beinwechsels auch die Handstellung. Während das eine Bein an den Körper gezogen wird, halten Sie das andere Bein leicht angehoben und ganz ausgestreckt. Atmen Sie dabei aus. Recken Sie sich über die Zehen des gestreckten Beines in die Länge. Die Bewegung wird durch die – gestrafften – Bauchmuskeln gesteuert; halten Sie den Abstand zwischen Rippen und Hüften. Stellen Sie sich vor, die Hüften steckten in einem Schraubstock. Bewegen Sie sich langsam und fließend.

Die Rutsche

Dies ist eigentlich eine Yogaübung, die für das Pilates-Training leicht abgewandelt wurde. Sie stärkt und stabilisiert den Rumpf, und bei korrekter Ausführung der Übung werden Sie das Gefühl haben, jeder Muskel Ihres Körpers wäre daran beteiligt. Atmen Sie stets gleichmäßig und halten auch dann nicht den Atem an, wenn Sie die Position halten.

Bei dieser Übung zieht man gerne die Schultern ein – achten Sie darauf, den Hals stets gestreckt und vor allen Dingen locker zu halten. Konzentrieren Sie sich auf die Bauchmuskeln, die den Körper stabilisieren sollten. Stellen Sie sich dabei vor, Ihr Nabel sei mit einer Heftzwecke an die Wirbelsäule geheftet.

Ziel: Stärkung von Wirbelsäule und Bauchmuskulatur und Training des Oberkörpers.
Muskeln: Bauchmuskeln und Trapezmuskeln
Wiederholungen: bis zu 10 Mal

ERSTE POSITION

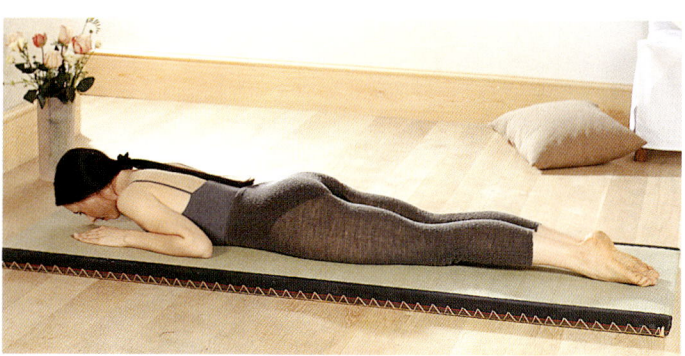

◁ Liegen Sie auf dem Bauch, den Kopf gerade ausgerichtet. Beugen Sie die Arme parallel zum Körper und halten Sie die Oberarme am Körper. Ziehen Sie die Bauchmuskeln ein und stellen sich vor, unter dem Bauch erhebe sich ein Torbogen. Atmen Sie tief und lateral. Versuchen Sie, die Anspannung Ihrer Bauchmuskeln für eine Minute zu halten.

Worauf zu achten ist
- Die Schulterblätter gleiten an der Wirbelsäule entlang nach unten.
- Die Oberarme berühren den Körper.

ZWEITE POSITION

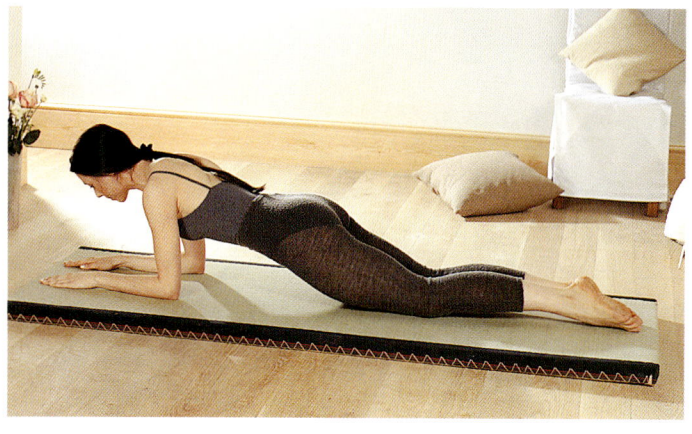

◁ Strecken Sie die Arme. Die Ellenbogen befinden sich direkt unter Ihren Schultern. Recken Sie nicht den Po empor oder drücken den Rücken durch. Halten Sie den Kopf lang und gerade ausgerichtet: die Schultern nicht zusammenziehen. Die Hüften bleiben gerade und die Bauchmuskeln sind stets straff gespannt. Wenn dies zu schwierig ist, senken Sie die Hüften und heben nur den Oberkörper an. Halten Sie die Position für eine Minute.

Worauf zu achten ist
- Kopf und Knie befinden sich in gerader Linie.
- Die Bauchmuskeln sind straff.

DRITTE POSITION

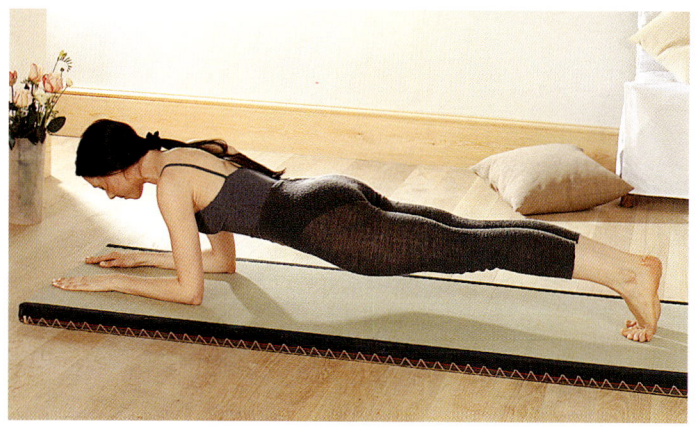

◁ Balancieren Sie nun den Unterkörper mit ausgestreckten Beinen auf den Zehenspitzen. Dies ist wirklich schwer: Versuchen Sie dies erst, nachdem Sie die erste und zweite Position für eine ganze Weile trainiert haben! Lassen Sie nicht Ihr ganzes Gewicht auf den Schultern ruhen und halten Sie die Hüften gerade, die Bauchmuskeln angespannt, gleichen Abstand zwischen Rippen und Hüften, und atmen Sie lateral. Versuchen Sie, dies eine Minute lang zu halten.

Worauf zu achten ist
- Kopf und Knie befinden sich in gerader Linie.
- Lassen Sie nicht Ihr ganzes Gewicht auf den Schultern ruhen.
- Die Schulterblätter gleiten an der Wirbelsäule entlang nach unten.

Der Seitenkick

Dies ist ebenfalls eine gute Übung zum Aufbau der Kernstärke, die sich diesmal auf den Unterkörper konzentriert. Für ein optimales Ergebnis sollten Sie es dabei langsam angehen lassen. Geduld!

Achten Sie darauf, bei dieser Übung nicht einfach Schwung einzusetzen. Stellen Sie sich einfach vor, Sie müssten Ihr Bein durch zähen Schlamm hindurch bewegen.

Fuß und Knie sollten sich durchweg in einer Linie mit der Hüfte befinden. Achten Sie auch darauf, dass Ihre Hüften dabei gerade bleiben – denn bei dieser Übung neigt man sie gerne nach vorn! Die Bewegungen werden durch die Bauchmuskeln und die Muskeln seitlich der Taille gesteuert. Konzentrieren Sie sich auf deren Beteiligung!

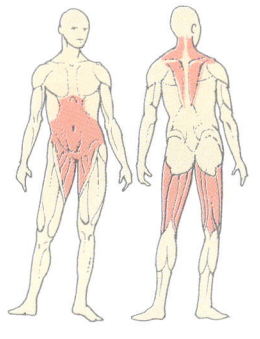

Ziel: Kernstärke- und Bauchmuskeltraining
Muskeln: Kniesehnen, Hüftbeugemuskeln, Bauchmuskeln, Trapezmuskeln und Abzieher
Wiederholungen: 10 Mal pro Seite

ERSTE POSITION

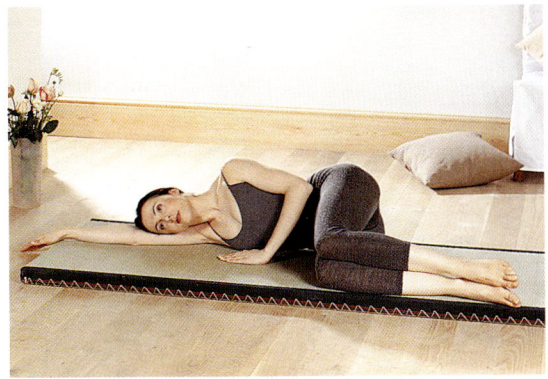

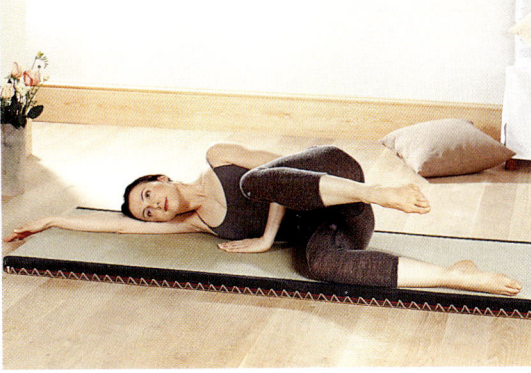

△ **1** Liegen Sie auf der Seite, der Kopf ruht auf dem ausgestreckten Arm. Der Kopf ist in einer Linie mit der – neutralen – Wirbelsäule, die Hüften liegen vertikal übereinander: Rollen Sie sie weder nach vorn noch nach hinten. Die Knie sind leicht gebeugt und parallel. Setzen Sie den freien Arm zur besseren Balance vorn auf, aber lassen Sie nicht Ihr Gewicht auf ihm ruhen!

△ **2** Heben Sie das obere Knie parallel über dem unteren empor, atmen Sie ein und bewegen Sie es während des Ausatmens mit gestreckten Zehen langsam bis an den Körper heran. Die Schwierigkeit ist, die Hüften dabei gerade und die Bauchmuskeln straff zu halten. Die Schulterblätter befinden sich unten an der Wirbelsäule und die Rippen sind flach. Sie sollten einen Zug an Ihren Seiten fühlen. Machen Sie es noch schwerer, indem Sie das Bein und die Zehen dabei ausstrecken.

Worauf zu achten ist
- Verlagern Sie das Gewicht nicht auf den vorderen Arm.
- Halten Sie die Bauchmuskeln angespannt.

ZWEITE POSITION

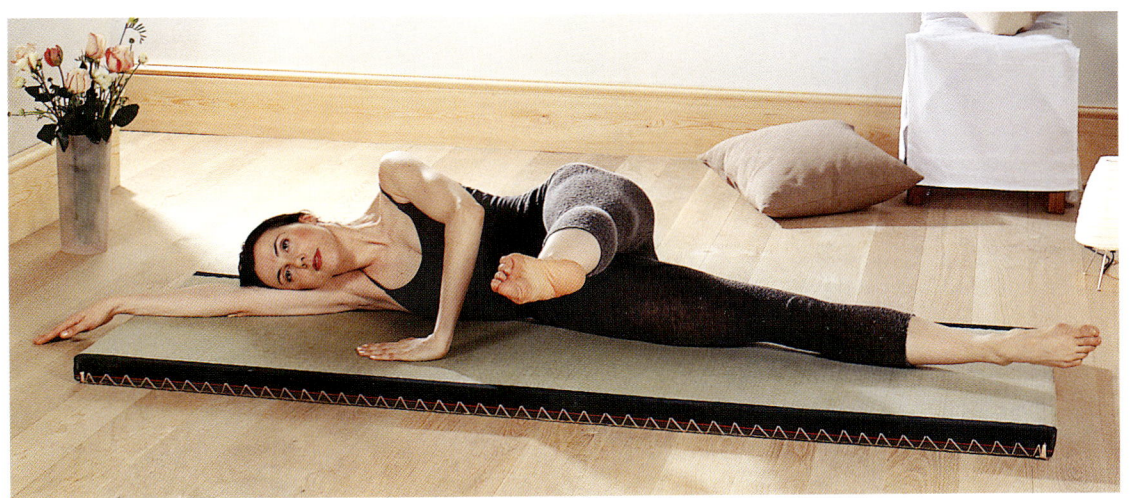

△ Strecken Sie beide Beine aus. Dies ist sehr anstrengend: Vergewissern Sie sich daher, dass Sie zuerst die erste Position beherrschen. Das untere Bein zeigt leicht nach vorn und ist nicht in einer Linie mit der Wirbelsäule. Halten Sie die Hüften vertikal und beide Beine lang gestreckt. Die Kontrolle kommt aus dem Körperzentrum. Atmen Sie aus, während sich das Bein zurück nach hinten bewegt.

Worauf zu achten ist
- Halten Sie die Hüften vertikal.
- Die Beine sind ganz ausgestreckt.

Das seitliche Pressen

Diese Übung trainiert Bauchmuskeln und Taille, daher ist sie besonders gut für die Stellen, die bei enger Kleidung gern über den Hosenbund hängen. Achten Sie beim Anheben des Oberkörpers auf Verspannungen im Hals oder anderswo, und halten Sie die Rippen flach. Die Bauchmuskeln sind stets angespannt.

Wenn Sie es sich noch ein wenig schwerer machen wollen, heben Sie das obere Knie ein wenig an – nicht mehr als auf Hüftbreite! Machen Sie die Bewegungen langsam und konzentriert. Packen Sie nicht zu fest mit den Händen zu und bewegen Sie sich fließend, nicht ruckartig.

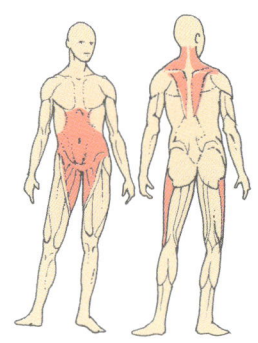

Ziel: Stärkung von Hüften und Taille, Training von Stabilität und Gleichgewicht
Muskeln: Bauchmuskeln, Hüftbeugemuskeln, Abzieher und Trapezmuskeln
Wiederholungen: 10 Mal pro Seite

Worauf zu achten ist

- Die Bauchmuskeln bleiben straff.
- Die Hüften bleiben vertikal.
- Halten Sie den Abstand zwischen Rippen und Hüften gleich.
- Spüren Sie, wie die Muskeln an Ihren Seiten arbeiten.

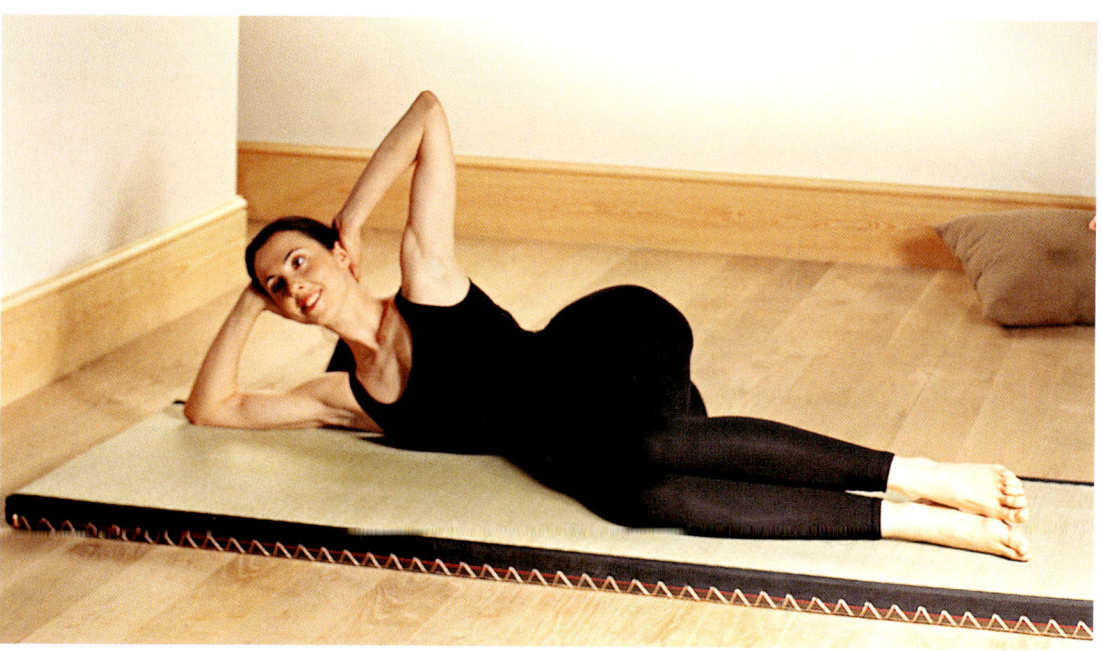

△ **1** Liegen Sie auf der Seite mit gebeugten Knien. Die Knie befinden sich auf gleicher Höhe wie die Hüften, die Bauchmuskeln sind straff. Legen Sie die Hände einander gegenüber hinter den Kopf. Neigen Sie den Kopf weder vor noch zurück. Atmen Sie ein.

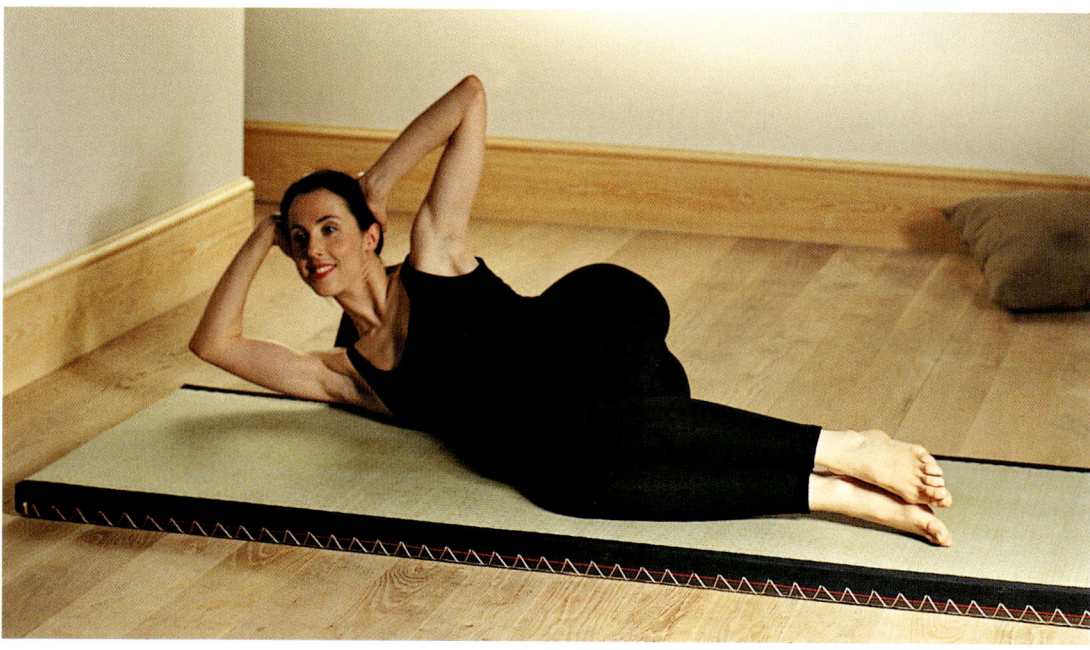

△ **2** Atmen Sie aus, während Sie den Oberkörper anheben, und atmen Sie beim Absetzen ein. Bewegen Sie sich langsam und konzentriert. Nicht mit dem Kopf rucken oder zu fest zupacken. Halten Sie den Rücken gestreckt und lassen Sie die Hüften nicht vornüber sinken. Die Knie bleiben auf einer Linie mit den Hüften. Die Schulterblätter gleiten an der Wirbelsäule entlang nach unten.

Die seitliche Beugung

Diese Übung mag einfach aussehen, aber wenn Sie dabeibleiben, werden Sie mit einer merklich schmaleren Taille sowie mit besserer Kernstärke und Balance belohnt werden. Spüren Sie, wie diese Bewegung von Ihrem Rumpf aus kontrolliert wird.

Lassen Sie die Hüften nicht vor- oder zurückrollen. Stellen Sie sich einen roten Punkt auf der Hüfte vor, der während des Anhebens stets zur Decke zeigen

sollte. Halten Sie den Hals gestreckt und ziehen Sie die Schultern nicht ein.

Wenn Sie sich zu Anfang nicht sehr hoch stemmen können, macht das gar nichts, denn es kommt hier hauptsächlich auf die korrekte Haltung und Ausführung der Übung an. Es ist außerdem ganz normal, wenn Ihnen die Übung auf einer Seite leichter fällt als auf der anderen.

Ziel: Stärkung der Bauchmuskeln und der seitlichen Muskulatur sowie Balancetraining
Muskeln: Bauchmuskeln, stabilisierende Schultermuskeln und breite Rückenmuskeln
Wiederholungen: 10 Mal pro Seite

ERSTE POSITION

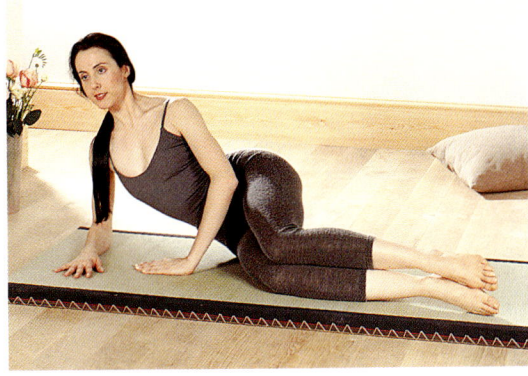

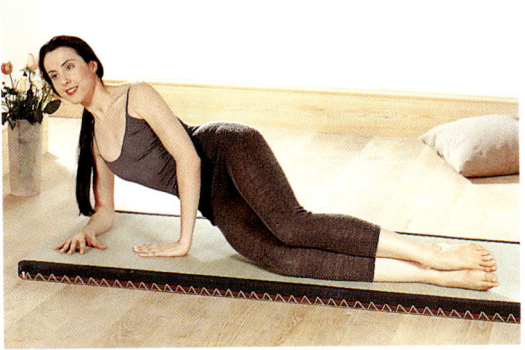

△ **1** Liegen Sie auf der Seite mit gebeugten Knien. Die Knie sind auf der gleichen Höhe wie die Hüften. Stellen Sie sich vor, dass die Hüften durch einen vertikalen Pfahl gehalten werden. Platzieren Sie den freien Arm zur Balance nach vorn, aber verlagern Sie nicht Ihr ganzes Gewicht auf ihn!

△ **2** Atmen Sie ein (lateral!), und heben Sie beim Ausatmen die Hüften. Beginnen Sie die Bewegung mit den seitlichen Muskeln, die dem Boden am nächsten sind, und steuern Sie alles aus einer starken Mitte heraus. Halten Sie die Bauchmuskeln straff, lassen Sie die Schulterblätter an der Wirbelsäule entlang nach unten gleiten und halten Sie die Rippen flach.

Worauf zu achten ist

- Steuern Sie die Bewegung aus einer starken Mitte heraus.
- Verlagern Sie das Gewicht nicht auf die Arme.
- Entspannen Sie den Nacken.

ZWEITE POSITION

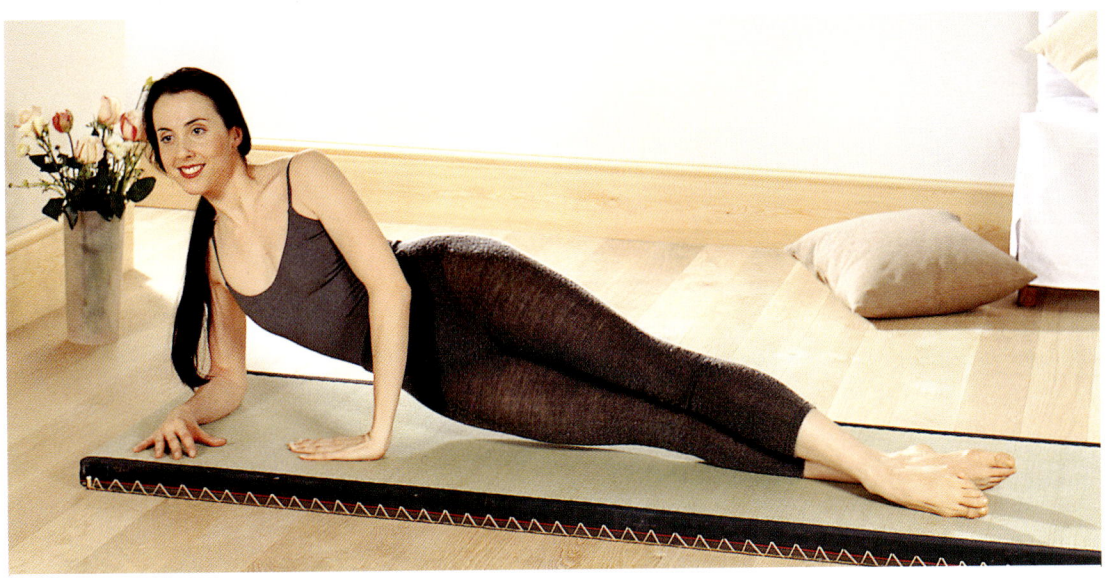

△ Machen Sie diese Übung erst, wenn Sie die erste Position sicher beherrschen. Dann strecken Sie Ihre Beine lang aus. Kreuzen Sie die Füße mit gestreckten Zehen, um sich während des Anhebens damit abzustützen. Halten Sie den Hals lang gestreckt und den Kopf in einer Linie mit der Wirbelsäule.

Worauf zu achten ist

- Lassen Sie die Hüften nicht nach vorn rutschen.
- Halten Sie die Bauchmuskeln straff.
- Stemmen Sie sich gerade hoch, ohne zu wackeln.
- Halten Sie die Bewegungen fließend.

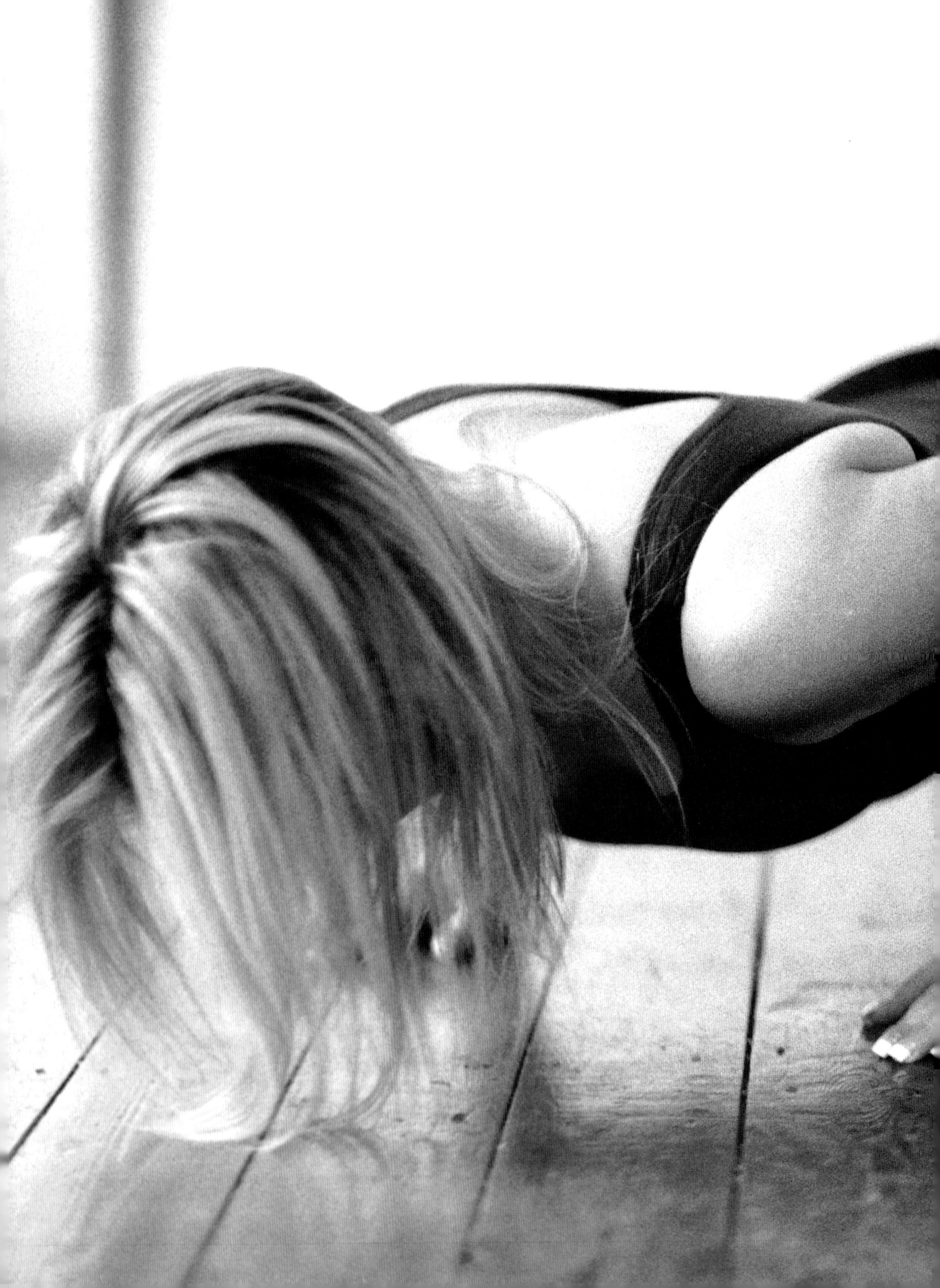

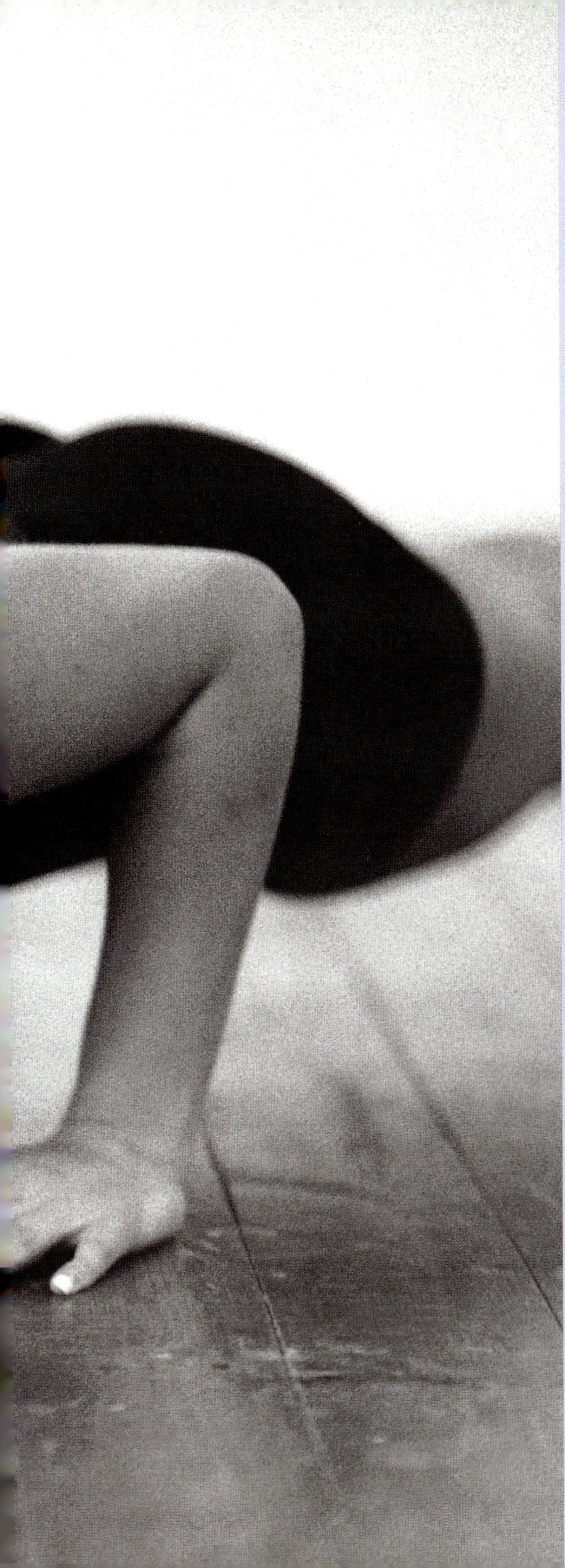

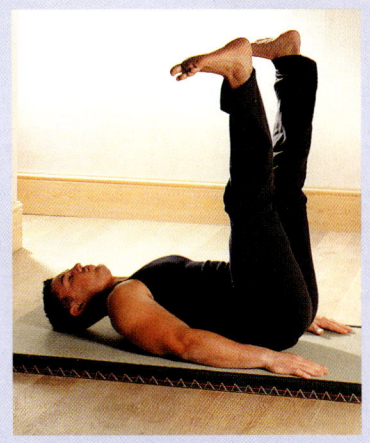

Übungen für
Ober– und
Unterkörper

Obwohl Pilates im Grunde ein ganzheit-liches Training ist, konzentrieren sich die folgenden Übungen dennoch besonders auf die Stärkung des Unter- und Ober-körpers. Zwar gibt es eine empfohlene Anzahl von Wiederholungen, doch arbei-ten Sie sich bitte in Ihrem eigenen Rhythmus an die Übungen heran: Wenn Sie eine Übung nur zweimal korrekt wiederholen können, lassen Sie es zu-nächst dabei, bis Sie stärker geworden sind. Machen Sie es lieber ganz allmäh-lich, anstatt alles auf einmal schaffen zu wollen!

Die Liegestütze

Dies ist die klassische Übung für die Stärkung von Oberkörper, Schultern und Bizeps. Führen Sie sie korrekt aus, werden auch Ihre Bauchmuskeln davon profitieren. Wenn Sie sich von den stehenden Positionen zu den Bodenübungen vorarbeiten, können Sie den Fluss der Bewegungen aufrechterhalten, indem Sie die Lockerungsübung auf Seite 29 (»Rückenrollen«) zwischenschalten. Wenn sich Ihre Hände über

dem Boden befinden, beugen Sie die Knie, legen die Hände auf den Boden und begeben sich in die Startposition für die Liegestütze.

Halten Sie in jeder Stellung die Bauchmuskeln angespannt (niemals durchhängen lassen!) und den Rücken in neutraler Haltung. Achten Sie auf Verspannungen im Nackenbereich und arbeiten Sie sich ganz langsam zu einer vollen Liegestütze vor.

Ziel: Stärkung des Oberkörpers
Muskeln: Deltamuskeln, Brustmuskeln, Bizeps, Trapezmuskeln und Bauchmuskeln
Wiederholungen: bis zu 10 Mal

Worauf zu achten ist
- Halten Sie den Kopf gerade.
- Die Bauchmuskeln bleiben straff.

ERSTE POSITION

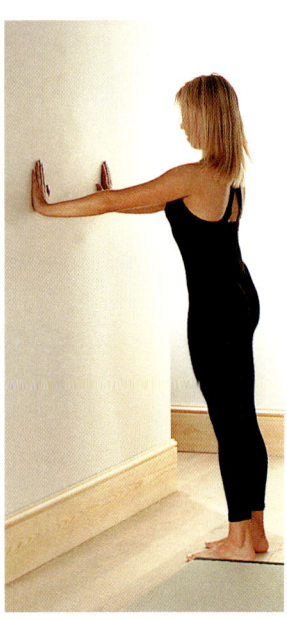

◁ **1** Legen Sie die Hände auf Brusthöhe und ein wenig mehr als Brustweite voneinander entfernt flach an die Wand; die Fingerspitzen zeigen nach oben. Der Rücken ist in neutraler Haltung. Strecken Sie sich ganz empor und fühlen Sie, wie Ihr Scheitel zur Decke strebt.

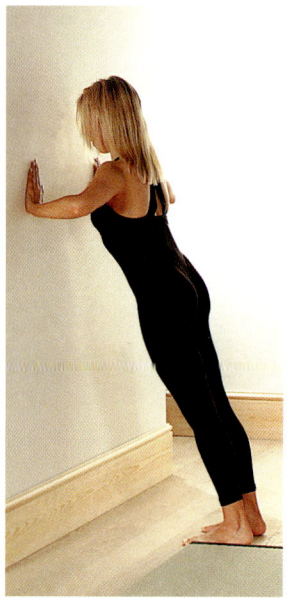

◁ **2** Beugen Sie die Arme, um die Brust der Wand zu nähern. Der Kopf bleibt stets gerade, die Schulterblätter gleiten an der Wirbelsäule entlang nach unten, und der Brustkorb bleibt flach. Drücken Sie sich in einer weichen und fließenden Bewegung von der Wand in die Startposition zurück.

ZWEITE POSITION

Worauf zu achten ist
- Drücken Sie die Ellenbogen nicht durch.
- Gehen Sie nur so weit herunter, wie Sie sich unter Kontrolle haben.
- Die Hände sind auf Brustniveau, der Kopf befindet sich vor den Händen.

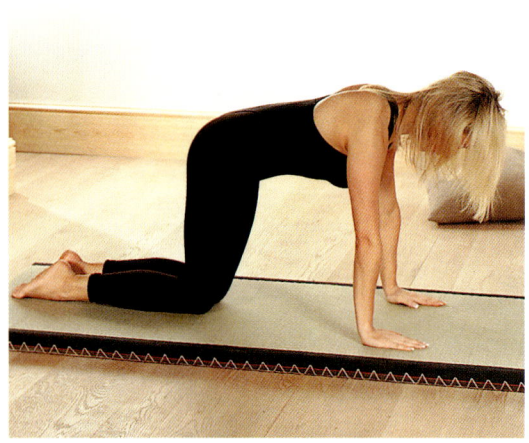

△ **1** Lassen Sie sich auf alle Viere herab. Die Knie befinden sich direkt unter den Hüften, die Hände unter den Schultern, die Fingerspitzen zeigen nach vorn. Der Rücken ist in neutraler Haltung und der Kopf gerade ausgerichtet.

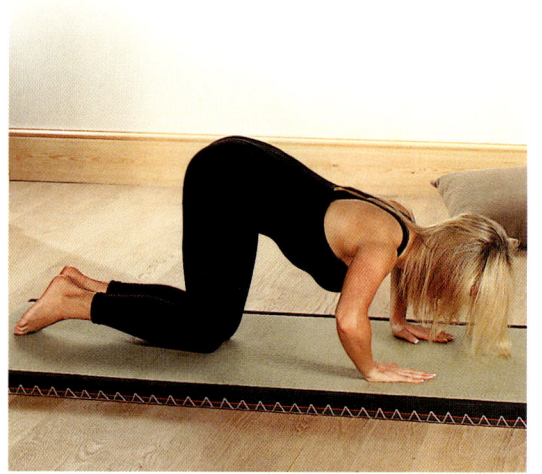

△ **2** Lassen Sie den Kopf stets in einer Linie mit dem Rücken. Atmen Sie aus, während Sie die Brust auf den Boden herabsenken, indem Sie die Ellenbogen beugen. Die Bauchmuskeln bleiben straff. Drücken Sie nach dem Hochstemmen die Ellenbogen nicht durch!

DRITTE POSITION

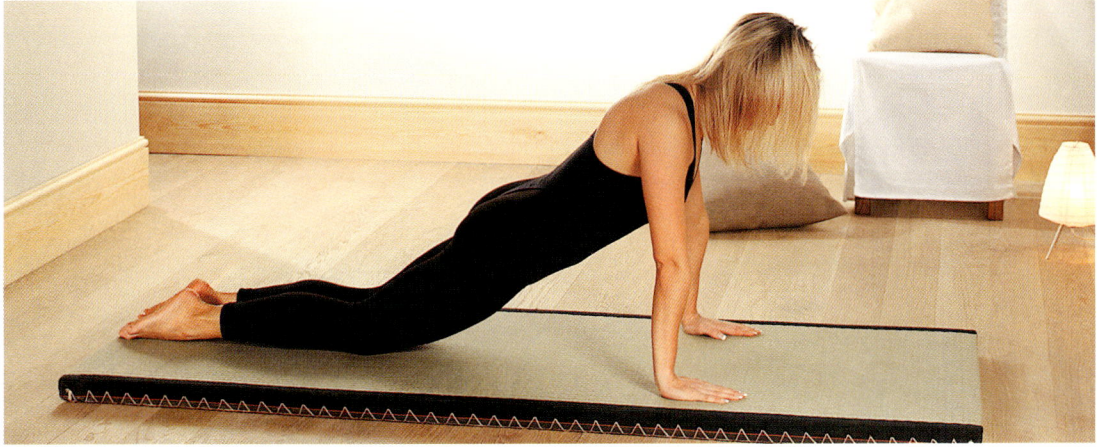

△ **1** Senken Sie die Hüften. Sie bilden nun eine Linie mit Kopf und Knien. Die Hände sind auf Schulterniveau, die Fingerspitzen zeigen nach vorn. Die Bauchmuskeln sind straff und die Hüften gerade.

▷ **2** Atmen Sie beim Absenken aus, beim Hochkommen ein. Der Kopf befindet sich vor den Händen und in einer Linie mit der Wirbelsäule. Das Gewicht ist gleichmäßig verteilt, die Rippen bleiben flach.

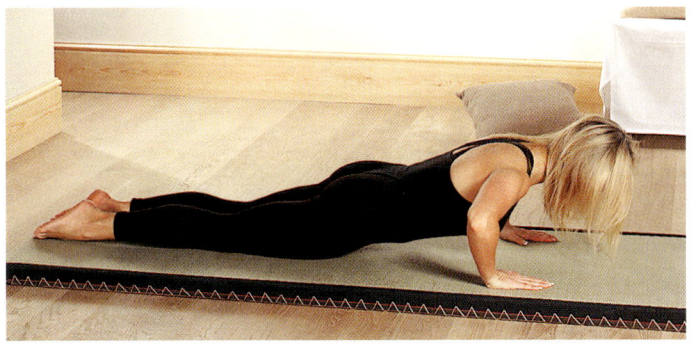

Worauf zu achten ist

- Kopf, Hüften und Knie bilden eine gerade Linie.
- Recken Sie den Po nicht in die Höhe.
- Drücken Sie den Rücken nicht durch.

VIERTE POSITION

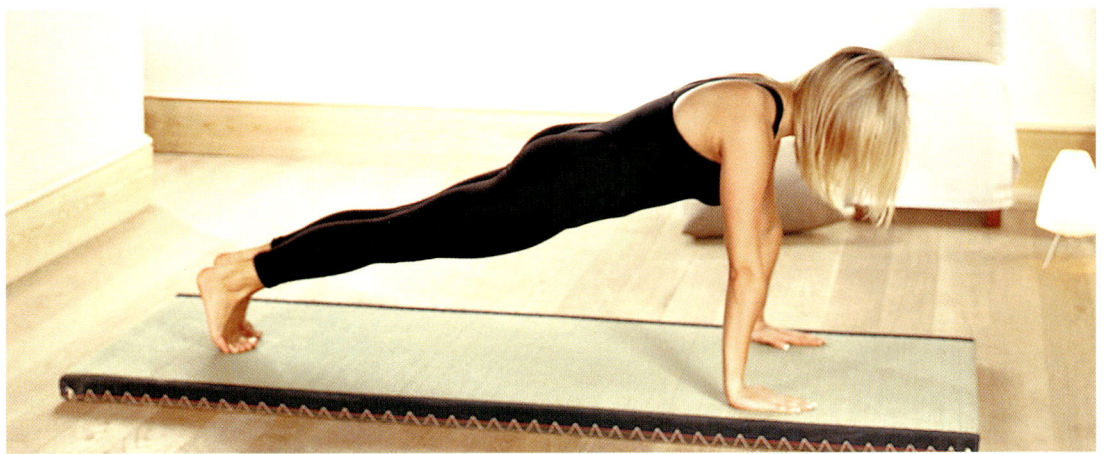

△ **1** Stützen Sie sich auf Hände und Zehen. Der ganze Körper, einschließlich des Kopfes, bildet nun eine gerade Linie. Die Fingerspitzen zeigen nach vorn.

Worauf zu achten ist

- Die Schulterblätter gleiten an der Wirbelsäule entlang nach unten.
- Machen Sie flüssige, konzentrierte Bewegungen.
- Atmen Sie lateral.

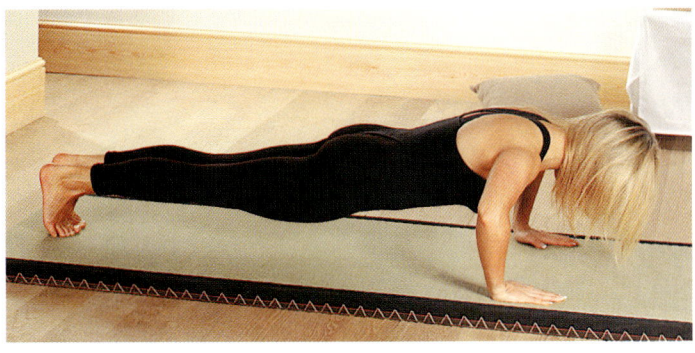

◁ **2** Senken Sie die Brust zwischen den Händen herab und stemmen Sie sie wieder hoch, doch drücken Sie dabei nicht die Ellenbogen durch. Bewegen Sie sich konzentriert und kontinuierlich. Senken Sie sich nur so weit herab, wie Sie sich noch kontrollieren können.

Die Trizeps-Liegestütze

Viele beklagen sich über mangelnden Muskeltonus der Oberarme – hier ist eine wunderbare Übung dafür! Die klassische Liegestütze wurde leicht abgewandelt, indem sie sich nun auf den Trizeps konzentriert. Diese Übung mag oberflächlich der vorhergehenden gleichen, doch bestehen zwischen ihnen subtile – und sehr wichtige – Unterschiede.

Diesmal bleiben die Ellenbogen nahe am Körper. Stellen Sie sich dazu vor, Sie müssten diese Übung eingeklemmt zwischen zwei schmalen Wänden machen. Versuchen Sie, einen kontinuierlichen und langsamen Bewegungsfluss aufrechtzuerhalten – obwohl dies bei den letzten paar Wiederholungen sehr schwierig werden kann.

Ziel: Stärkung des Oberkörpers und der Bauchmuskeln
Muskeln: Trizeps, Brustmuskeln, Deltamuskeln, Trapezmuskeln und Bauchmuskeln
Wiederholungen: bis zu 10 Mal

ERSTE POSITION

▷ **1** Legen Sie die Hände mit den Fingerspitzen nach oben flach gegen die Wand. Die Hände befinden sich auf Brusthöhe und etwas mehr als Brustweite auseinander, die Füße stehen flach auf dem Boden. Der Rücken ist in neutraler Haltung, die Schulterblätter gleiten an der Wirbelsäule entlang nach unten.

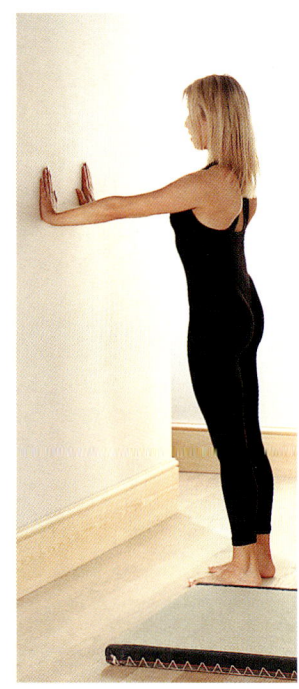

▷ **2** Atmen Sie aus und nähern Sie sich der Wand, indem Sie die Ellenbogen beugen. Die Ellenbogen bleiben dabei diesmal stets nahe am Körper und zeigen nach unten. Halten Sie den Kopf gerade und den Brustkorb flach. Drücken Sie sich beim Einatmen von der Wand in die Ausgangsposition zurück.

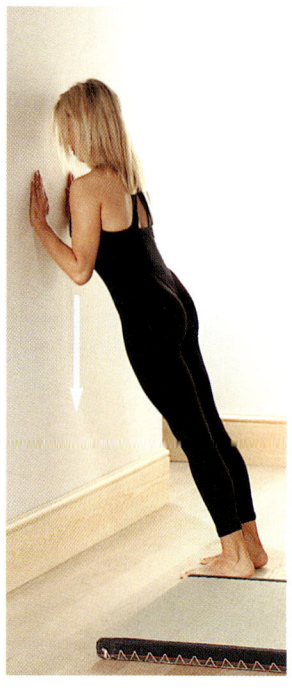

Worauf zu achten ist
- Halten Sie die Ellenbogen nahe am Körper.
- Ziehen Sie die Schultern nicht ein.
- Recken Sie sich ganz in die Höhe.

ZWEITE POSITION

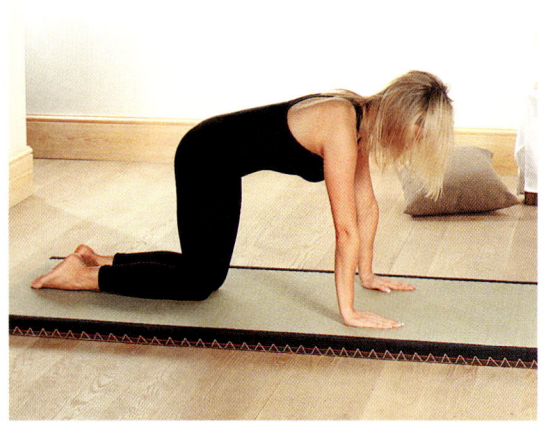

△ **1** Lassen Sie sich auf alle Viere herab, die Hände mit den Fingerspitzen nach vorn befinden sich direkt unter den Schultern. Kopf und Hüften bilden eine gerade Linie, die Wirbelsäule ist in neutraler Haltung. Die Bauchmuskeln sind straff.

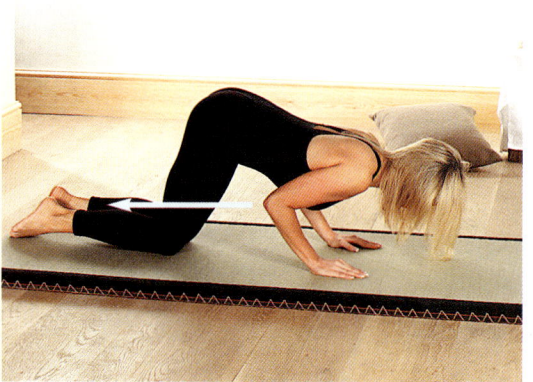

△ **2** Senken Sie sich beim Ausatmen zu Boden, doch halten Sie die Ellenbogen diesmal nahe am Körper und gerade nach hinten gerichtet. Drücken Sie nach dem Aufrichten die Ellenbogen nicht durch.

Worauf zu achten ist
- Die Hände befinden sich unter den Schultern.
- Der Kopf befindet sich vor den Händen.
- Die gestreckten Füße ruhen flach auf dem Boden.

DRITTE POSITION

▷ **1** Senken Sie die Hüften. Sie bilden nun eine Linie mit Kopf und Knien. Die Hände sind auf Schulterniveau, die Fingerspitzen zeigen nach vorn. Die Bauchmuskeln sind straff und die Hüften gerade.

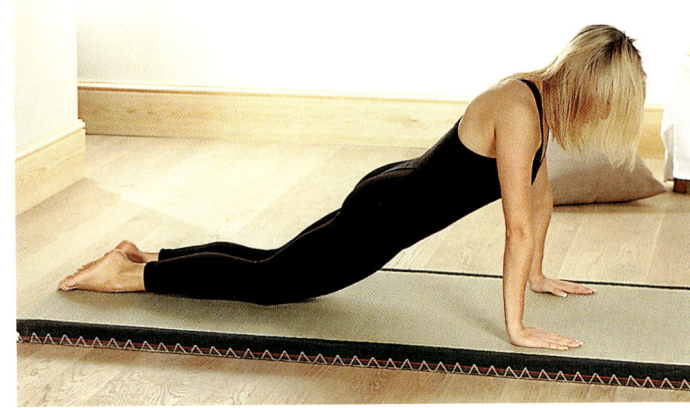

Worauf zu achten ist
• Recken Sie den Po nicht empor.
• Spüren Sie die Muskeln an den Innenseiten Ihrer Oberarme.
• Setzen Sie keinen Schwung ein.

▷ **2** Atmen Sie beim Absenken aus, beim Hochkommen ein. Der Kopf befindet sich in einer Linie mit der Wirbelsäule. Ziehen Sie den Kopf nicht ein und achten Sie darauf, dass die Ellenbogen nach hinten zeigen. Machen Sie kontinuierliche, fließende Bewegungen.

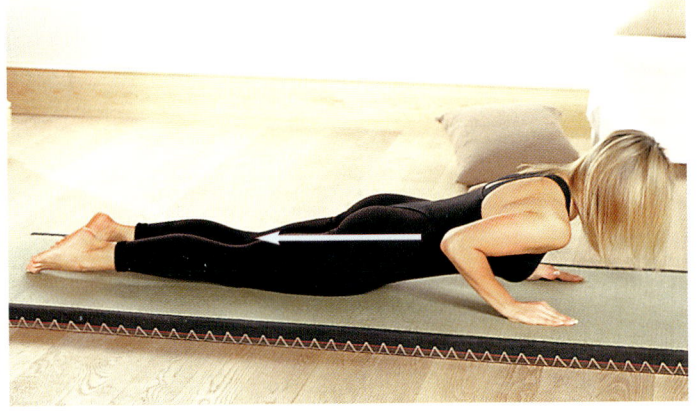

VIERTE POSITION

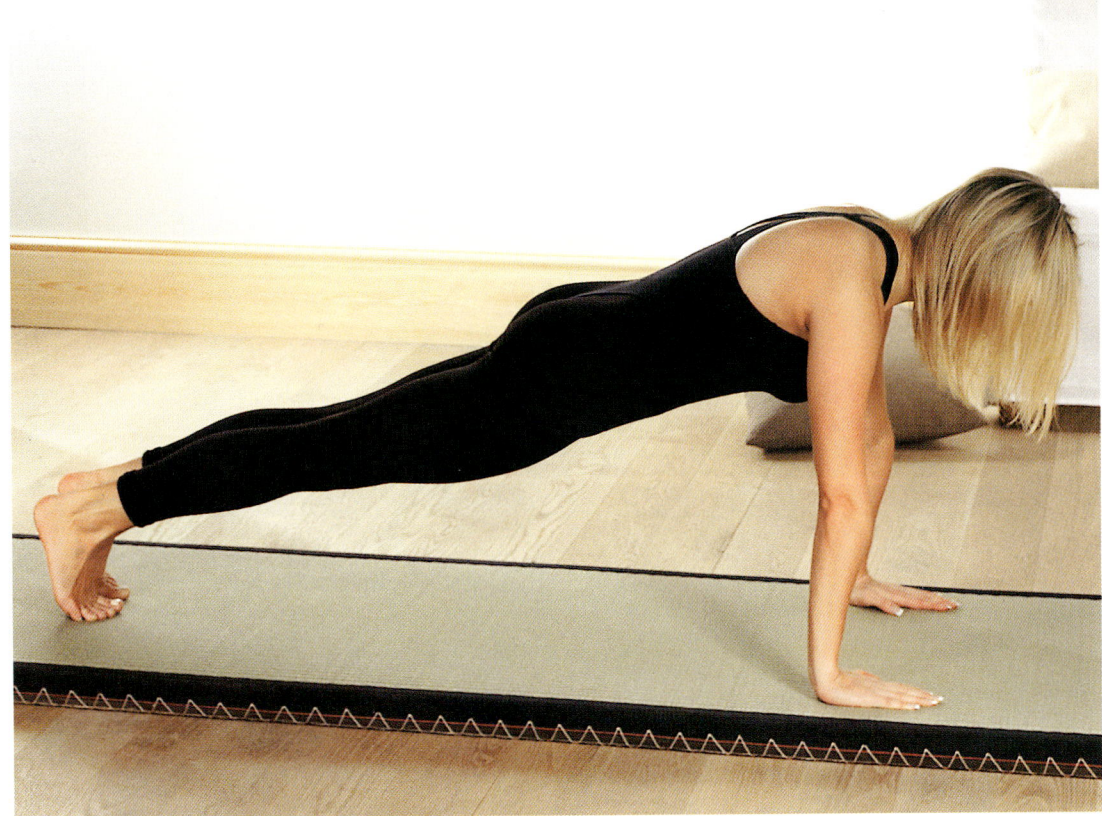

Worauf zu achten ist
• Sie sollten Ihren Trizeps wirklich spüren.
• Der Körper bildet von Kopf bis Fuß eine gerade Linie.
• Die Bauchmuskeln sind straff.

△ Machen Sie diese Übung erst, wenn Sie die vorhergehenden schon eine Weile praktiziert haben. Diesmal bildet Ihr ganzer Körper von Kopf bis Zehen eine gerade Linie. Ziehen Sie den Kopf nicht ein. Senken Sie sich im selben Atemrhythmus wie bei den anderen Übungen herab und halten Sie die Ellenbogen nahe am Körper.

Die Trizeps-Hocke

Diese Übung ist für die Festigung der Oberarm- muskeln unablässig. Der Trizeps zieht sich von der Schulter bis an den Ellenbogen und ist recht schwer zu trainieren – doch wenn Sie ihn vernachlässigen, macht sich das dadurch bemerkbar, dass Ihr Arm beim Winken wabbelt! Suchen Sie sich zunächst einen Stuhl, der die richtige Höhe hat und während der Übung nicht wegrutschen kann. Führen Sie die Übung stets bis zum völligen Strecken der Arme aus, doch drücken Sie die Ellenbogen nicht durch. Strecken Sie den Rücken ganz aus.

Ziel: Trizeps-Training
Muskeln: Trizeps und Bauchmuskeln
Wiederholungen: langsam auf bis zu 20 steigern

Worauf zu achten ist
- Halten Sie den Rücken nahe am Stuhl.
- Drücken Sie die Ellenbogen nicht durch.
- Halten Sie den Kopf gerade.

ERSTE POSITION

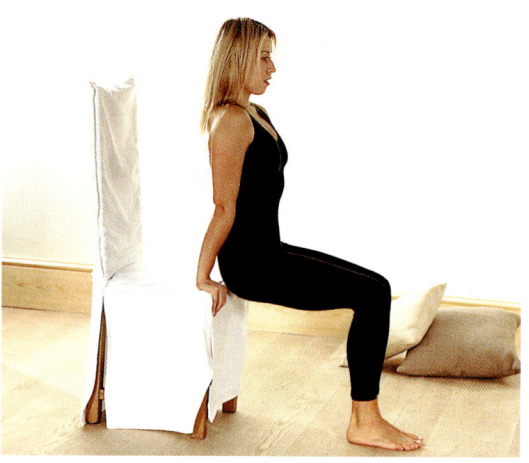 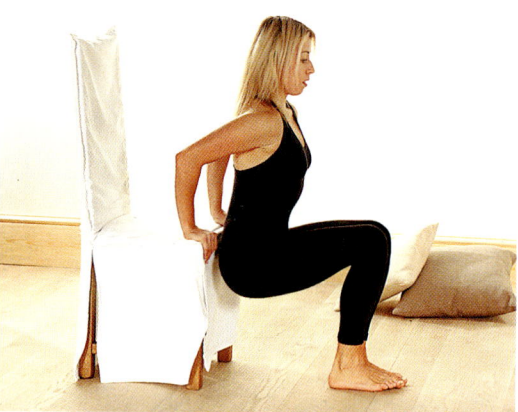

△ **1** Positionieren Sie sich mit gebeugten Knien vor dem Stuhl; die Füße ruhen flach auf dem Boden. Stützen Sie sich auf, die Fingerspitzen zeigen dabei nach vorn. Strecken Sie die Wirbel- säule aus, die sich wie stets in neutraler Haltung befindet. Die Bauchmuskeln bleiben stets angespannt. Dies ist die Start- position.

△ **2** Beugen Sie beim Einatmen die Ellenbogen und senken Sie sich langsam herab. Die Schulterblätter gleiten an der Wirbel- säule entlang nach unten und der Brustkorb bleibt flach. Ge- hen Sie beim Ausatmen in die Startposition zurück und achten Sie darauf, die Ellenbogen nicht durchzudrücken. Bleiben Sie nahe am Stuhl und halten Sie die Ellenbogen stets nach hin- ten gerichtet. Achten Sie auf konzentrierte Bewegungen.

ZWEITE POSITION

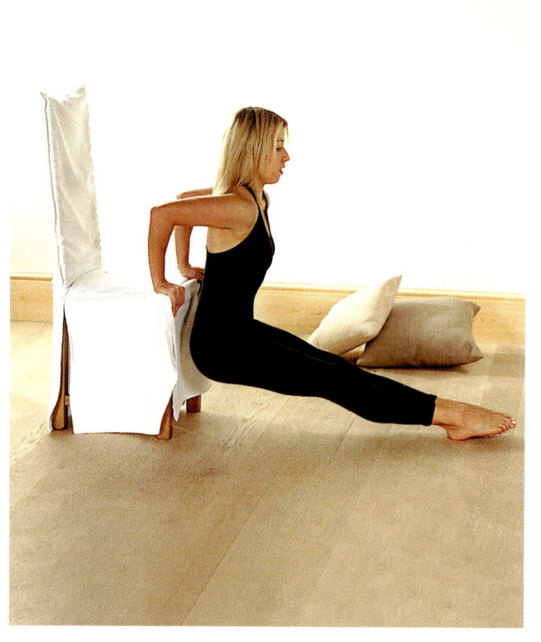

◁ Aus derselben Startposition wie zuvor strecken Sie jetzt jedoch die Beine aus, die Zehenspitzen sind lang ausgestreckt. Die Ellenbogen zeigen stets nach hinten – in dieser Position ist es besonders verlockend, sie seitlich abzuspreizen; vor allem, wenn Sie müde oder unkonzentriert sind. Atmen Sie tief durch und ziehen Sie den Kopf nicht ein. Der Brustkorb sollte sich beim Atmen optimal dehnen, die Bauchmuskeln sind stets angespannt. Achten Sie besonders auf einen gleichmäßigen, fließenden Rhythmus – eine konstante Geschwindigkeit ge- währleistet den optimalen Nutzen aus dieser Übung!

Worauf zu achten ist
- Machen Sie es nicht mit Schwung.
- Die Bauchmuskeln bleiben gestrafft.
- Gleichmäßige Geschwin- digkeit ist wichtig.

Übungen für die Oberschenkel

Die folgenden Übungen konzentrieren sich auf die Innenseiten der Oberschenkel und auf die Hüften. Obwohl es hier hauptsächlich um das Training des Unterkörpers geht, sollten Sie die Bauchmuskeln stets angespannt lassen. Sie können bei beiden Übungen auch zusätzlich Knöchelgewichte einsetzen. Eine gerade Ausrichtung ist hier sehr wichtig: Folgen Sie genau den Anweisungen und schleudern Sie nicht mit den Beinen – lassen Sie die Bewegungen kontinuierlich fließen!

Außenschenkel-Putzer

Wenn Sie diese Übung regelmäßig trainieren, werden die Außenseiten Ihrer Hüften und Oberschenkel nachhaltig gefestigt und der Unterkörper gekräftigt. Halten Sie dabei die Bauchmuskeln stets angespannt und lassen Sie die Schulterblätter sanft in Richtung Rückgrat hinabgleiten. Halten Sie einen konstanten Abstand zwischen Rippen und Hüften und halten Sie die Hüften gerade – nur Ihr Bein sollte sich bewegen. Achten Sie auf Verspannungen.

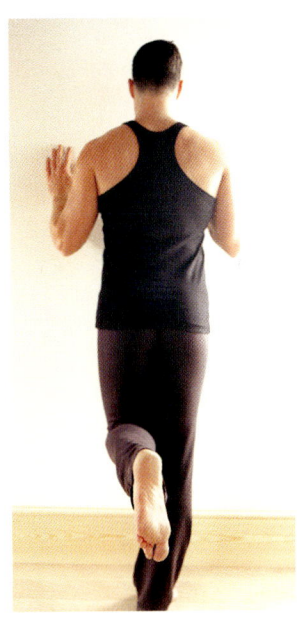

◁ **1** Legen Sie die Hände auf Brusthöhe flach an die Wand. Heben Sie einen Fuß bis auf Kniehöhe; beide Knie sind auf einer Höhe. Die Zehen sind gebeugt und die Wirbelsäule in neutraler Haltung. Ihr gesamter Körper sollte eine gerade Linie bilden; lassen Sie sich nicht in die Wand sinken und knicken Sie die Hüfte nicht ein.

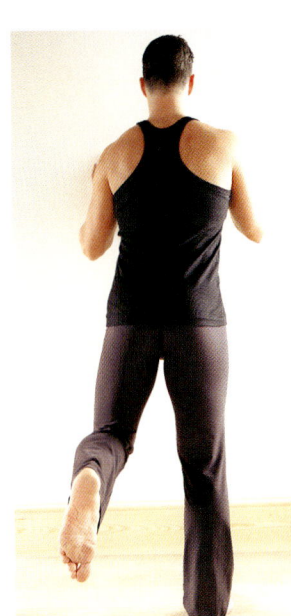

◁ **2** Heben Sie nun Ihr Knie seitwärts. Halten Sie die Knie in einer Linie und die Zehen gebeugt. Atmen Sie beim Heben ein und beim Senken aus. Machen Sie es nicht mit Schwung. Lassen Sie sich nicht ins Stützbein fallen, sondern recken Sie sich gerade hoch.

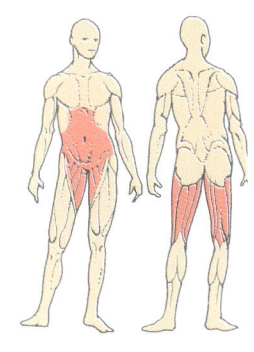

Ziel: Straffung der Hüften und des Unterkörpers
Muskeln: Abzieher, Bauchmuskeln, Anzieher und Kniesehnen
Wiederholungen: 10 Mal pro Bein

Worauf zu achten ist
- Das erhobene Bein bleibt in einer Linie mit dem Knie.
- Bewegen Sie nur das Bein – der Rest des Körpers bleibt still stehen.

Innenschenkel-Heber

Diese beliebte Übung wird leider oft sehr schlecht ausgeführt. Wenn Sie richtig gemacht wird, wirkt sie jedoch Wunder für die wohlbekannte Problemzone der Innenschenkel. Sie können hierbei auch zusätzlich Knöchelgewichte einsetzen, doch sollten Sie zuvor ein sicheres Gefühl dafür entwickelt haben, wie der Innenschenkel die Bewegung einleitet.

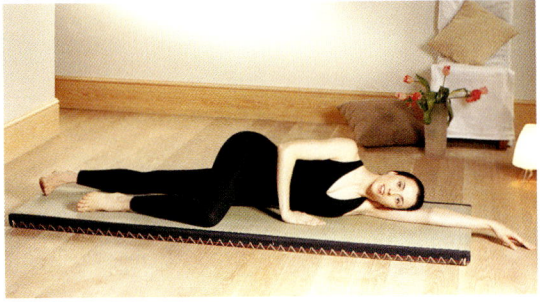

△ **1** Legen Sie sich auf die Seite. Der Kopf ruht auf dem ausgestreckten Arm. Die Hüften sind vertikal, der andere Arm kann zur besseren Balance vor Ihnen ruhen. Beugen Sie das obere Bein und legen Sie das Knie auf den Boden. Strecken Sie das untere Bein mit gebeugten Zehen lang aus. Halten Sie den Körper in einer geraden Linie ausgerichtet. Die Schulterblätter gleiten an der Wirbelsäule entlang nach unten.

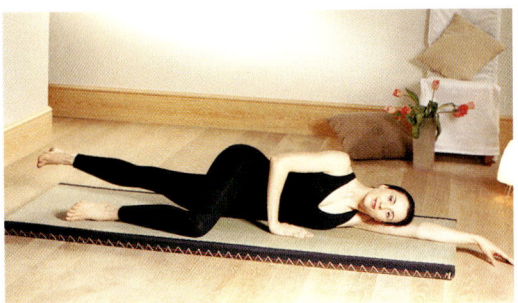

△ **2** Atmen Sie ein und heben Sie beim Ausatmen das untere Bein, so hoch Sie können. Dabei bleiben die Bauchmuskeln stets gespannt. Vermeiden Sie abgehackte Bewegungen – fühlen Sie, wie der Innenschenkelmuskel arbeitet. Verdrehen Sie das Knie nicht. Halten Sie den Fuß in einer Linie mit dem Bein – in dieser Position steuert man die Bewegung gern durch den Fuß!

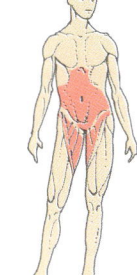

Ziel: Straffung des Innenschenkels
Muskeln: Anzieher und Bauchmuskeln
Wiederholungen: 10 Mal pro Bein

Worauf zu achten ist
- Die Hüften sind gerade.
- Halten Sie die Wirbelsäule gerade.

Das offene V

Besonders graziös ist diese Übung nicht, aber sie wirkt Wunder für die Oberschenkel – besonders für die Schenkelinnenseiten – und die Bauchmuskeln. Achten Sie bitte darauf, dass sich die Knie (und in der zweiten und dritten Position: die Füße) immer direkt über Ihren Hüften befinden. Wenn sich die Füße dem Boden nähern, kann sich Ihr Kreuz nach oben durchbiegen und dadurch überbelastet werden. Hals und Schultern sollten stets entspannt sein. Um die Übung schwieriger zu gestalten, versuchen Sie einmal, sich ein Kissen zwischen die Knie zu klemmen – Sie werden es kaum schaffen, Ihre Beine so weit zu öffnen!

Ziel: Stärkung der Schenkelinnenseiten
Muskeln: Anzieher, Hüftbeugemuskeln, Bauchmuskeln und Trapezmuskeln
Wiederholungen: 10 Mal

Worauf zu achten ist

- Lassen Sie die Füße nicht sinken.
- Halten Sie die Füße angespannt.
- Halten Sie das Kreuz gerade.

ERSTE POSITION

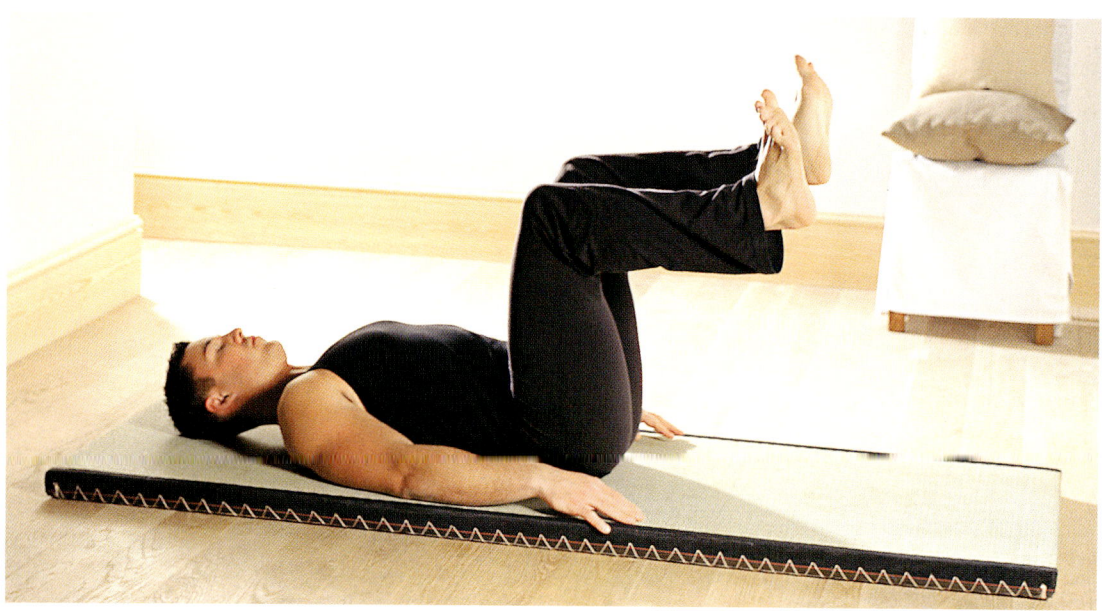

△ **1** Legen Sie sich auf den Rücken, die angewinkelten Knie stehen direkt über den Hüften und auf einer Höhe mit den angewinkelten Füßen. Die Arme sind entlang des Körpers am Boden ausgestreckt, die Schulterblätter bewegen sich an der Wirbelsäule nach unten, der Kopf liegt in einer Linie mit dem Rücken. Beginnen Sie mit gespreizten Knien.

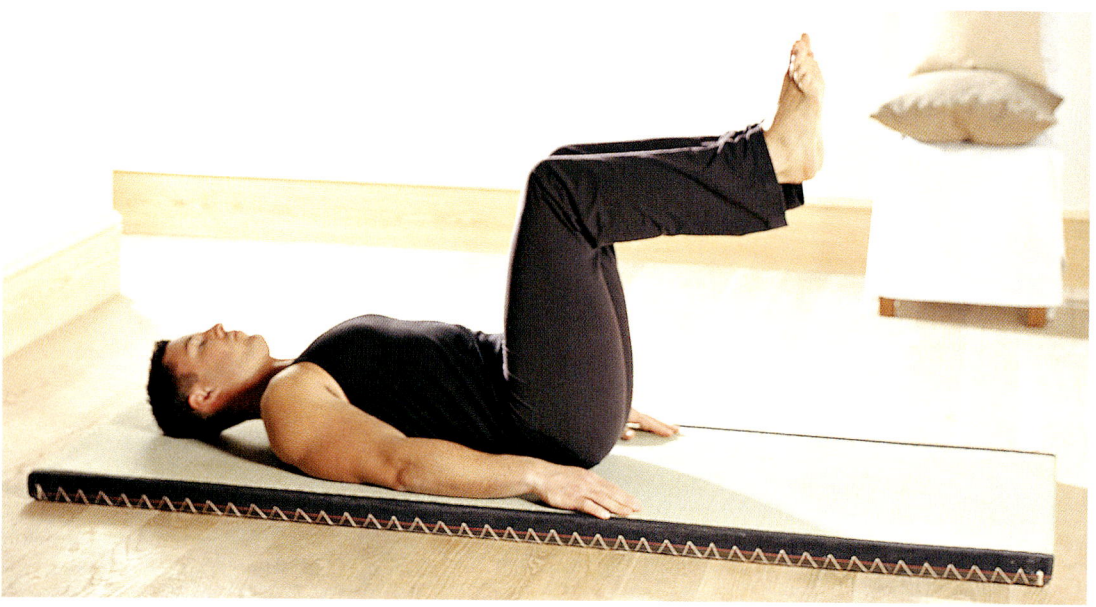

△ **2** Halten Sie die Füße auf Kniehöhe und pressen die Knie einige Sekunden zusammen, bis Sie die Schenkelinnenmuskeln spüren. Kehren Sie in die Ausgangsposition zurück. Achten sie darauf, den Bauch einzuziehen und eine neutrale Rückenhaltung einzunehmen.

ZWEITE POSITION

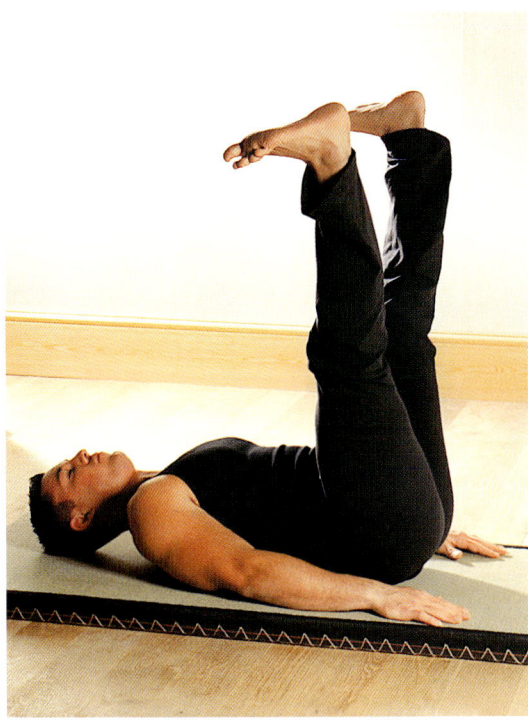

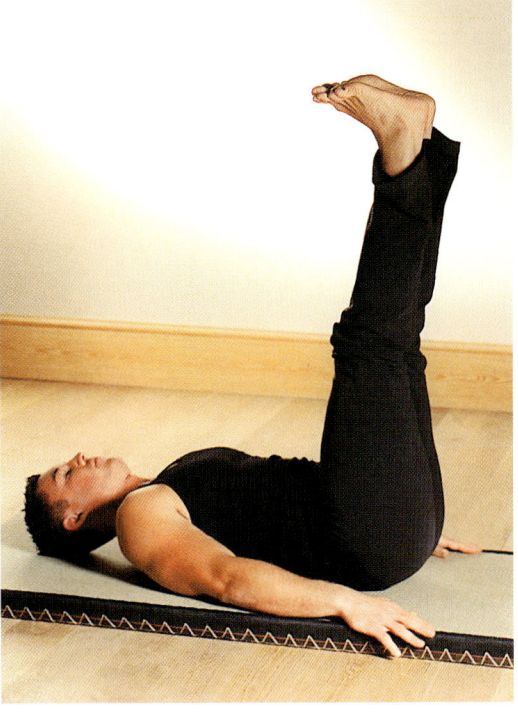

△ **1** Die Grundübung ist dieselbe wie zuvor, doch diesmal mit gestreckten Beinen. Strecken Sie Ihre Fersen in die Luft und halten Sie die Füße angespannt. Beginnen Sie mit gespreizten Beinen.

△ **2** Pressen Sie die Füße zusammen, bis Sie die Schenkelmuskulatur spüren. Fixieren Sie die Hüften über die angespannte Bauchmuskulatur. Spannen Sie die Arme an und konzentrieren Sie sich auf Ihre Schenkelinnenmuskeln.

Worauf zu achten ist
- Lassen Sie die Beine nicht sinken.
- Öffnen Sie die Beine nicht zu weit.
- Pressen Sie die Knie zusammen.

DRITTE POSITION

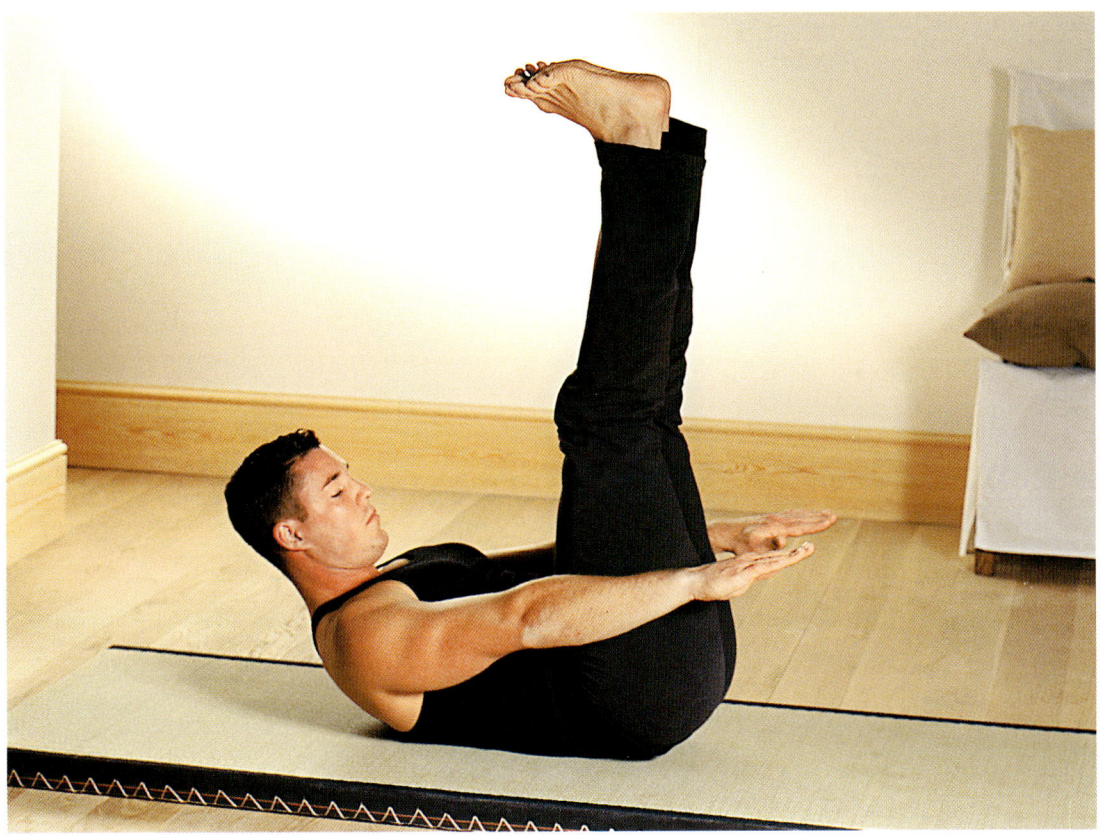

△ Heben Sie den Oberkörper an, ohne Hals und Schultern zu sehr anzuspannen. Ziehen Sie den Kopf nicht ein, sondern lassen die Schulterblätter an der Wirbelsäule nach unten wandern. Achten Sie darauf, dass sich Ihr Brustkorb nicht zu sehr dehnt. Achten Sie wie immer darauf, dass der Bauch eingezogen ist. Pressen Sie nun wieder die Beine zusammen.

Worauf zu achten ist
- Verkrampfen Sie den Hals nicht.
- Die Arme sind lang ausgestreckt.
- Strecken Sie die Fersen in die Luft.
- Die Schulterblätter gleiten nach unten.

Der Bodenputzer

Diese Übung trainiert das Gleichgewichtsgefühl und stärkt den Unterkörper sowie die kleinen Muskeln in Knöcheln und Füßen – super für schwache Knöchel! Falls Ihnen das Balancehalten anfangs schwer fällt, fixieren Sie eine Stelle in der gegenüberliegenden Wand. Es ist ganz normal, wenn Ihnen das Balancieren auf einer Seite leichter fällt als auf der anderen. Der Zweck dieser Übung ist es, diese leichten Unterschiede auszugleichen. Konzentrieren Sie sich darauf, die Knie immer in einer Linie mit den Füßen zu halten. Es ist hilfreich, sich dabei vorzustellen, dass das Stützbein von zwei schmalen Mauern stabilisiert wird.

ERSTE POSITION

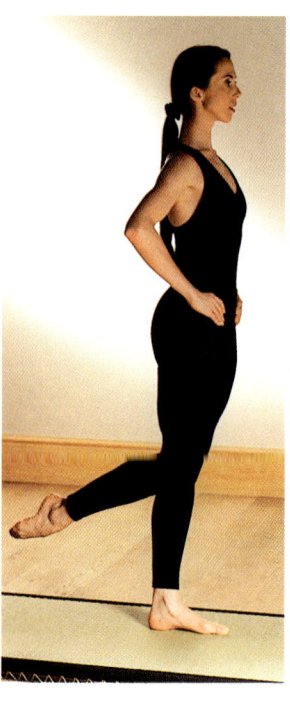

◁ **1** Stehen Sie gerade und stellen Sie sich vor, dass Ihr Scheitel zur Decke schwebt. Fühlen Sie, wie sich die Wirbelsäule entzerrt – sie sollte durchweg in neutraler Haltung bleiben. Halten Sie den Bauch eingezogen. Legen Sie die Hände auf die Hüften und stehen Sie gerade, den Kopf in einer Linie mit der Wirbelsäule und den Knien. Heben Sie einen Fuß leicht an und halten Sie mit dem anderen das Gleichgewicht.

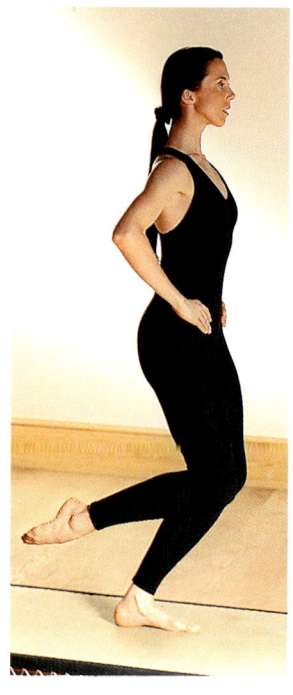

◁ **2** Senken Sie Ihren Körper so tief auf das Stützbein herab, wie Sie das Gleichgewicht halten können, doch bewegen Sie sich nicht zu ruckartig. Das Stützbein mag sich zuerst sehr wackelig anfühlen. Achten Sie darauf, dass sich das Knie in einer Linie mit dem Fuß befindet. Atmen Sie ein und richten sich dabei langsam auf. Halten Sie den Oberköper gerade und achten Sie auf gleichbleibende Distanz zwischen Rippen und Hüften.

Ziel: Stärkung des Unterkörpers, der Knie und Knöchel
Muskeln: Quadrizeps, Stützmuskeln der Knie und Knöchel, Bauchmuskeln
Wiederholungen: bis zu 10 Mal pro Bein

Worauf zu achten ist
- Halten Sie die Knie gerade.
- Das Stützbein ruht stets flach auf dem Boden.
- Halten Sie den Rücken gerade.
- Achten Sie auf weiche, kontinuierliche Bewegungen.

ZWEITE POSITION

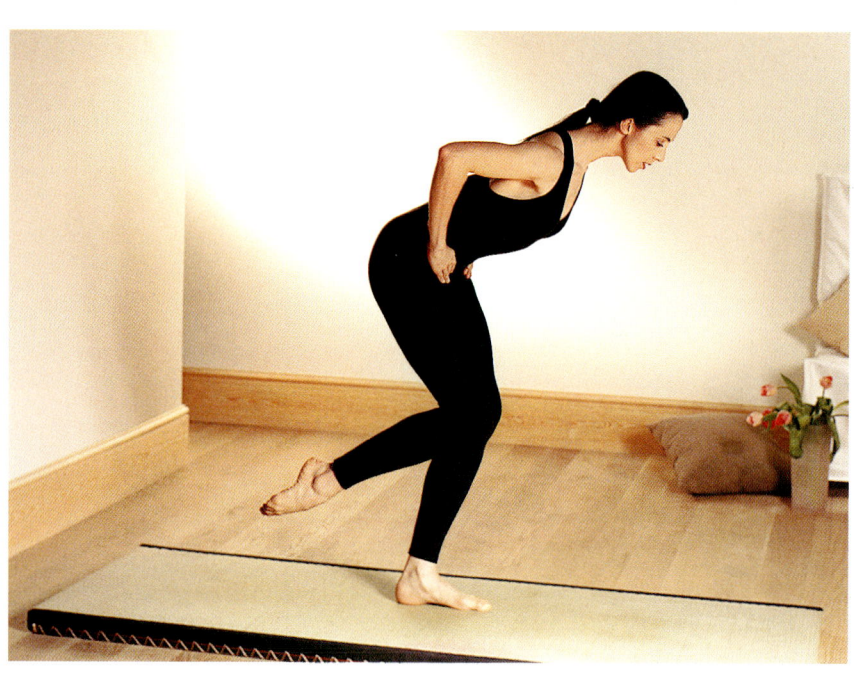

◁ Lassen Sie sich langsam herabsinken wie zuvor. Halten Sie die Position und beugen dann langsam und vorsichtig Ihren Oberkörper vornüber – anfangs nur ganz leicht. Um in die Ausgangsposition zurückzukehren, richten Sie zunächst den Oberkörper auf, dann den Rest Ihres Körpers. Halten Sie den Kopf stets gerade.

Worauf zu achten ist
- Neigen Sie sich nicht zu tief herab.
- Bewegen Sie sich nicht ruckartig.
- Halten Sie den Bauch eingezogen.

Der Einbeinkick

Diese Übung ist eine echte Herausforderung an Ihre Körperbeherrschung, denn Sie können nicht sehen, was Sie tun – nur fühlen. Sie festigt den Unterkörper und fördert Ihre Kernstärke. Stellen Sie sich vor, Sie würden ein Kissen zwischen Wade und Kniesehne zusammenpressen. Es sollte keine mechanische Bewegung sein – wichtig ist, dass Sie die Kniesehne wirklich spüren. Täuschen Sie sich nicht: Diese Übung erfordert eine Menge Training! Arbeiten Sie sich vielleicht zunächst an den Bewegungsablauf heran, dann an die Atemtechnik und konzentrieren sich zuletzt an das Ausstrecken über das andere Bein.

Ziel: Festigung des Unterkörpers, Training der Kernstärke und -stabilität
Muskeln: Kniesehnen, Strecker der Wirbelsäule (bei angehobenem Oberkörper), Bauch- und Gesäßmuskeln
Wiederholungen: 10 Mal pro Bein

ERSTE POSITION

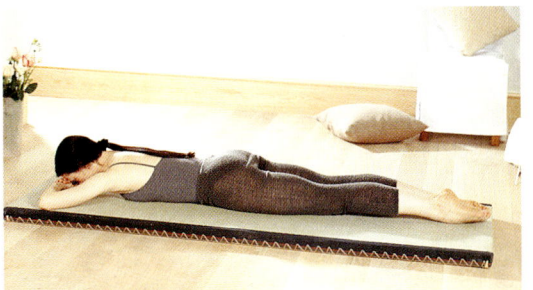

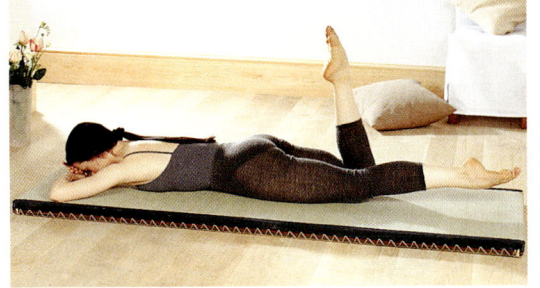

△ **1** Bauchlage. Der Kopf ruht – in einer Linie mit der Wirbelsäule – auf den Händen. Ziehen Sie den Bauch ein und versuchen Sie, das Kreuz zur Brücke zu biegen.

△ **2** Entspannen Sie Hals und Unterkiefer. Die ebenfalls entspannten Schulterblätter bewegen sich die Wirbelsäule hinunter. Beugen Sie ein Knie: Dies ist die Startposition.

Worauf zu achten ist

- Bewegen Sie sich rasch und kontinuierlich.
- Halten Sie die Bauchmuskeln stets angespannt.
- Die Schulterblätter gleiten an der Wirbelsäule entlang nach unten.

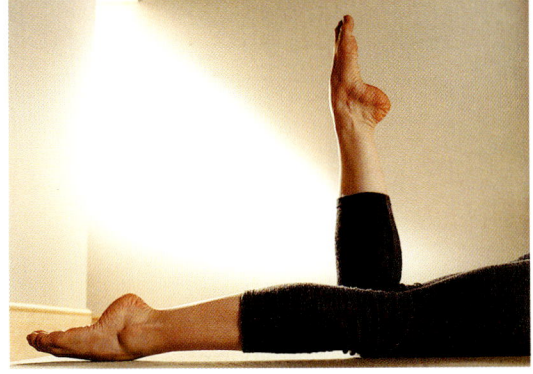

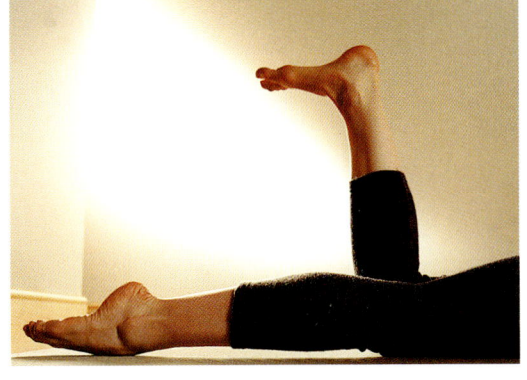

△ **3** Atmen Sie ein und kicken Sie beim Ausatmen mit gestreckten Zehenspitzen mit dem Fuß gegen den Po. Halten Sie die Knie zusammen und die Füße gestreckt.

△ **4** Entspannen Sie sich und wiederholen die Position mit angezogenem Fuß. Bringen Sie das Bein wieder in die Ausgangsposition. Das Stützbein auf dem Boden sollte stets für eine Streckung des Körpers sorgen.

ZWEITE POSITION

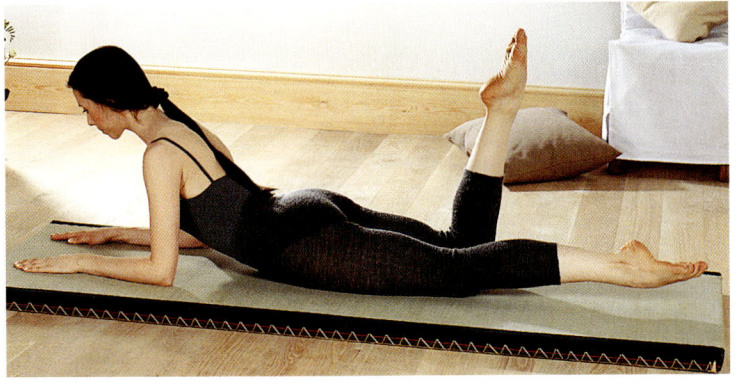

◁ Führen Sie dieselbe Übung aus, doch diesmal mit angehobenem Oberkörper. Stützen Sie sich dabei auf die Ellenbogen. Lassen Sie die Schulterblätter nach unten gleiten. Der Hals ist gestreckt, die Rippen stets im selben Abstand zu den Hüften. Strecken Sie sich über die Wirbelsäule aus. Wenn Sie in dieser Position ein Stechen im Rücken spüren, bleiben Sie vorerst bei der ersten Position.

Worauf zu achten ist

- Halten Sie den Kopf stets gerade.
- Atmen Sie tief durch.
- Lassen Sie nicht Ihr ganzes Gewicht auf den Armen ruhen.

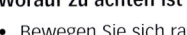

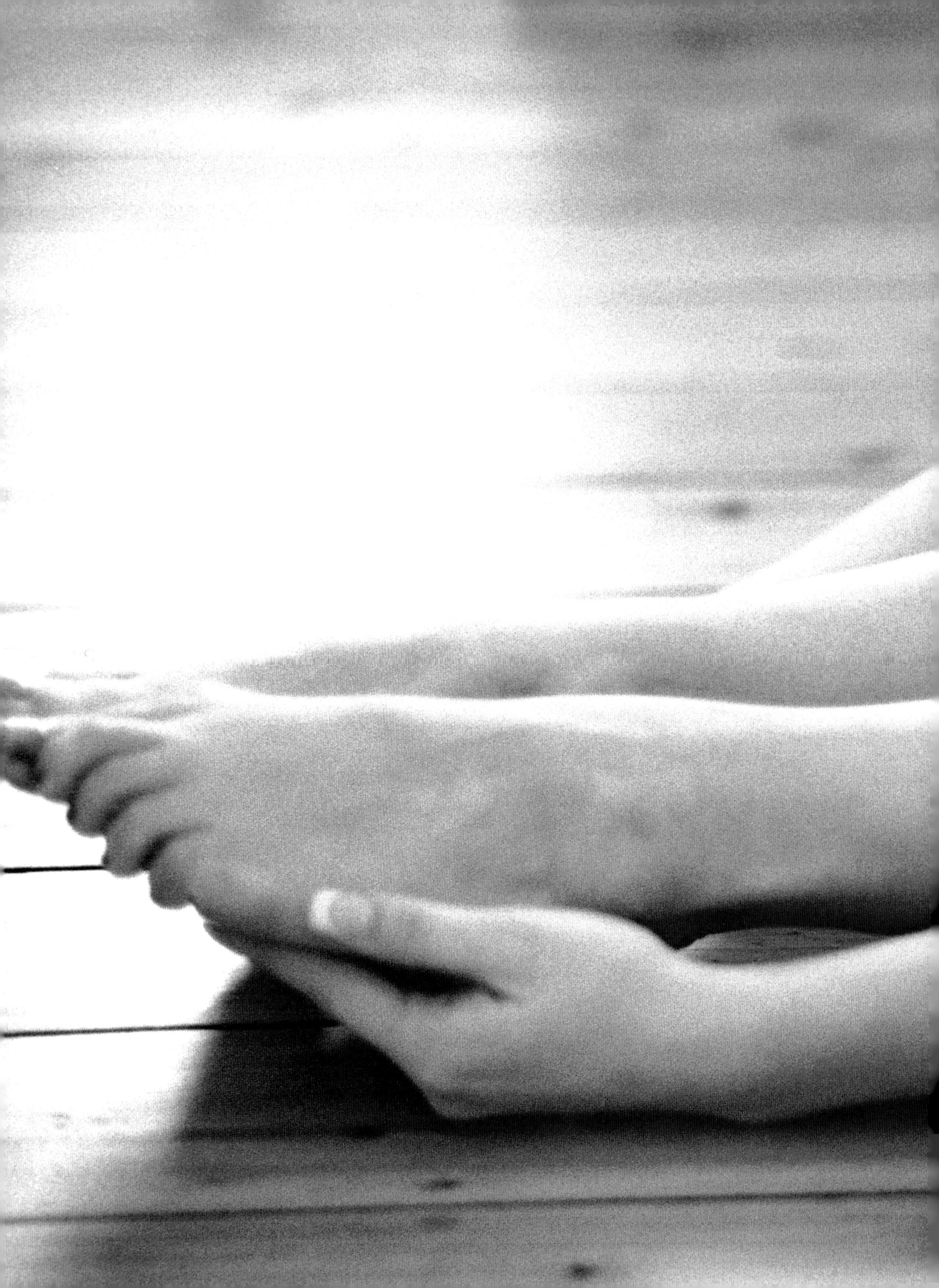

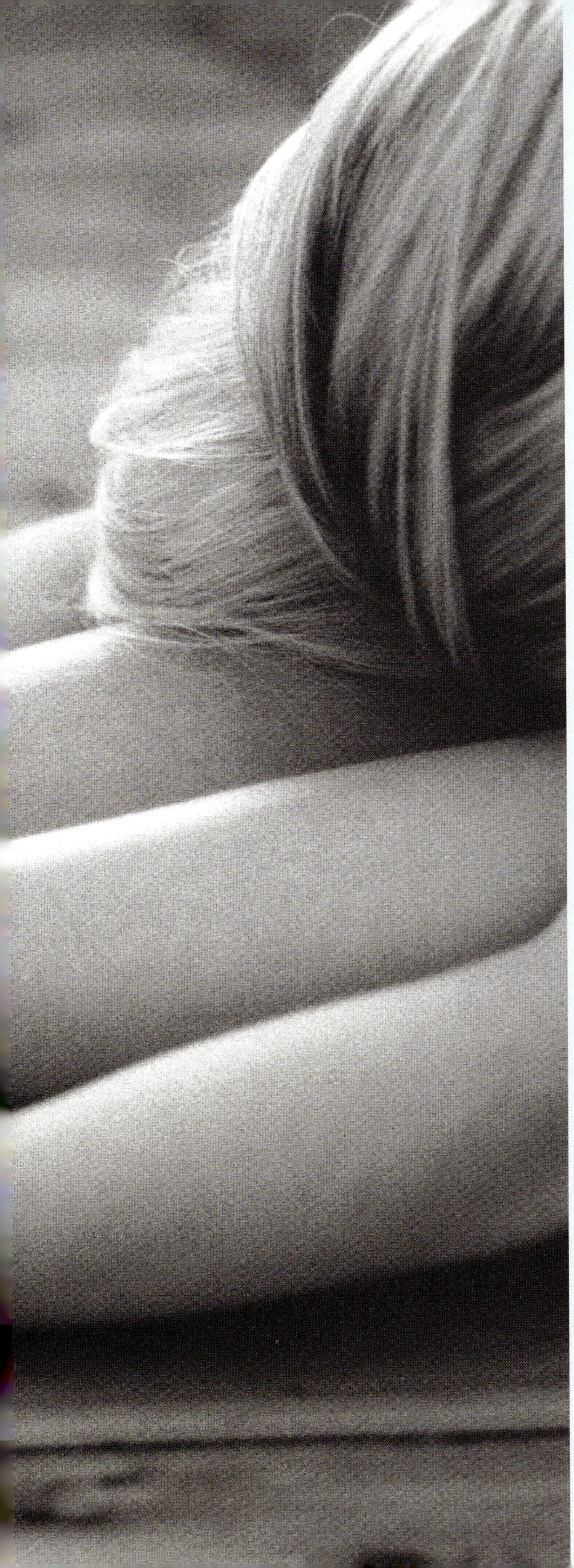

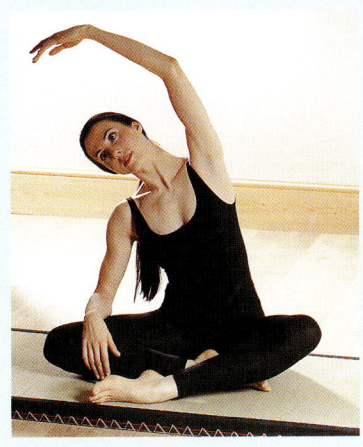

Dehn- und Streckübungen

Zwar werden Sie sich während des gesamten Pilates-Trainings dehnen und strecken – doch das folgende Kapitel ist ganz besonders auf eines der beliebtesten Themen jedes Gymnastiktrainings zugeschnitten – dem Stretching! Sie werden im Laufe des Trainings bemerken, wie sich Ihr Bewegungsradius allmählich vergrößert, was Ihnen größere Bewegungsfreiheit auch im Alltag beschert! Das Beste ist jedoch, dass Dehn- und Streckübungen auch die Gefahr von Verletzungen vermindern. Viele Leute bemerken nach dem Stretching an sich eine wesentliche Besserung ihrer Grundstimmung – sie gehen allgemein mit mehr Lust und Schwung an den Alltag heran!

Die Rückenstreckung

Wenn Sie über Verspannungen im Rücken klagen oder den Rücken generell lockern wollen, dann ist dies die ideale Übung für Sie. Sie werden sich bald größer, lockerer und beweglicher fühlen.

Machen Sie die Übung mit fließenden Bewegungen und halten Sie den Rücken hoch gereckt. Da man sich dabei gerne zusammenkrümmt, stellen Sie sich vor, Sie müssten die Übung über einen vor Ihnen liegenden Wasserball hinweg machen. Beim Aufrichten stellen Sie sich einen Pfahl vor, an dem sich Ihr Rücken Wirbel für Wirbel hoch rollt – orientieren Sie sich stets an diesem imaginären Pfahl, damit Sie sich nicht zu weit nach vorn oder hinten lehnen.

Ziel: Rückenstreckung
Muskeln: Rückenstützmuskel, Kniesehnen, Anzieher und Bauchmuskeln
Wiederholungen: 10 Mal

ERSTE POSITION

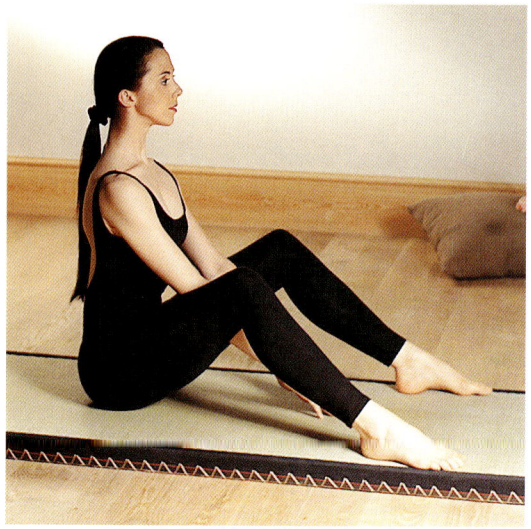

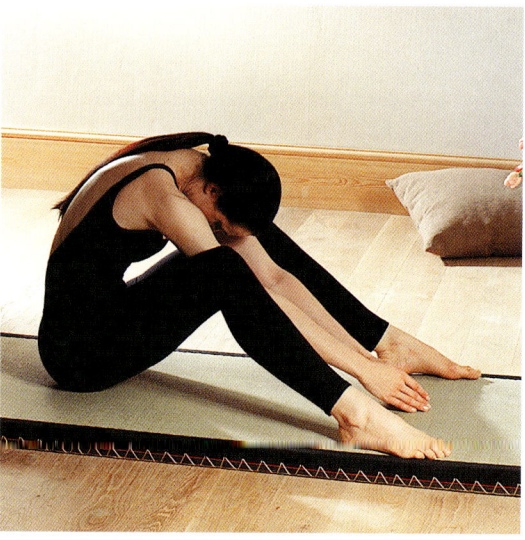

△ **1** Setzen Sie sich aufrecht mit angezogenen Knien, die Füße stehen flach auf dem Boden. Recken Sie den Rücken so hoch wie möglich und entspannen Sie die Schultern.

△ **2** Legen Sie das Kinn auf die Brust und rollen Sie das Rückgrat beim Ausatmen Wirbel für Wirbel nach vorn ab; die Arme sind locker nach vorn ausgestreckt, die Bauchmuskeln straff. »Rollen« Sie sich wieder hinauf und recken dabei den Rücken ganz lang. Nicht zusammensinken – vollziehen Sie die Bewegung über Rücken und Bauchmuskeln.

Worauf zu achten ist

* Sinken Sie nicht zusammen.
* Achten Sie auf fließende, konzentrierte Bewegungen.
* Der Scheitel »schwebt« zur Decke.

ZWEITE POSITION

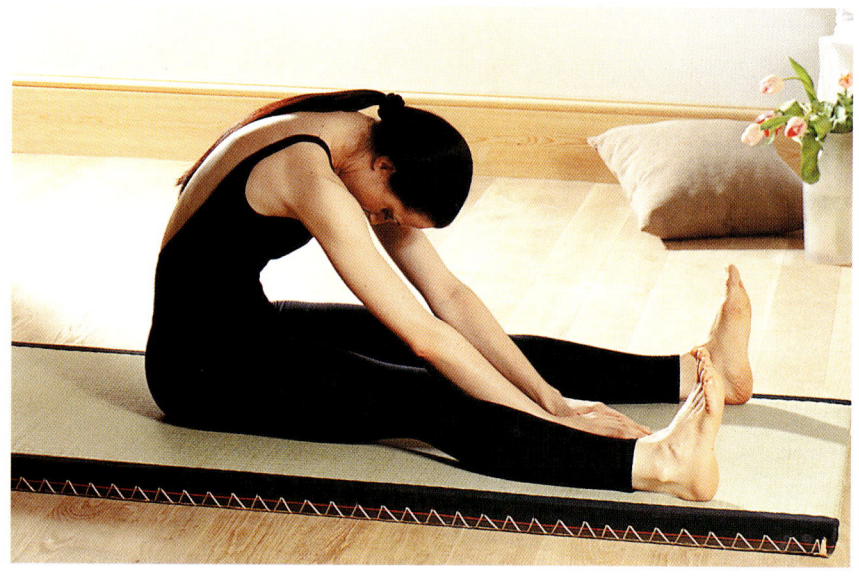

◁ Die gleiche Bewegung wie zuvor, doch diesmal mit gestreckten Beinen und gebeugten Füßen. Strecken Sie die Fersen vor. Wenn Sie damit Probleme haben, beugen Sie leicht die Knie. Machen Sie die Beine nur so breit, wie es Ihnen bequem ist. Halten Sie beim Aufrollen die Wirbelsäule so langgestreckt wie möglich. Der Po bleibt am Boden.

Worauf zu achten ist

* Machen Sie die Beine nicht allzu breit.
* Stellen Sie sich vor, Sie hätten einen Wasserball vor sich liegen.
* Richten Sie sich Wirbel für Wirbel auf.

Die Rückendrehung

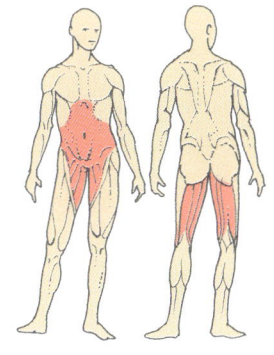

Diese Übung ist schwerer, als sie aussieht. Sie dehnt das Rückgrat und das Kreuz und stärkt die Bauchmuskeln. Es ist wichtig, dass dabei Ihr Po stets Kontakt mit dem Boden hält. Der Scheitel strebt zur Decke und die Bauchmuskeln in Richtung Wirbelsäule. Machen Sie weiche, kontinuierliche Bewegungen.

Sie werden beim ersten Versuch wahrscheinlich feststellen, dass es ganz schön schwer ist, dabei gerade sitzen zu bleiben, denn wir haben alle im Laufe der Zeit unsere kleinen Haltungssünden entwickelt. Doch bleiben Sie am Ball – mit der Zeit wird es immer leichter!

Ziel: Flexibilisierung der Taille, Stärkung der Bauchmuskeln und Lockerung des Oberkörpers
Muskeln: Bauchmuskeln, Anzieher und Kniesehnen
Wiederholungen: 10 Mal pro Seite

ERSTE POSITION

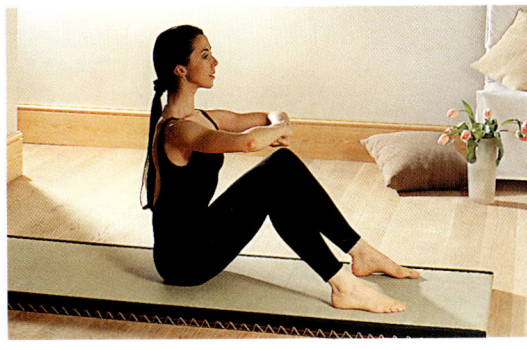

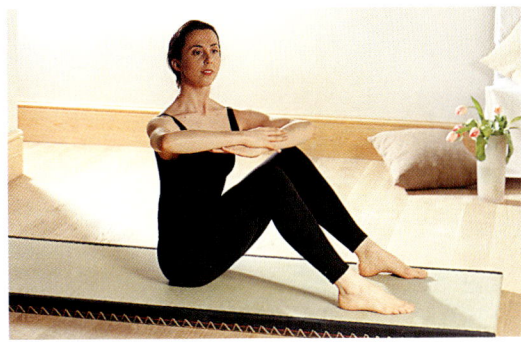

△ **1** Setzen Sie sich gerade und hochaufgerichtet hin, die Knie sind gebeugt und die Füße stehen in leichtem Abstand flach auf dem Boden. Legen Sie die Unterarme auf Brusthöhe locker übereinander.

△ **2** Atmen Sie lateral. – Drehen Sie beim Ausatmen den Oberkörper zuerst zu einer, dann zur anderen Seite, wobei der Po fest am Boden bleibt. Denken Sie daran, dass dies eine durchgehende, fließende Bewegung ist.

Worauf zu achten ist
- Machen Sie fließende Bewegungen.
- Die Bauchmuskeln sind straff.
- Recken Sie die Wirbelsäule empor.

ZWEITE POSITION

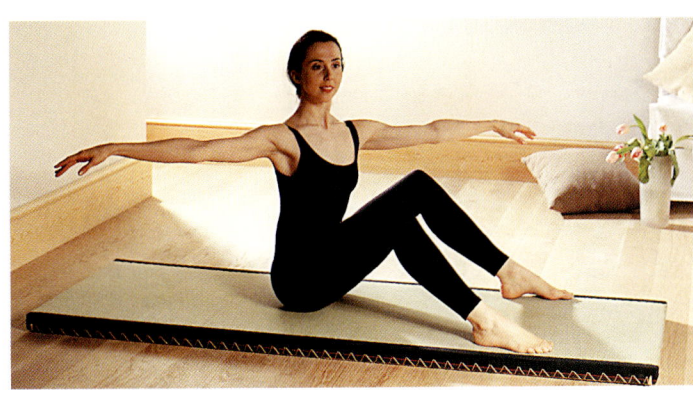

◁ Dieselbe Bewegung wie zuvor, doch mit seitlich lang ausgestreckten Armen. Lassen Sie sie nicht sinken! Drehen Sie sich zu beiden Seiten und strecken Sie dabei die Arme so weit auseinander, wie Sie können. Die Schulterblätter gleiten sanft an der Wirbelsäule hinunter, die Füße bleiben am Boden.

Worauf zu achten ist
- Sinken Sie nicht zusammen.
- Lassen Sie den Po am Boden.
- Drücken Sie den Rücken nicht durch.

DRITTE POSITION

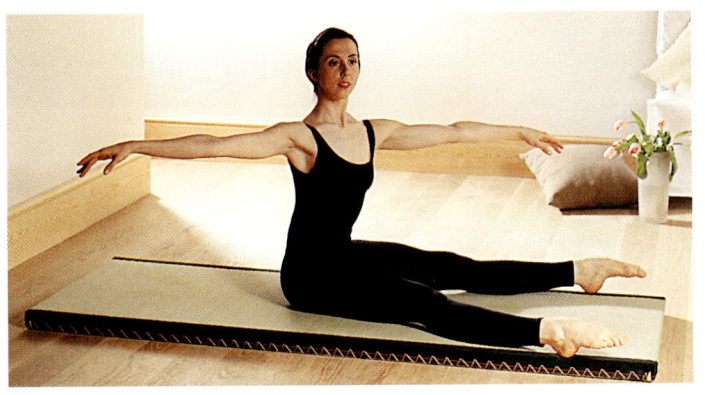

◁ Strecken Sie diesmal auch die Beine und Zehen aus. Sie strecken sich nun in drei Richtungen: durch die Wirbelsäule nach oben, seitwärts durch die Arme und vorwärts durch die Beine. Lassen Sie den Po stets auf dem Boden – man lehnt sich beim Drehen nämlich gern zu einer Seite!

Worauf zu achten ist
- Strecken Sie die Zehen ganz aus.
- Die Bauchmuskeln sind straff.

Die Kreuzdehnung

Dies ist eine gute Aufwärmübung. Atmen Sie dabei tief durch und entspannen Sie sich – die Muskeln werden langsam geschmeidiger, so dass Sie sich noch weiter strecken können.

Diese Übung ist prima, wenn Sie, wie so viele Menschen heutzutage, leichte Verspannungen im Kreuz haben. Es kann sehr hilfreich sein, sich bei dieser Übung leicht hin- und herzuwiegen – dadurch wird das Kreuz noch zusätzlich mobilisiert. Lassen Sie dabei den Oberkörper am Boden und wiegen sich nur ganz sanft im Kreuz. Die empfohlenen Wiederholungen sind nur eine ungefähre Richtlinie – machen Sie die Übung in Ihrem eigenen Rhythmus, halten Sie die Dehnung so lange aufrecht und machen Sie so viele Wiederholungen, wie es Ihnen richtig erscheint.

Ziel: Dehnung des Kreuzes
Muskeln: Rückenstütz-muskel und Gesäßmuskeln
Wiederholungen: 2 Mal, je 30 Sekunden halten

ERSTE POSITION

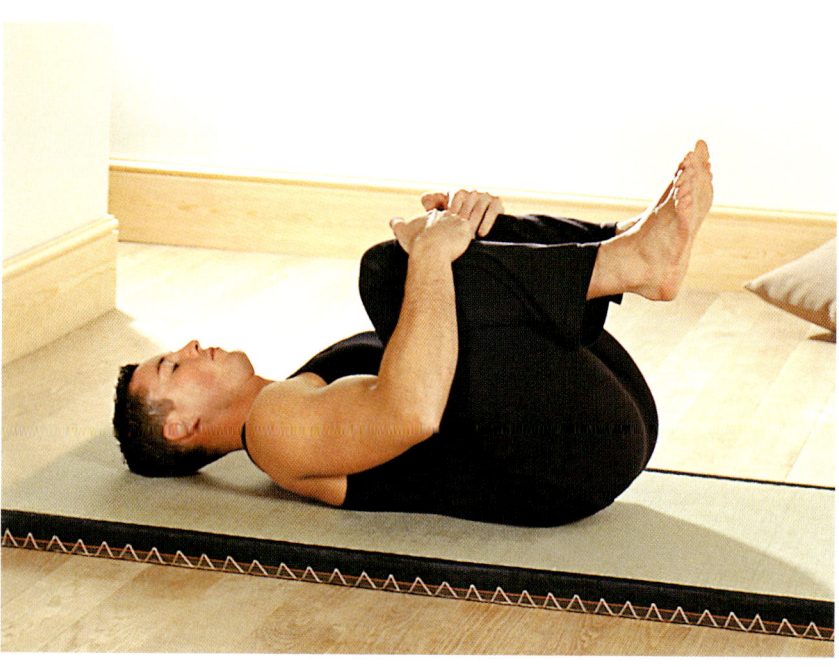

◁ Legen Sie sich auf den Rücken. Atmen Sie ein und heben Sie beim Ausatmen die gebeugten Knie an die Brust. Umfassen Sie die Beine leicht unterhalb der Knie. Entspannen Sie die Schultern und konzentrieren Sie sich auf die Dehnung des Kreuzes. Die Bauchmuskeln sind dabei stets angespannt.

Worauf zu achten ist

• Entspannen Sie Nacken und Schultern.
• Lassen Sie sich in die Dehnung sinken.
• Packen Sie nicht zu fest zu.

ZWEITE POSITION

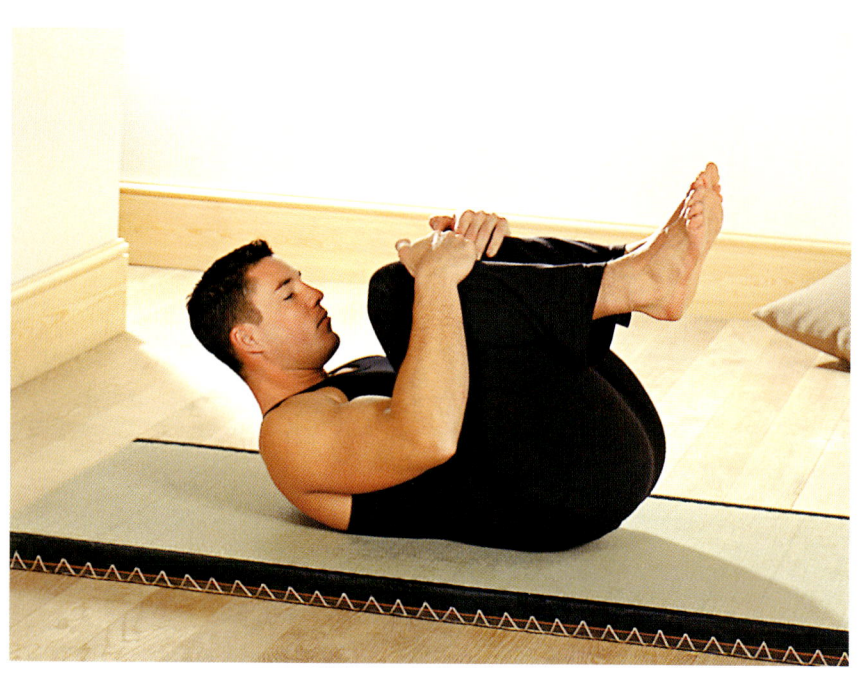

◁ Heben Sie Kopf und Schultern an – stellen Sie sich vor, Sie wollten sich zu einem Ball formen. Erzwingen Sie nichts und entspannen Sie den Nacken. Nicht zu fest zupacken – die Ellenbogen bleiben locker.

Worauf zu achten ist

• Bewegen Sie sich langsam.
• Die Matte sollte dick genug sein, um Ihren Rücken zu stützen.

Die Rückenpresse

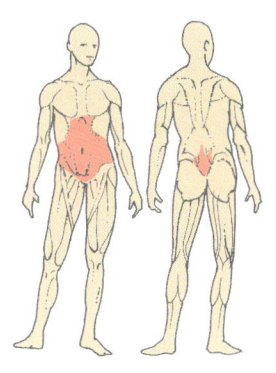

Diese Übung stabilisiert das Kreuz und macht es beweglicher. Sie können sie immer wieder zwischendurch machen, wenn Ihr Kreuz sich verspannt anfühlt; zum Beispiel, wenn Sie lange am Schreibtisch gesessen haben (das Schöne ist, dass man es sehr unauffällig machen kann). Biegen Sie dabei nicht den Rücken zu sehr durch, denn Sie können sich dabei leicht verkrampfen. Wenn es beim Rückenkrümmen schmerzt, oder Sie chronische Kreuzbeschwerden haben, machen Sie nur den zweiten Teil der Übung. Stellen Sie sich dabei vor, Sie wollten den Bauchnabel ans Rückgrat pressen. Vermeiden Sie es, die Bewegung nur durch Strecken der Wirbelsäule auszuführen.

Ziel: Mobilisierung und Dehnung des Kreuzes

Muskeln:
Rückenstützmuskel, Bauchmuskeln

Wiederholungen: 2 Mal, je 30 Sekunden halten

Worauf zu achten ist

- Biegen Sie das Kreuz nicht zu sehr durch.
- Die Bauchmuskeln sind straff.
- Der Kopf ist gerade.

Dehn- und Streckübungen

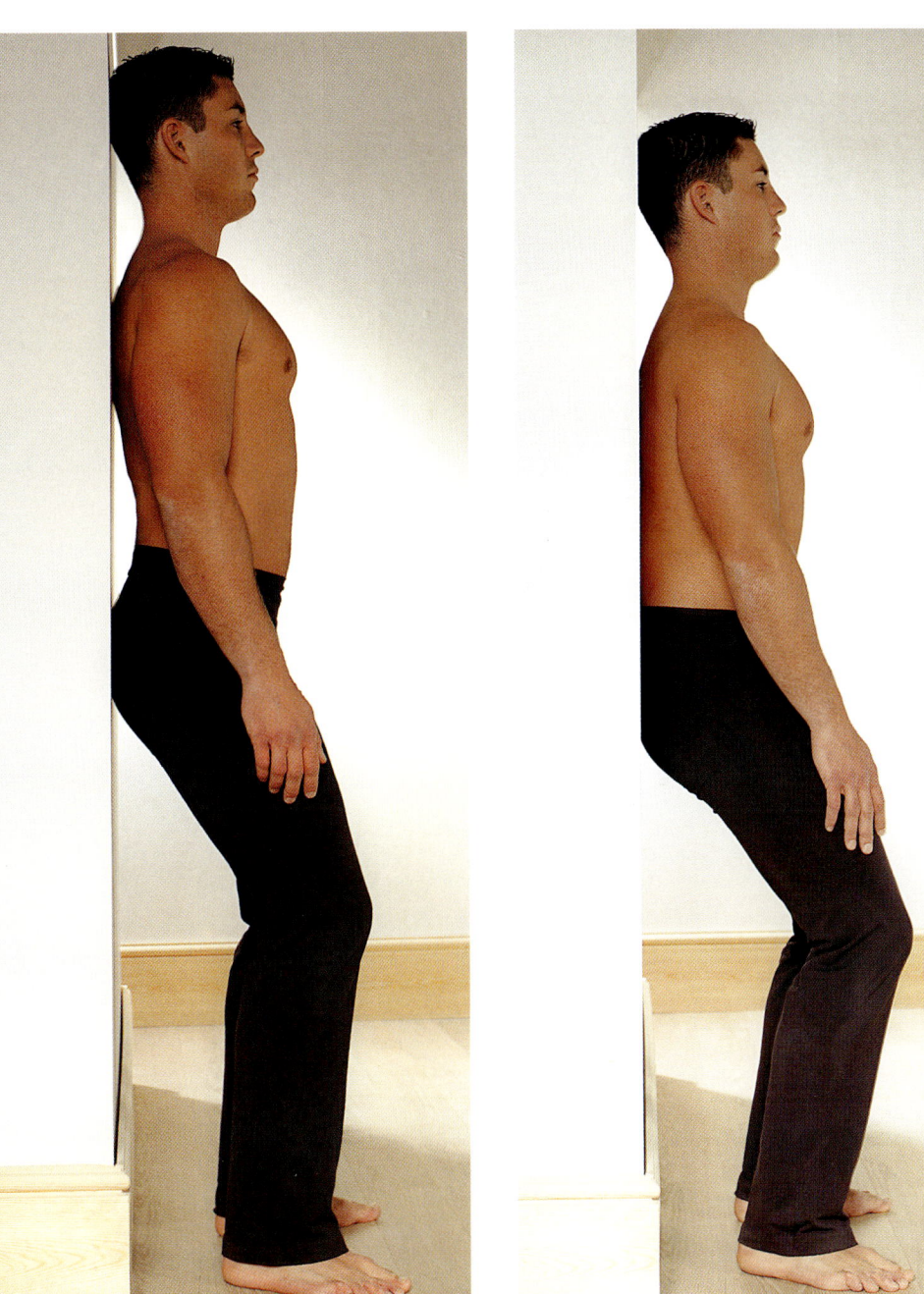

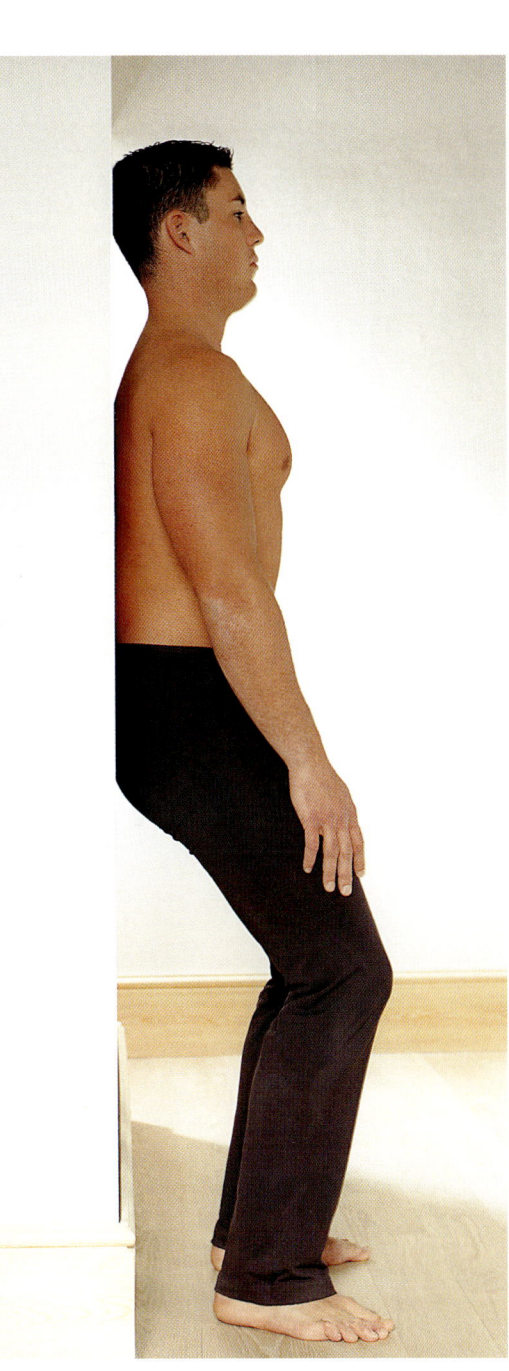

△ **1** Stellen Sie sich in leichtem Abstand mit dem Rücken gegen die Wand. Die Knie sind leucht gebeugt und die Arme hängen locker herunter. Strecken Sie die Wirbelsäule und lassen Sie die Schulterblätter nach unten gleiten.

△ **2** Drücken Sie beim Ausatmen die Wirbelsäule an die Wand, indem Sie das Becken zurückbiegen und den Bauch anspannen. Halten Sie den Kopf gerade und sinken Sie nicht in die Bewegung hinein: Die Bauchmuskeln sind straff!

Einfache Dehnübungen

Die folgenden Übungen sind sehr geeignet, um müde, verspannte Muskeln zu strecken. Die beiden Oberkörper-Dehnübungen sind besonders gut, wenn Sie lange am Schreibtisch gesessen haben, denn sie helfen dabei, den zusammengepressten Brustkorb wieder zu »öffnen«. Bei der ersten Übung werden auch die Handgelenke leicht gedehnt. Wenn Sie dabei Schmerzen haben, drehen Sie die Hand so, dass die Fingerspitzen nach oben zeigen. Wenn Ihre Beine in der letzten Übung bis zum Schmerzpunkt gedehnt werden, knicken Sie leicht in den Knien ein. Achten Sie darauf, dass Ihr Po bei der Gesäßmuskeldehnung stets Bodenkontakt behält, oder Sie werden sich nicht weit genug dehnen!

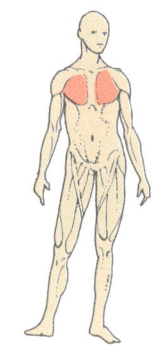

Ziel: Dehnung des Brustkorbs
Muskeln: Brustmuskeln
Wiederholungen: 2 Mal, je 30 Sekunden halten

Worauf zu achten ist

- Der Rücken ist in neutraler Position.
- Spüren Sie die Dehnung der Brust.
- Entspannen Sie die Schultern.

Brustdehnung

Diese angenehme Dehnübung ist wunderbar, um Engegefühle in der Brust zu erleichtern. Sie können Sie überall machen, wo Sie eine Wand finden.

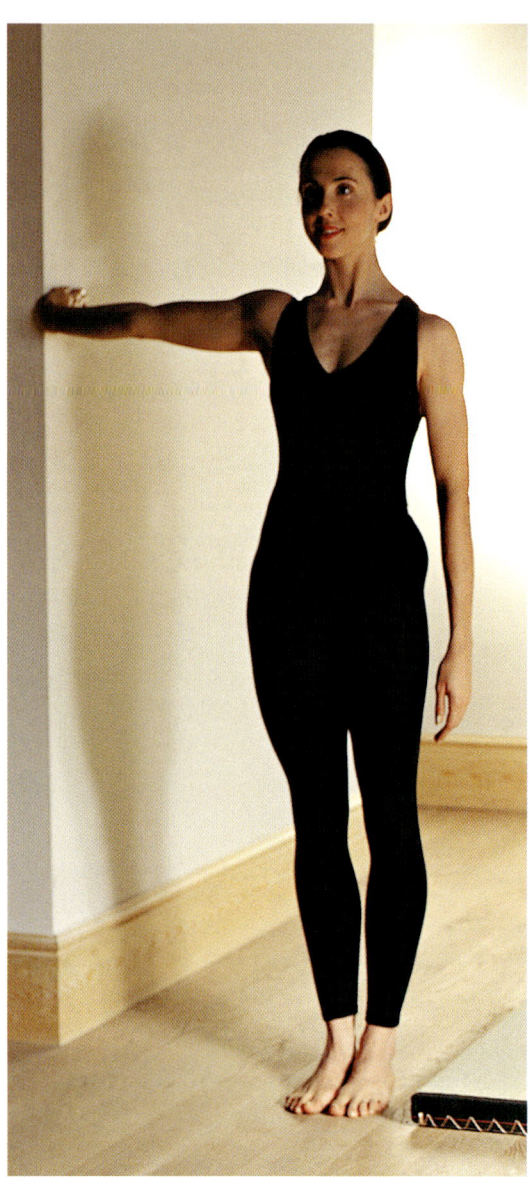

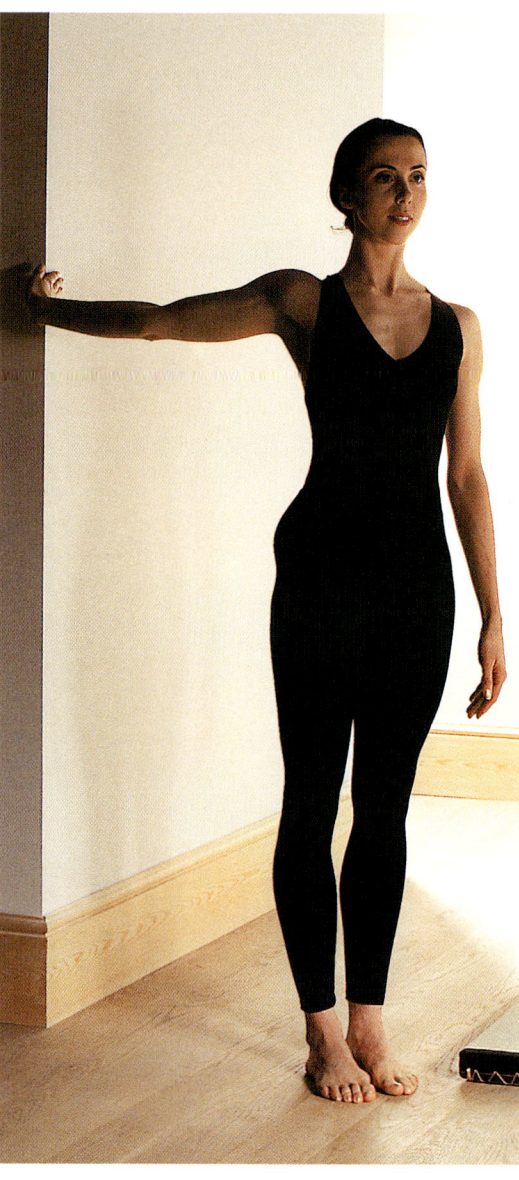

△ **1** Stützen Sie sich mit ausgestrecktem Arm und flacher Hand seitwärts an eine Wand. Die Hand bildet eine Linie mit den Schultern, die Füße mit den Hüften. Straffen Sie die Bauchmuskeln, die Wirbelsäule ist in neutraler Haltung.

△ **2** Drehen Sie nun die Hüften weg von der Wand, bis Sie eine Dehnung in der Brust spüren. Entspannen Sie die Schultern und genießen Sie die Bewegung. Wechseln Sie die Seiten.

Gesäßmuskeldehnung

Diese Übung ist relativ einfach und macht den Unterkörper wesentlich beweglicher. Es ist auch eine sinnvolle Lockerungsübung vor sportlichem Training, bei dem der Unterkörper stark beansprucht wird.

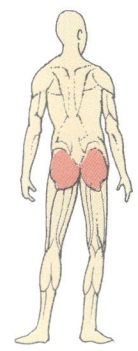

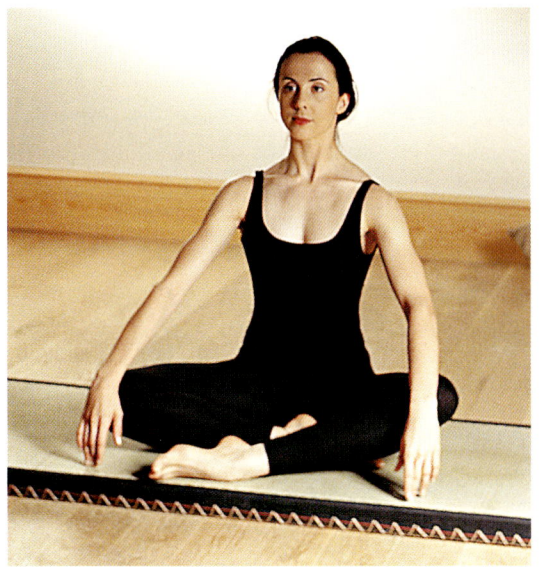 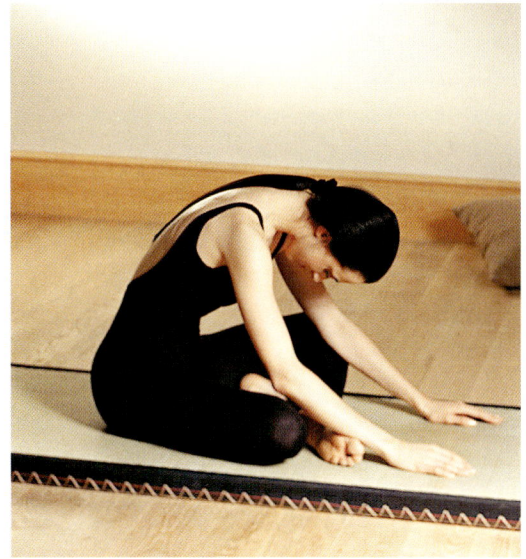

△ **1** Setzen Sie sich auf den Boden und legen Sie einen Fuß vor den anderen (dies ist jedoch kein Schneidersitz!). Die Arme hängen locker vor den Knien. Strecken Sie die Wirbelsäule so lang aus wie Sie können. Lassen Sie die Knie locker so weit heruntersinken, wie es Ihnen angenehm ist.

△ **2** Legen Sie das Kinn auf die Brust und rollen Sie den Rücken beim Ausatmen Wirbel für Wirbel nach vorne ab, wobei sich die Arme locker nach vorn bewegen. Der Po bleibt dabei stets am Boden. Rollen Sie sich wieder hoch, wechseln Sie beim nächsten Mal die Beinstellung.

Ziel: Dehnung des Unterkörpers
Muskeln: Gesäßmuskeln
Wiederholungen: 2 Mal, je 30 Sekunden halten

Worauf zu achten ist

- Der Po bleibt am Boden.
- Sinken Sie nicht zusammen.
- Die Bauchmuskeln sind straff.
- Die Wirbelsäule ist lang gestreckt.
- Rollen Sie Wirbel für Wirbel ab.

Tiefe Brust- und Rückendehnung

Diese Übung ist ideal, um Verspannungen in Brust und Rücken zu lösen. Versuchen Sie, Nacken und Schultern während der Dehnung zu entspannen. Denken Sie daran: Wenn Ihnen diese Übung zu intensiv ist, können Sie immer die Knie leicht anwinkeln!

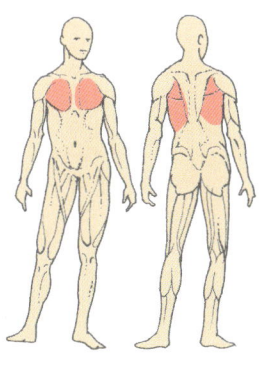

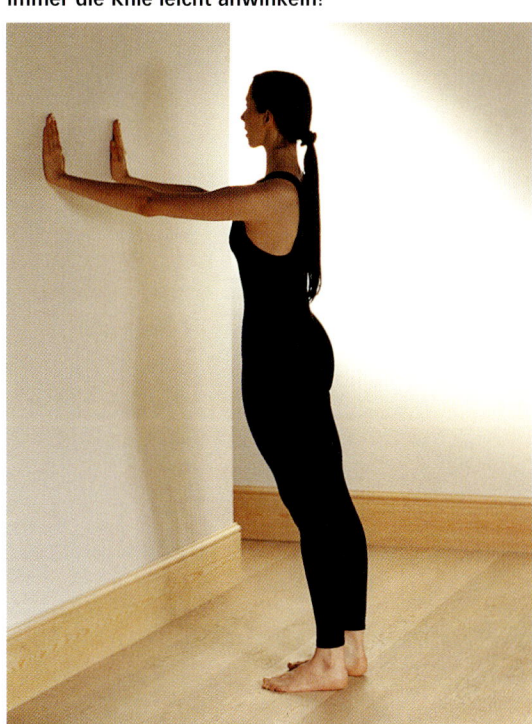 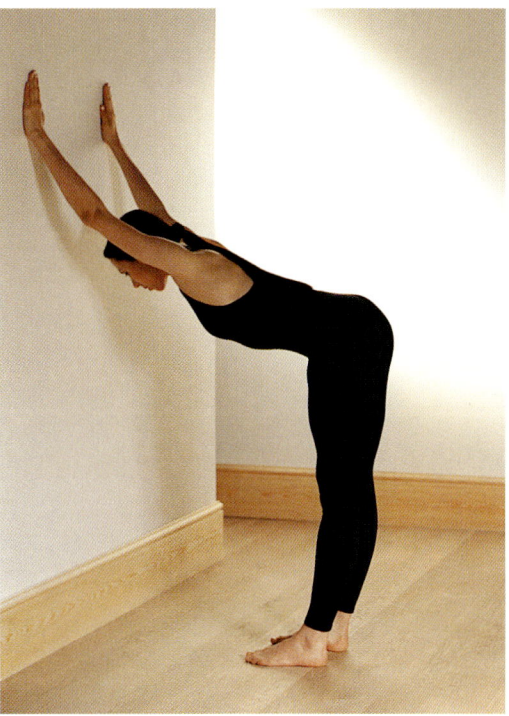

△ **1** Stützen Sie die Hände in Schulterhöhe und etwas weiter als Schulterbreite auseinander flach gegen die Wand. Strecken Sie den Rücken ganz empor.

△ **2** Senken Sie beim Ausatmen den Brustkorb abwärts, indem Sie die Hüften beugen. Spüren Sie die Dehnung von Brust und Rücken. Halten Sie den Kopf in einer Linie mit der Wirbelsäule. Der Rücken ist gestreckt, die Bauchmuskeln sind straff.

Ziel: Dehnung von Brust und Rücken
Muskeln: Brustmuskeln und breite Rückenmuskeln
Wiederholungen: 2 Mal, je 30 Sekunden halten

Worauf zu achten ist

- Halten Sie den Kopf gerade ausgerichtet.
- Die Hüften bleiben über den Knien.
- Beugen Sie, wenn nötig, die Knie.

▷

Bauchmuskeldehnung

Diese beliebte Dehnübung ähnelt der »Kobra« im Yoga. Es ist eine sehr gute Abschlussübung nach intensivem Bauchmuskeltraining. Biegen Sie den Kopf während dieser Übung nicht zu weit zurück. Schauen Sie stets auf den Boden und strecken Sie den Rücken lang aus, um zu vermeiden, dass Sie in den Schultern zusammensinken. Wenn Ihr Kreuz zu schmerzen beginnt, kommen Sie langsam aus der Dehnung heraus.

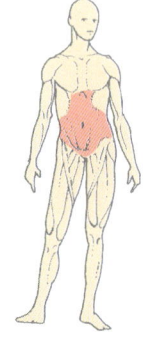

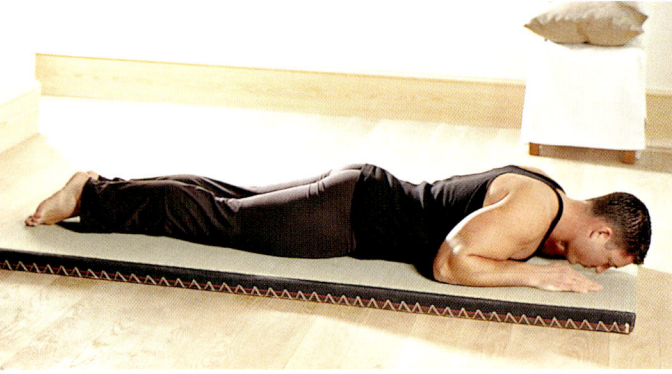

◁ **1** Lassen Sie die Hüften sinken, so dass sich von Kopf bis zu den Knien eine gerade Linie bildet. Die Fingerspitzen zeigen nach vorn, die Schulterblätter gleiten an der Wirbelsäule entlang nach unten.

Ziel: Dehnung der Bauch-muskeln
Muskeln: Bauchmuskeln
Wiederholungen: 2 Mal, je 30 Sekunden halten

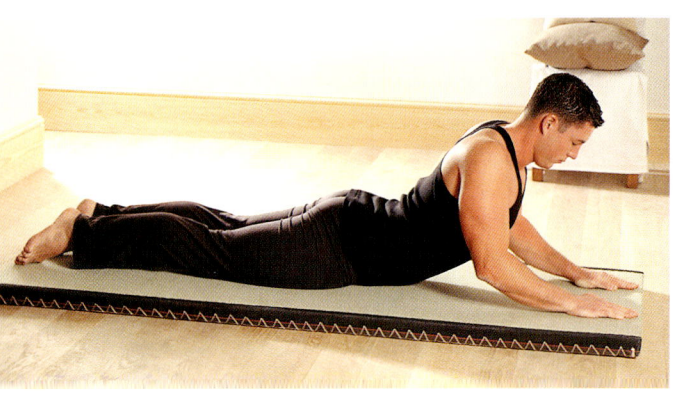

◁ **2** Heben Sie beim Ausatmen den Ober-körper. Stützen Sie Ihr Gewicht dabei auf die Arme. Halten Sie die Bauchmuskeln straff und biegen Sie das Kreuz nicht zu weit durch. Die Hüften bleiben am Boden. Ziehen Sie die Schultern nicht ein – stre-cken Sie sich lang aus. Nicht den Nacken anspannen! Wenn das Kreuz zu schmerzen beginnt, entspannen Sie sich allmählich wieder.

Worauf zu achten ist

- Biegen Sie das Kreuz nicht zu weit durch.
- Halten Sie den Kopf gerade ausgerichtet.
- Die Hüften bleiben am Boden.

Hüftdehnung

Die Hüftbeugemuskeln gehören zu den Muskeln, die oft am meisten verspannt sind. Dies kann zu Schmerzen und zu einem dauerhaften Ungleichgewicht im Körper führen. Von dieser Dehnübung werden Sportler – vor allem Langläufer – besonders profitieren.

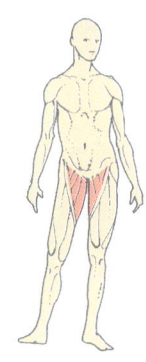

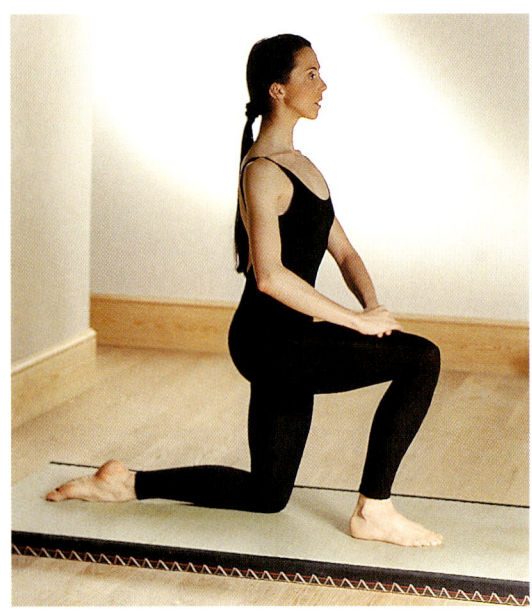

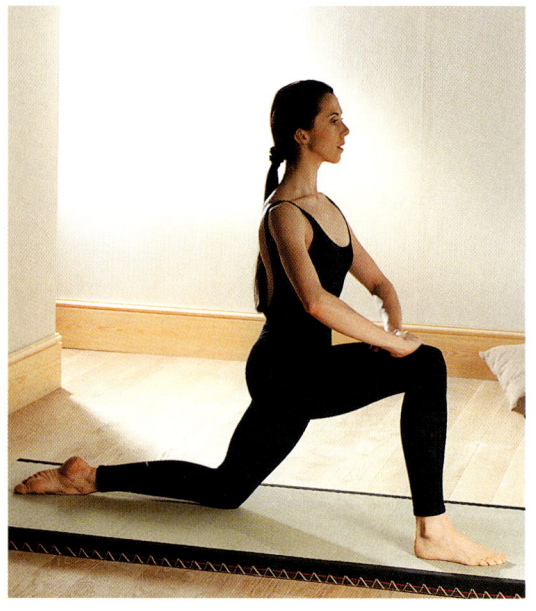

Ziel: Dehnung der Hüftbeuge-muskeln
Muskeln: Hüftbeugemuskeln
Wiederholungen: 2 Mal, je 30 Sekunden halten

Worauf zu achten ist

- Lassen Sie sich nicht in die Bewegung sinken.
- Machen Sie eine Ausfall-bewegung.
- Halten Sie den Kopf ge-rade.

△ **1** Knien Sie sich hin und machen Sie mit einem Bein einen Schritt vorwärts. Stützen Sie Ihre Hände auf das Knie. Wenn Sie wollen, können Sie sich noch ein Kissen unter das Stützknie legen.

△ **2** Machen Sie beim Ausatmen vorsichtig eine Ausfallbewe-gung in das aufgestellte Bein. Das Knie sollte sich stets direkt über dem Fuß befinden. Der Rücken ist gestreckt, die Bauch-muskeln sind straff. Sie sollten diese Dehnung im hinteren Oberschenkel spüren. Wechseln Sie danach die Beinstellung.

Hüfthebungen

Dies ist eine gute Übung zur Mobilisierung und Streckung der Wirbelsäule. Wenn es Ihnen zu anstrengend oder schmerzhaft ist, die Arme nach oben gestreckt zu halten, lassen Sie sie an den Seiten ruhen.

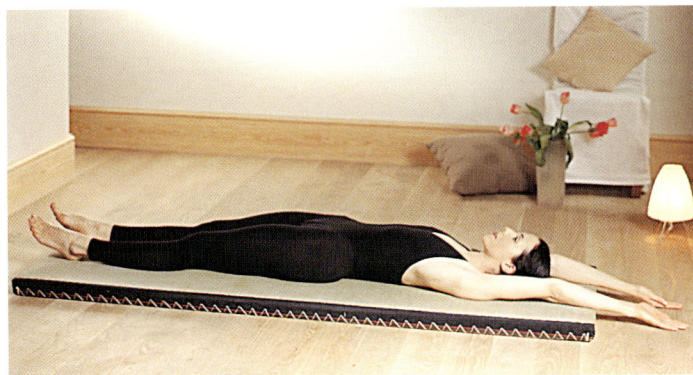

◁ **1** Liegen Sie auf dem Rücken, die Arme über dem Kopf – oder an den Seiten ausgestreckt. Strecken Sie sich ganz in die Länge, als würden Sie von zwei Autos auseinandergezogen. Straffen Sie durchweg die Bauchmuskeln.

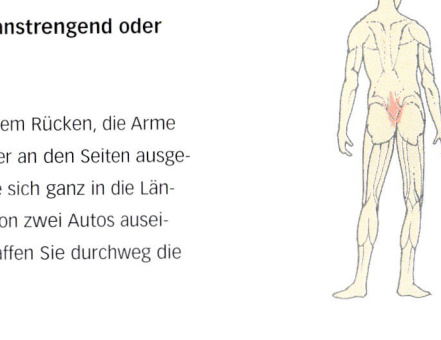

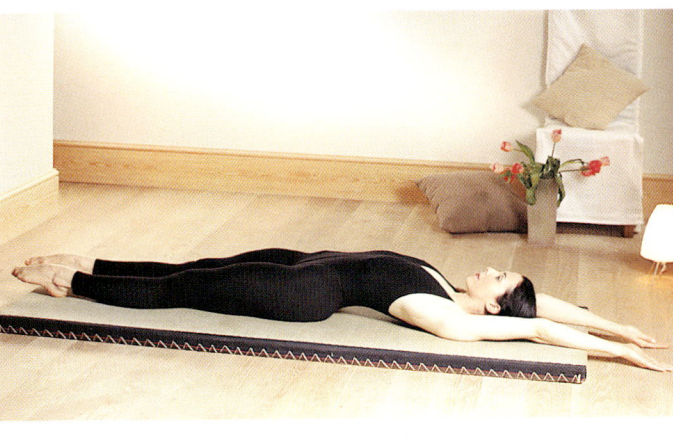

◁ **2** Heben Sie nun vorsichtig die Hüfte an. Dies ist eine sehr subtile Bewegung – biegen Sie das Kreuz nicht zu weit durch. Halten Sie den Kopf gerade und die Bauchmuskeln angespannt. Entspannen Sie sich, sowie Sie Schmerzen im Kreuz spüren.

Ziel: Mobilisierung und Streckung der Wirbelsäule
Muskeln: Rückenstützmuskel
Wiederholungen: 2 Mal, je 30 Sekunden halten

Worauf zu achten ist

- Entspannen Sie sich, sobald es wehtut.
- Halten Sie die Bauchmuskeln straff.
- Strecken Sie die Wirbelsäule.

Seitendehnung

Diese Übung tut immer gut. Kein Wunder, dass Hunde und Katzen sich andauernd strecken – es vertreibt Verspannungen aus dem Körper und lockert Rücken und Gelenke.

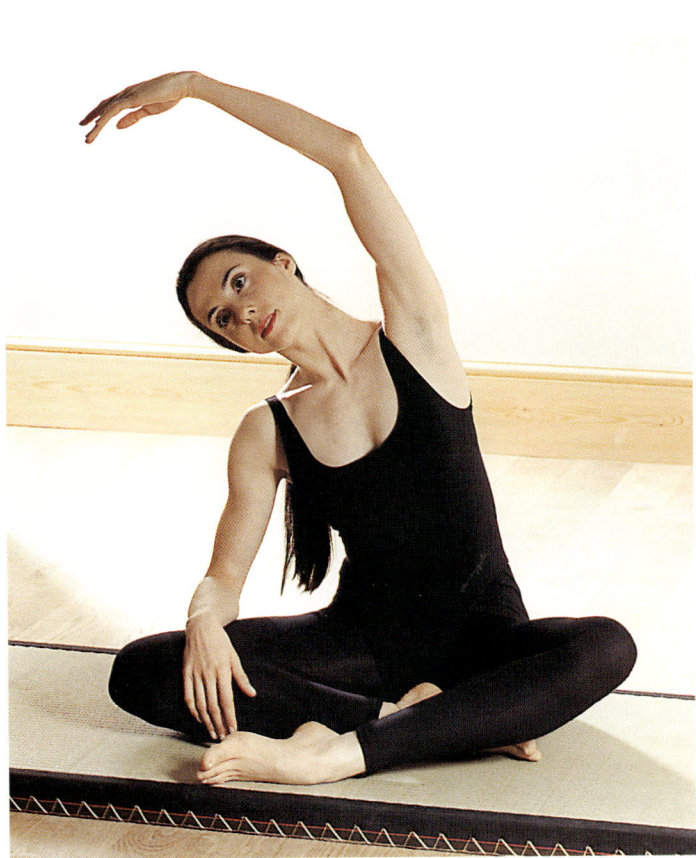

◁ Sitzen Sie auf dem Boden, einen Fuß vor dem anderen (aber nicht im Schneidersitz). Atmen Sie ein. Heben Sie beim Ausatmen einen Arm und strecken Sie dabei die Wirbelsäule. Dehnen Sie sich aus einer starken Mitte heraus zu einer Seite herüber, ohne in die Bewegung zu fallen. Spannen Sie die Bauchmuskeln an und halten Sie den Po am Boden. Wenn Ihnen die Beinstellung zu unbequem ist, stellen Sie die Füße einfach vor sich auf den Boden.

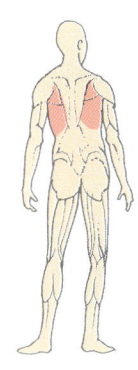

Ziel: Streckung des Rückens
Muskeln: Breite Rückenmuskeln
Wiederholungen: 2 Mal, je 30 Sekunden halten

Worauf zu achten ist

- Der Po bleibt auf dem Boden.
- Strecken Sie die Wirbelsäule.
- Die Bauchmuskeln bleiben straff.

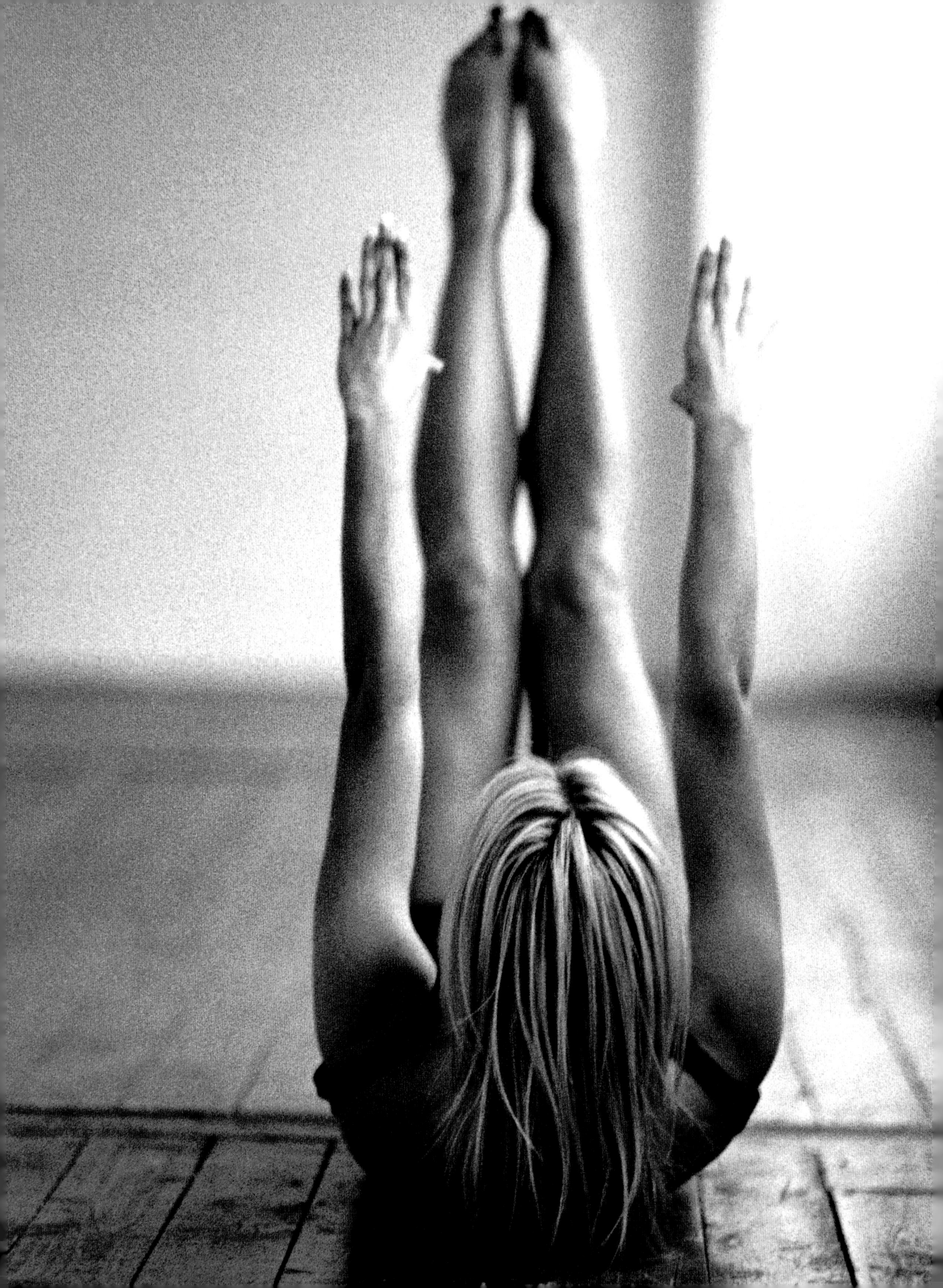

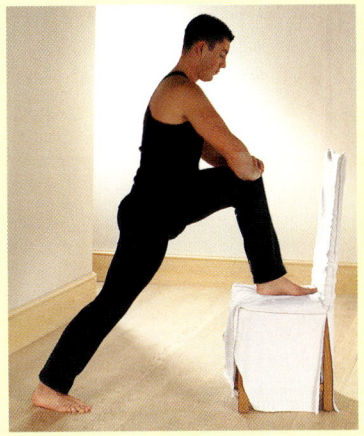

Machen Sie Pilates zu einem Teil Ihres Lebens

Damit sie wirklich etwas nützt, sollte jede Art von Gymnastik zu einem Programm zusammengestellt sein, zu dessen regelmäßiger Durchführung Sie vor allem Lust haben. Dieses Kapitel soll Sie dazu anleiten, ein speziell auf Sie zugeschnittenes Pilates-Programm zu entwerfen. Hier lernen Sie, wie Pilates zu einem Teil Ihres Tagesablaufs werden kann. Ihr persönliches Programm sollte ausgewogen, an ein Herz-Kreislauf-Training gekoppelt sein und vor allem mit gesunder Ernährung einhergehen.

Ihr persönliches Programm

Es ist nicht immer leicht, die bei Pilates schwerpunktmäßig trainierten Muskeln zu identifizieren, da in den meisten Übungen mehrere Muskelgruppen zusammenarbeiten. So kann sich eine Übung hauptsächlich mit den Armen oder Beinen befassen, aber dabei gleichzeitig eine Stabilisierungsarbeit des Rumpfes verlangen. Daher werden Sie den Effekt einer Pilates-Übung oft auch in anderen Körperbereichen spüren, wenn Sie an einer bestimmten Muskelgruppe arbeiten.

Grundsätzlich kann man Pilates-Übungen in drei Hauptkategorien unterteilen:

1 **Kräftigungsübungen,** die sich auf die Stärkung und Festigung bestimmter Muskelgruppen konzentrieren

2 **Dehnungsübungen,** die die Reichweite von Gelenkbewegungen erhöhen

3 **Bewegungsübungen,** die dem Körper zu größerer Bewegungsfreiheit verhelfen

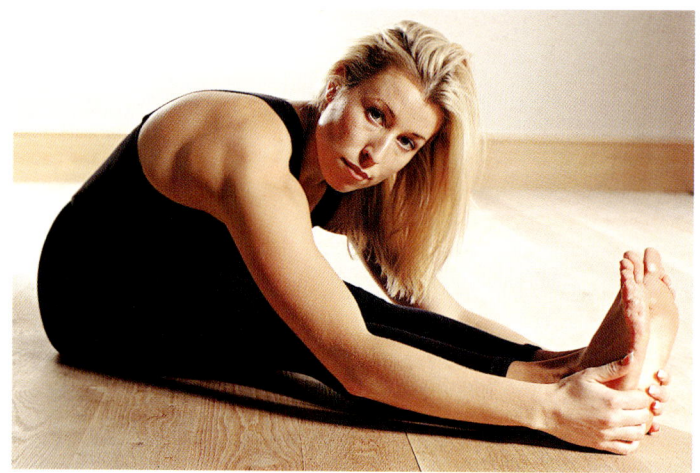

◁ **Dehnungsübungen erhöhen Ihre Beweglichkeit und vermindern die Verletzungsgefahr.**

Klassifizierung der Bewegungen

Die hier beschriebenen Übungen werden nicht nur nach den entsprechenden Bewegungen unterteilt, sondern auch nach den in ihnen trainierten Muskelgruppen. Zur Vereinfachung werden in der folgenden Liste diese Klassifizierungen noch einmal wiederholt, um Ihnen die Zusammenstellung eines Programms zu erleichtern. Wenn Sie eine Übung in mehreren Kategorien wiederfinden, liegt das daran, dass diese aus einer Kombination von Bewegungen besteht.

Übungsgruppen

Zur Stärkung des Oberkörpers
- Liegestütze (Deltamuskeln, Brustmuskeln, Bizeps, Bauchmuskeln und stabilisierende Rückenmuskulatur)*
- Trizeps-Liegestütze (Trizeps, Deltamuskeln, Brustmuskeln und Bauchmuskeln)
- Rutsche (Bauchmuskeln, stabilisierende Rückenmuskulatur)*
- Trizeps-Hocke (Trizeps, Bauchmuskeln)

Zur Stärkung des Unterkörpers
- Wiege (Quadrizeps, Stützmuskulatur der Knöchel und Füße, Bauchmuskeln)
- Schulterbrücke (Po und Bauchmuskeln)*
- Offenes V (Anzieher, Bauchmuskeln, Hüftbeugemuskeln und stabilisierende Rückenmuskulatur)
- Außenschenkel-Putzer (Abzieher, Bauchmuskeln, Anzieher, Kniesehnen)
- Einbeinkick (Kniesehnen, Bauchmuskeln, untere Gesäßmuskeln, Rückenstützmuskel)*
- Innenschenkelhebung (Anzieher, Bauchmuskeln)

Zur Stärkung von Bauchmuskeln und Rücken
- Einbeiniges Strecken (Bauchmuskeln und stabilisierende Rückenmuskulatur)*
- Seitenkick (Kniesehne, Hüftbeugemuskeln, Bauchmuskeln, Abzieher, stabilisierende Rückenmuskulatur)*
- Rutsche (Bauchmuskeln, stabilisierende Rückenmuskulatur)*
- Aufrollen (Bauchmuskeln, Hüftbeugemuskeln)*
- Seitliche Beugung (Bauchmuskeln, Hüftbeugemuskeln)*
- Einbeinkreisen (Anzieher, Bauchmuskeln, Hüftbeugemuskeln)*
- Seitliches Pressen (innere und äußere Bauchmuskeln, stabilisierende Schultermuskulatur, Abzieher)
- Die Hundert (Bauchmuskeln, stabilisierende Muskulatur des mittleren Rückens)*
- Schwimmen (Bauchmuskeln, Gesäßmuskeln, Rückenstützmuskel)*

Zur Dehnung
- Gesäßmuskeldehnung (Gesäßmuskeln)
- Brustdehnung (Brustmuskeln)
- Seitendehnung (Breiter Rückenmuskel)
- Hüftdehnung (Hüftbeugemuskeln)
- Rückendrehung (Bauchmuskeln, Anzieher, Kniesehnen, lockert den Brustkorb)*
- Bauchmuskeldehnung (Bauchmuskeln)
- Rückendehnung (Rückenmuskeln, Kniesehnen, Anzieher)*
- Tiefe Brust- und Schulterdehnung (Brustmuskeln, breite Rückenmuskeln)
- Kreuzstreckung (Rückenstützmuskel), Gesäßmuskeln)
- Rückenpresse (Rückenstützmuskel)

Zur Beweglichkeit
- Schulterbrücke (Wirbelsäule)*
- Wiege (Wirbelsäule)*
- Rückendrehung (Wirbelsäule) und Rückenpresse (Wirbelsäule)
- Kreuzstreckung (Wirbelsäule)*
- Einbeinkreisen (Hüften)*
- Abrollen (Wirbelsäule)*

* Übungen zur Verbesserung der Kernstärke sind mit einem Stern versehen.

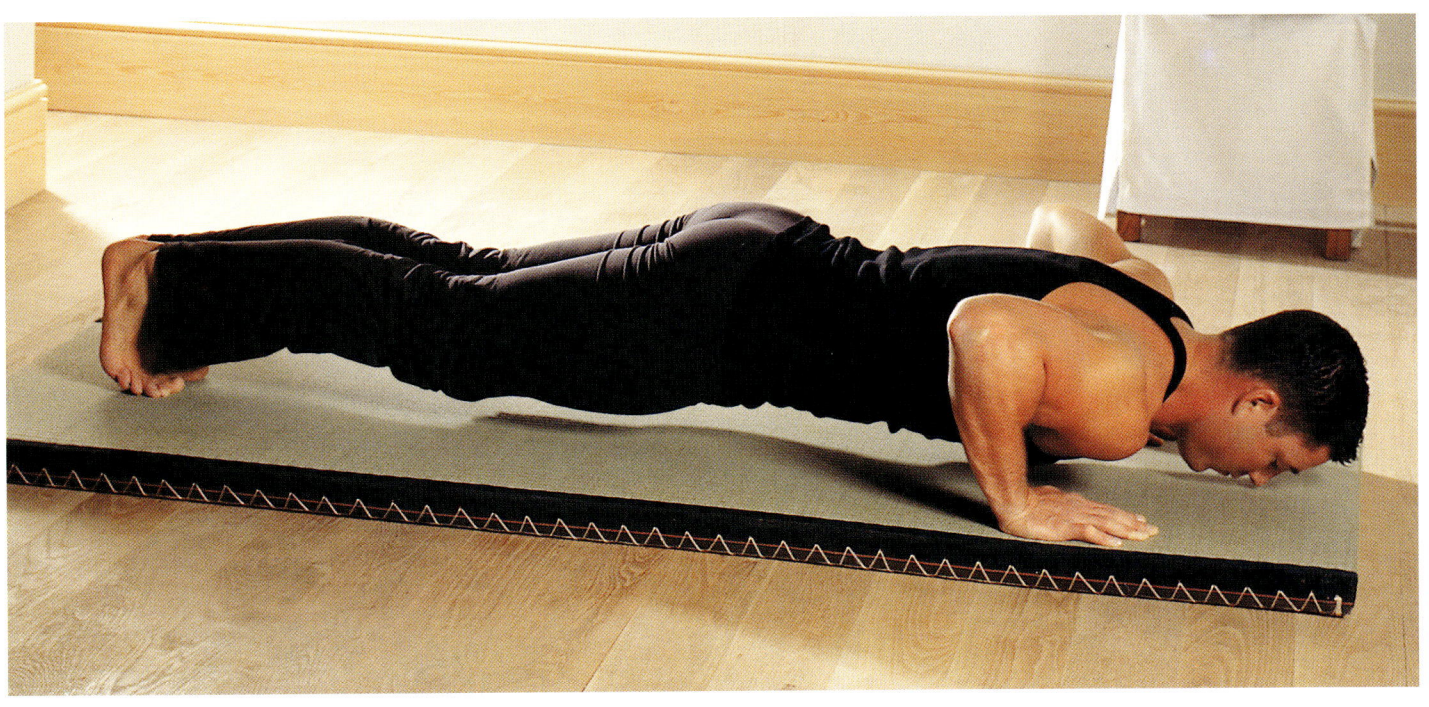

△ Dabeibleiben ist das A und O, wenn Sie einen gesunden, starken Körper haben möchten. Regelmäßiges Pilates-Training, gekoppelt an Herz-Kreislauf-Training und gesunde Ernährung garantiert ein positives Ergebnis!

Kernübungen

An jedes Gymnastikprogramm muss man sich erst einmal gewöhnen – auch an Pilates. Das bedeutet, dass Ihr Körper sich erst nach einer Reihe von Übungen an die Bewegungen gewöhnt hat. Sie werden daher die besten Ergebnisse erzielen, wenn Sie sich ein paar »Kernübungen«, das heißt »reine« Pilates-Übungen, auswählen und sich während der ersten Zeit, etwa vier bis sechs Wochen, auf diese konzentrieren, damit sich Ihre Muskeln an die an sie gestellten Anforderungen gewöhnen können.

Üben Sie erst nur diese, und wenn Sie sich damit wohlfühlen (was nicht unbedingt heißt, dass Sie sich bis zur zweiten Position hochgearbeitet haben müssen), dann fügen

Sie ihnen ein paar neue hinzu. Achten Sie dabei auf Ausgewogenheit beim Training der Hauptmuskelgruppen: Probieren Sie nach und nach je eine Übung jeder Kategorie aus, bis Sie sie alle kennen.

Der Entwurf eines Trainingsprogramms

Wie lange sollten Sie jeweils trainieren? Wie entwerfen Sie ein Programm, das nicht nur ausgewogen und effektiv ist, sondern auch Spaß macht und motiviert? Wie oft sollte man das Programm modifizieren? Was ist, wenn Sie nicht immer Zeit für ein ganzes Programm haben? Um diese Fragen zu beantworten, müssen wir zunächst mehrere Aspekte betrachten.

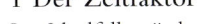

◁ Regelmäßiges Pilates-Training macht Ihren Körper lockerer und freier.

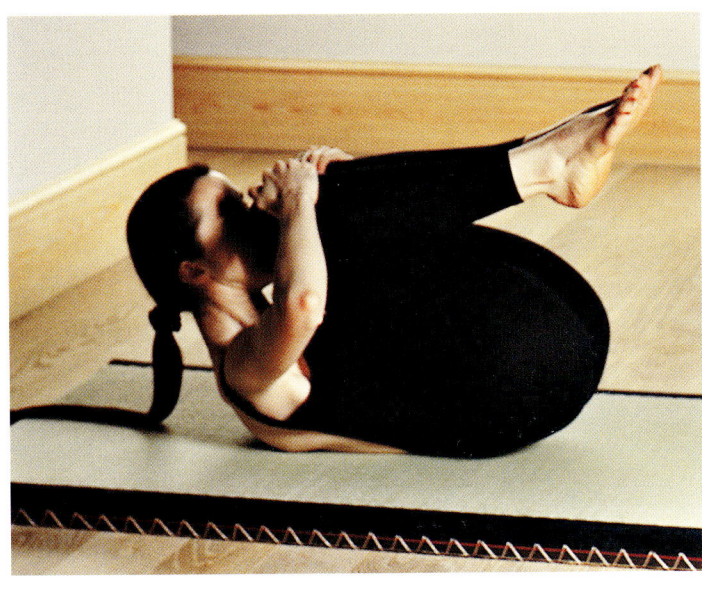

1 Der Zeitfaktor

Im Idealfall würden Sie Ihrem Pilates-Training mindestens eine Stunde und dem Herz-Kreislauf-Training 30–45 Minuten widmen, und zwar jeweils fünf Mal pro Woche. An jenen Tagen jedoch, an denen Sie keine Zeit für ein umfassendes Training haben, sind 25 Minuten besser als gar nichts.

2 Das gewünschte Ergebnis

Wollen Sie an Sportwettbewerben teilnehmen oder nur rundherum fitter werden? Für dramatische Ergebnisse müssen Sie Zeit, Anstrengung und Durchhaltevermögen investieren. Doch schon ein einstündiges Pilates-Training drei Mal oder sogar nur zwei Mal wöchentlich, gekoppelt an drei Herz-Kreislauf-Trainingsrunden von je 30–60 Minuten wird Ihren Fitnesslevel erheblich steigern und Ihnen schon nach relativ kurzer Zeit gute Ergebnisse bescheren.

3 Ihr Tagesablauf

Sind Sie beruflich sehr eingespannt? Wohnen Sie mehrere Treppen hoch? Fahren Sie überall hin oder gehen Sie auch mal zu Fuß? Auch die Aktivitäten außerhalb der Trainingsstunden zählen nämlich. Ihrem Körper ist es egal, ob Sie in einem Sportstudio Gewichte heben oder einen schweren Karton auf den Speicher schleppen. Natürlich werden Sie umso härter trainieren müssen, desto passiver Sie in Ihrem sonstigen Tagesablauf sind.

Musterprogramme

Die meisten Pilates-Übungen sollten ungefähr zehn Mal wiederholt werden (oder, im Falle von einseitigen Übungen, zehn Mal pro Seite). Von einigen Ausnahmen abgesehen – bei den Hundert etwa werden hundert Takte durchgeführt – können Sie bei Ihrer Programmplanung davon ausgehen, dass jede Übung etwa fünf Minuten beansprucht. Eine bestimmte Muskelgruppe bedarf vielleicht

größerer Aufmerksamkeit, vielleicht wegen einem Ungleichgewicht in Ihrem Körper oder weil Sie sich über den Tag auf einseitige Art und Weise bewegen. Bedenken Sie auch, dass im Programm Aufwärm- und Dehnungsübungen sowie eine abschließende Ruheperiode inbegriffen sind. Als kleine Anregung finden Sie unten zwei Musterprogramme.

Verändern Sie von Zeit zu Zeit Ihr Programm, damit Sie sich nicht langweilen. Wenn Sie eine bestimmte Übung nicht mögen oder diese nicht das Richtige zu sein scheint, nehmen Sie eine andere Übung für dieselbe Muskelgruppe. Hören Sie stets auf Ihren Körper! Die meisten Übungen haben mehrere Varianten, so dass Sie die Intensität des Trainings langsam steigern können.

Das Kurzprogramm

Was, wenn Sie einmal keine Zeit für ein einstündiges Trainingsprogramm haben? Stellen Sie sich für diese Gelegenheiten ein Kurzprogramm von 25 Minuten zusammen, doch versuchen Sie, es wirklich nur dann zu benutzen, wenn Ihnen absolut die Zeit für ein volles Training fehlt. 25 Minuten sind nicht ideal, aber besser als gar nichts. Natürlich machen Sie hierbei nicht nur weniger Übungen, sondern Sie verwenden auch auf jede einzelne Übung weniger Zeit. Planen Sie fünf bis sieben Wiederholungen pro Übung ein.

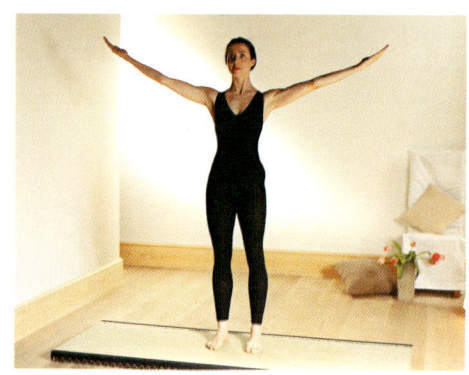

1

◁ **Aufwärmen**
8–10 Minuten
(S. 26)

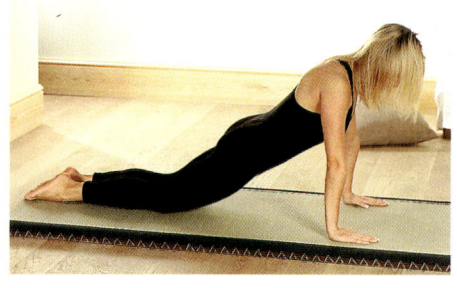

2

◁ **Liegestütze**
3 Minuten
(S. 48)

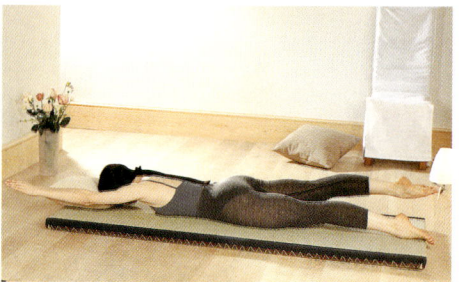

3

◁ **Schwimmen**
3 Minuten
(S. 37)

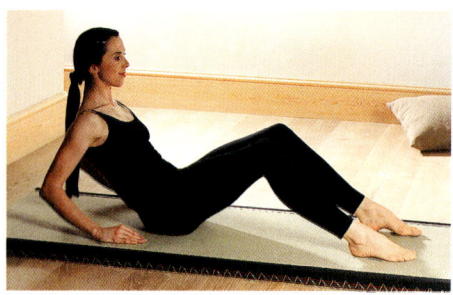

4

◁ **Wiege**
3 Minuten
(S. 34)

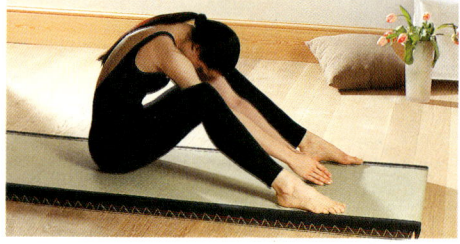

5

◁ **Rücken-streckung**
3 Minuten
(S. 58)

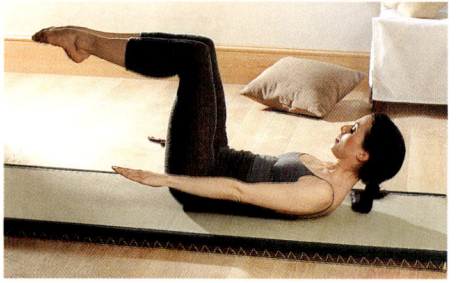

6

◁ **Die Hundert**
3 Minuten
(S. 36)

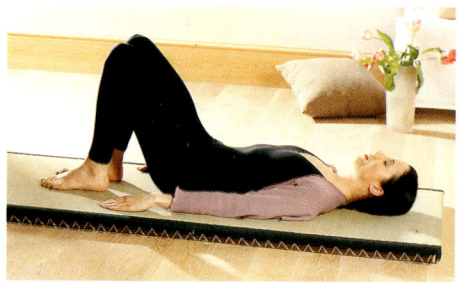

7

◁ **Entspannung**
3 Minuten
(S. 28)

Das Ein-Stunden-Programm

Dieses Beispiel enthält einige der »Kernübungen«: Machen Sie dieses Programm, wenn Sie gerade mit Pilates anfangen, um sich mit dieser Art des Trainings vertraut zu machen. Wie bei den meisten Pilates-Programmen liegt hier die Betonung auf der Stärkung des Rumpfes. Wechseln Sie ruhig nach ein paar Wochen einige der Übungen gegen andere aus; achten Sie darauf, dass alle Kategorien dabei vertreten sind, damit Sie in den Genuss eines ausgewogenen Trainings Ihrer Ausdauer und Beweglichkeit kommen.

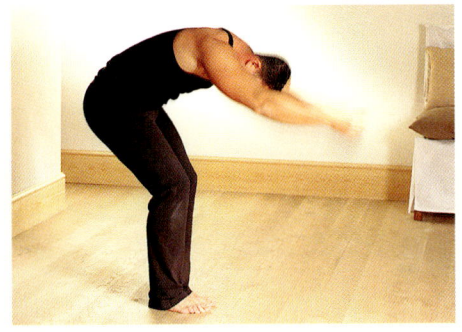

1

◁ **Aufwärmen**
8–10 Minuten
(S. 26)

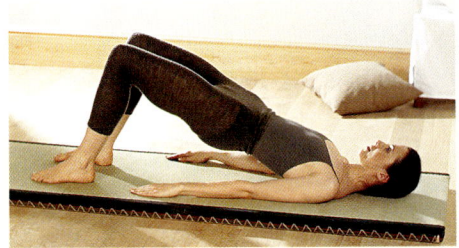

2

◁ **Schulter-brücke**
5 Minuten
(S. 31)

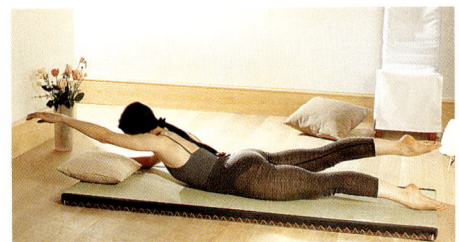

3

◁ **Schwimmen**
5 Minuten
(S. 37)

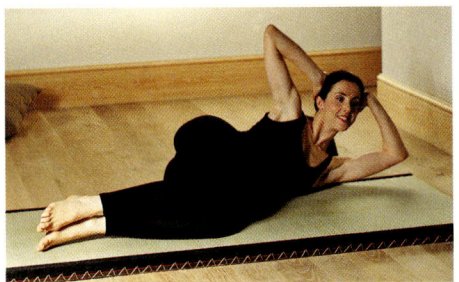

4

◁ **Seitliches Pressen (rechte Seite)**
5 Minuten
(S. 42)

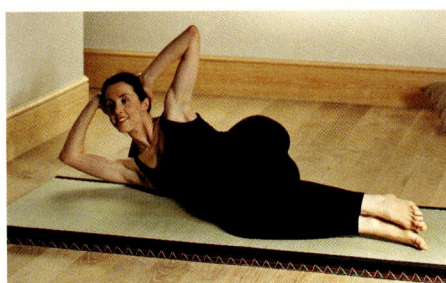

5

◁ **Seitliches Pressen (linke Seite)**
5 Minuten
(S. 42)

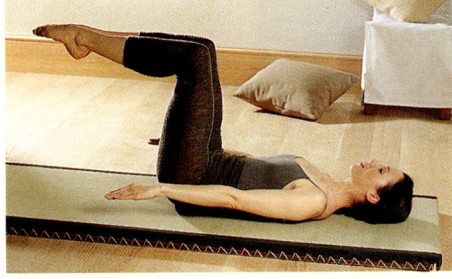

6

◁ **Die Hundert**
5 Minuten
(S. 36)

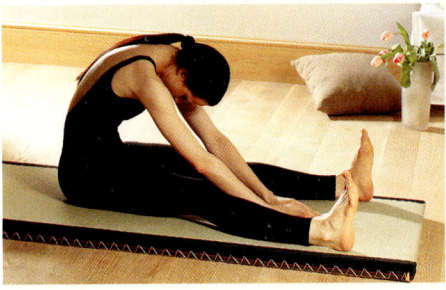

7

◁ **Rücken-streckung**
5 Minuten
(S. 58)

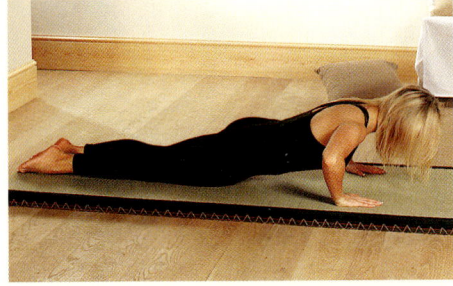

8

◁ **Liegestütze**
5 Minuten
(S. 48)

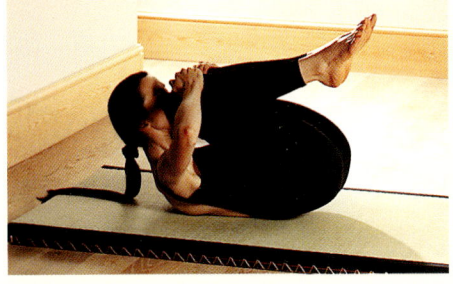

9

◁ **Wiege**
5 Minuten
(S. 34)

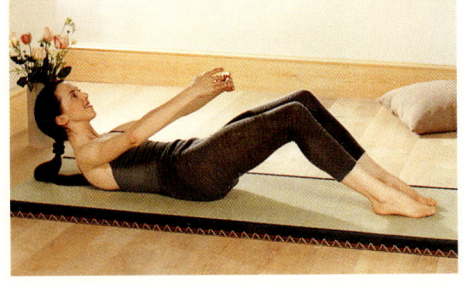

10

◁ **Aufrollen**
5 Minuten
(S. 35)

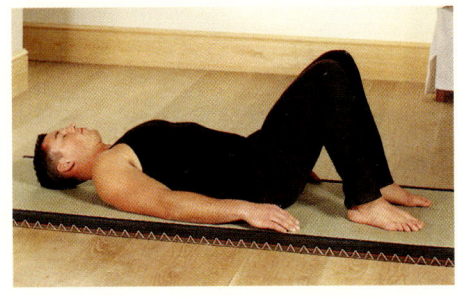

11

◁ **Entspannung**
5 Minuten
(S. 28)

Häufige Haltungsfehler

Der menschliche Körper ist eine fantastische Maschine, die auf Gehen, Laufen, Springen, Stoßen und Ziehen programmiert ist. Er ist autonom und vielseitig und kann sich auf die verschiedensten Situationen einstellen – zum Beispiel, indem er seine Muskulatur streckt oder verstärkt oder indem er sich eine Fettschicht zulegt, um sich vor Kälte zu schützen. Wenn Sie nicht schon mit einer bestimmten Behinderung geboren worden sind, haben Sie Ihr Leben mit einem symmetrischen, wohlkoordinierten Körper begonnen.

Leider sind die meisten ausgewachsenen Körper weder gerade noch symmetrisch. Beide Körperseiten arbeiten zumeist unterschiedlich, wobei einige Muskeln verkrampft und überanstrengt sind, andere dagegen schwach und überdehnt. Wie sieht nun eigentlich ein ausgewogener Körper aus? Zunächst einmal sind beide Körperseiten gleich stark und beweglich. Schulter-, Hüft- und Knöchelgelenke sind gerade und auf der gleichen Höhe, und die Schulterblätter ziehen sich an der Wirbelsäule entlang nach unten.

Haltungskontrolle

Betrachten Sie sich in einem großen Spiegel. Stehen Sie entspannt, so, wie Sie es normalerweise gewohnt sind, und denken Sie nicht zuviel darüber nach. Legen Sie sich ehrliche Rechenschaft über Ihre Haltung ab – oder bitten Sie einen Freund, das für Sie zu tun. Hier sind einige übliche Haltungsfehler. Erkennen Sie sich darin wieder?

- Der Kopf ist zu einer Seite, nach vorn oder nach hinten geneigt.
- Die Beine sind nach hinten durchgebogen.
- Sie haben einen Rundrücken.
- Sie haben ein Hohlkreuz.
- Die Schultern sind verschieden hoch, entweder ist eine hochgezogen oder nach vorn geneigt, oder beide hängen herunter.
- Die Handflächen zeigen nach hinten.
- Sie knicken in den Hüften ein oder schieben eine nach vorn oder hinten.
- Sie haben X- oder O-Beine oder asymmetrische Beine.
- Die Füße sind nach innen oder nach außen geneigt.
- Ihr Körpergewicht ist nicht gleichmäßig auf beide Füße verteilt.
- Sie haben Plattfüße.

Es gibt viele Gründe dafür, warum Ihr Körper Haltungsschäden entwickelt. Wenn ein Körperteil gestört ist, wird der ganze restliche Körper in Mitleidenschaft gezogen, denn Sie müssen ja trotz allem über den Tag kommen. So kompensieren dann andere Muskeln das entstandene Ungleichgewicht. Allmählich überanstrengen sich diese Körperteile und fangen ebenfalls an zu schmerzen, was das Problem noch verschlimmert. Doch Schmerzen dienen dazu, Sie auf ein Problem in Ihrem Körper hinzuweisen.

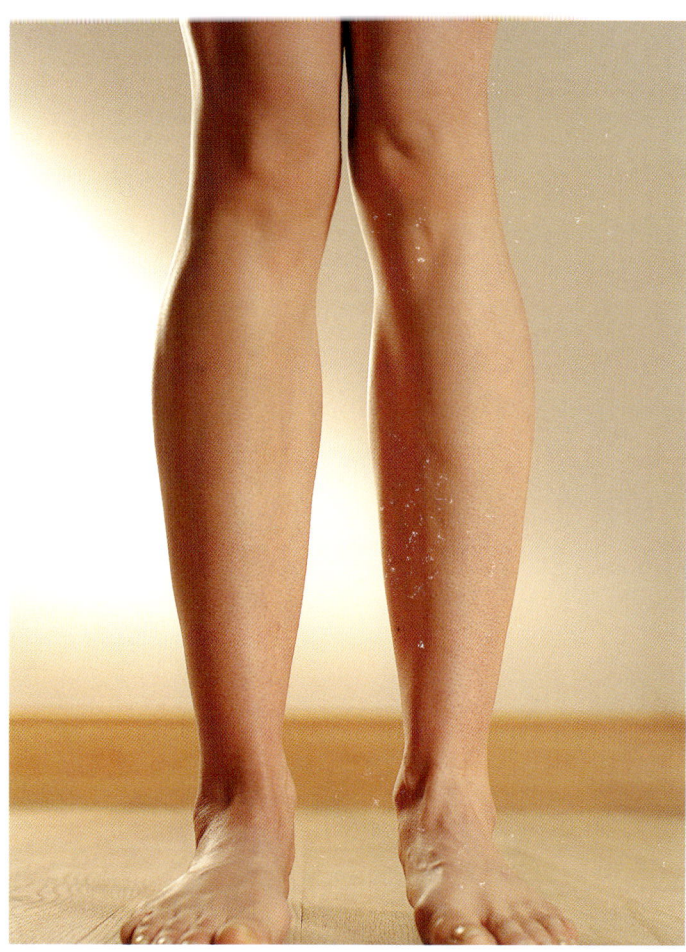

△ Haben Sie X- oder O-Beine oder eine asymmetrische Fußstellung?

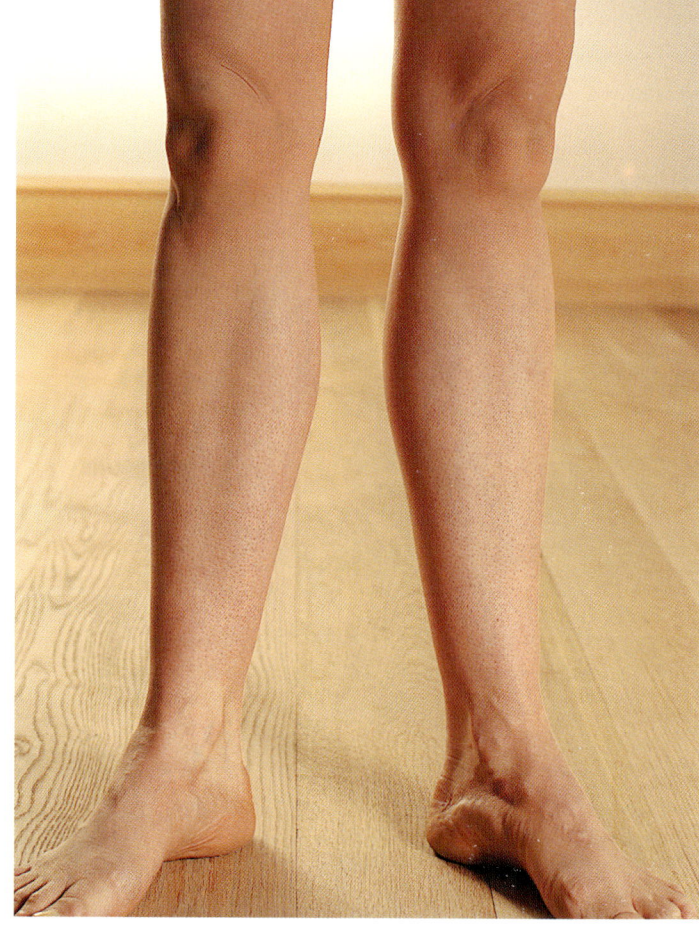

△ Die Füße können zu weit nach innen oder außen gekehrt sein.

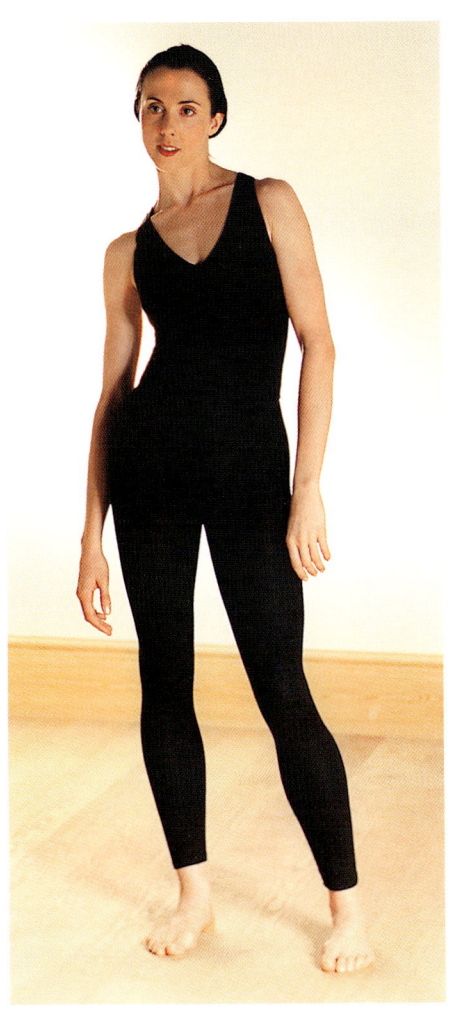

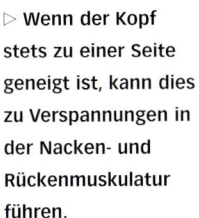

▷ Wenn der Kopf stets zu einer Seite geneigt ist, kann dies zu Verspannungen in der Nacken- und Rückenmuskulatur führen.

◁ Knicken Sie in den Hüften ein oder ist Ihr Körpergewicht ungleichmäßig verteilt?

73

Machen Sie Pilates zu einem Teil Ihres Lebens

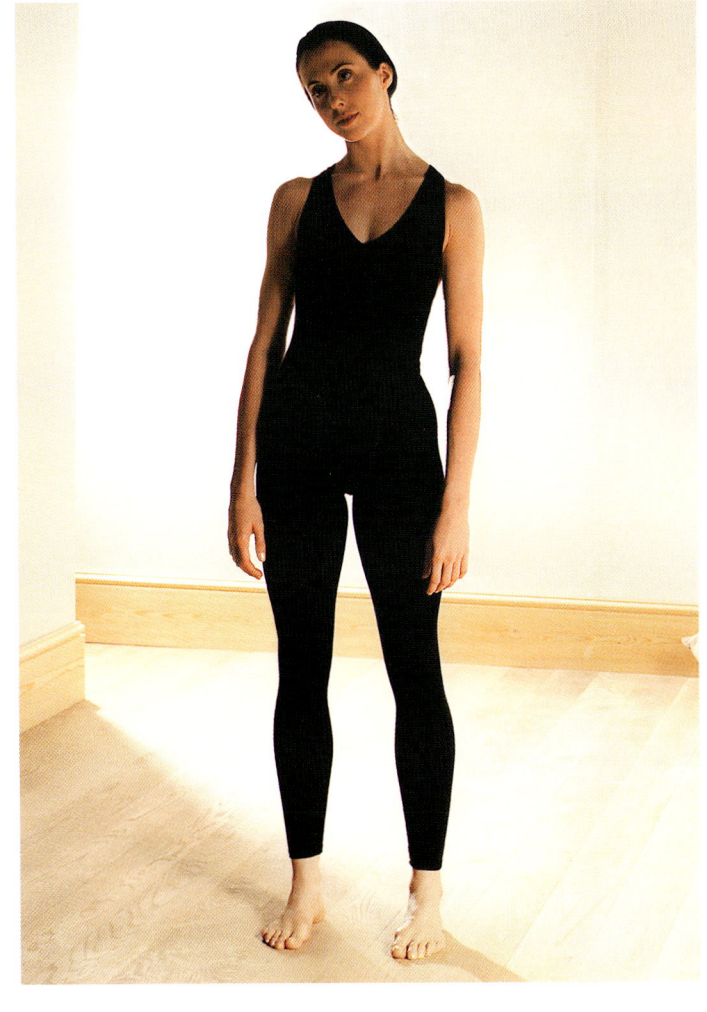

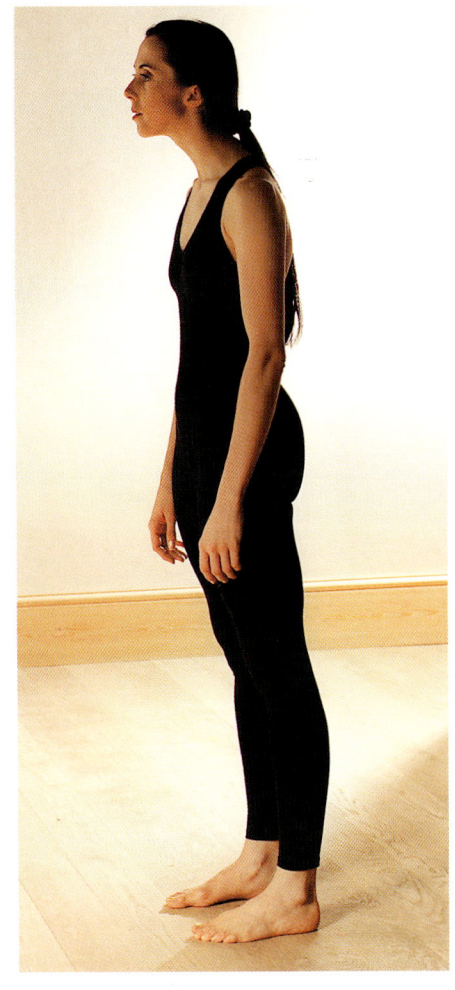

Dies geschieht entweder, indem Sie sich verletzen; bestenfalls entwickeln Sie chronische Schmerzen – normalerweise im Rücken oder Nacken, in Hüften, Knien oder Schultern. Wenn es Ihnen irgendwo weh tut, sollten Sie immer so schnell wie möglich fachlichen Rat einholen, noch bevor dies zu Haltungsschäden führen kann.

Wie fühlen Sie sich, wenn Sie über längere Zeit gesessen haben? Schmerzt der Nacken auf einer Seite? Haben Sie Schmerzen im Kreuz? Das sollte natürlich nicht so sein. Wenn Ihr Körper optimal funktioniert, sollten Sie niemals irgendwo Schmerzen haben, wenn Sie eine Weile still gesessen oder gestanden haben.

Warum also tun unsere Körper nicht das, was sie sollten? Die meisten Menschen sind heute einer Menge täglichen Stresses ausgesetzt. Das Leben wird immer hektischer, die Erwartungen haben sich gesteigert, und aus diesem Grunde haben wir viele Geräte und Maschinen entwickelt, die maximale Leistung bei minimalem Aufwand abwerfen. Fernbedienungen, Autos und Fahrstühlen haben wir es zu verdanken, dass wir uns heute erheblich weniger bewegen als frühere Generationen. Dadurch aber nahmen Übergewicht und Herzkrankheiten in der Bevölkerung zu. Da uns die tägliche Bewegung

nicht mehr fit hält, müssen wir nun auf sportliche Betätigung zurückgreifen. Verspannungen und Fehlbelastungen des Körpers können großen Schaden verursachen, indem die verkrampften Muskeln die generelle Bewegungsfreiheit erheblich einschränken.

Ihre Schuhe können Ihnen eine Menge über Ihren Körper erzählen. Schauen Sie sich ein Paar Schuhe an – sie müssen jedoch Ledersohlen haben, keine Gummisohlen. Sind sie auf der Innen- oder der Außenseite mehr abgetragen? Sieht eine Sohle älter aus als die andere? Drücken die Zehen gegen eine Seite – bei nur einem Schuh? Die meisten Menschen haben leicht verschiedene Füße; wenn dies aber deutlich zu sehen oder gar schmerzhaft ist, sollten Sie sich unbedingt an einen Spezialisten wenden. Möglicherweise haben Sie einen angeborenen Haltungsschaden, der es Ihnen unmöglich macht, eine korrekte Haltung einzunehmen. In diesem Falle sollte ein Arzt hinzugezogen werden.

▷ Halten Sie den Kopf zu weit vornüber geneigt?

Eine bessere Haltung durch Pilates

Um mit dem Stress des täglichen Lebens besser fertig zu werden, muss der Körper regelrecht umerzogen werden. Falls Ihre Haltungsschäden sehr gravierend sind oder Sie sogar chronische Schmerzen haben, sollten Sie in jedem Falle den Arzt befragen, bevor Sie mit irgendeiner Art von Sport beginnen. Das Pilates-Training will und kann den Arzt nicht ersetzen, aber es kann eine sinnvolle Begleitungsübung zu ärztlichen Hilfsmaßnahmen sein.

Gewöhnlich neigt man dazu, sich in einem Sportstudio eher wahllos Übungen auszusuchen, die sich mit den Körperpartien befassen, die man am wenigsten an sich leiden kann – oder schlicht Übungen, die einem am leichtesten fallen. Doch Vorsicht: Dies kann ein eventuell bestehendes Problem noch verstärken. Wenn der Körper nicht als Ganzheit trainiert wird, treten seine Schwächen nur umso stärker zutage. Regelmäßiges Pilates-Training hingegen stärkt die zentrale Haltungsmuskulatur, so dass eine gute Körperhaltung schließlich keine ständige Konzentration mehr erfordert, sondern zur zweiten Natur wird.

Um sich ein vollständiges Bild zu machen, ist es zunächst einmal unabdingbar, sich die Wichtigkeit der Rumpfmuskulatur bewusst zu machen. Jeden Schritt, den Sie machen; jedes Gewicht, dass Sie heben; jede Ihrer Bewegungen wird von den Bauch- und Rückenmuskeln stabilisiert, um die Wirbelsäule vor Verletzungen zu schützen. Wie stark Ihre Arme auch immer sein mögen – wenn Ihr Körper es nicht schafft, Sie von innen her ausreichend zu stützen, ist Ihre Kraft begrenzt. Stellen Sie sich Ihren Körper als eine Kette vor: Sie sind nur so stark wie das schwächste Glied!

Wenn Sie eine schlechte Haltung haben, dann arbeitet Ihre Muskulatur schon seit langem nicht korrekt. Daher werden Sie sie auch nicht in ein paar Trainingsrunden in die richtige Position zwingen können – dies braucht Zeit! Befragen Sie stets einen Arzt, wenn Sie während oder nach dem Training Schmerzen haben. Unterscheiden Sie dabei

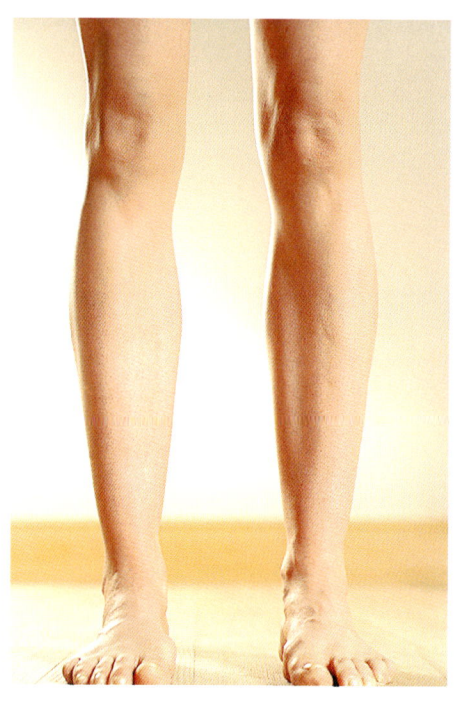

▷ Bei korrekter Haltung sind die Kniescheiben nach vorn gerichtet und Knie und Knöchel sind jeweils auf gleicher Höhe.

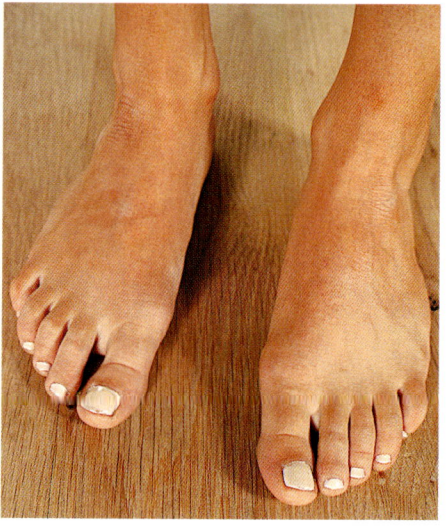

△ Das Körpergewicht sollte gleichmäßig über die gesamten Fußflächen verteilt sein. Schwache Muskulatur oder rapide Gewichtszunahme können zu Plattfüßen führen.

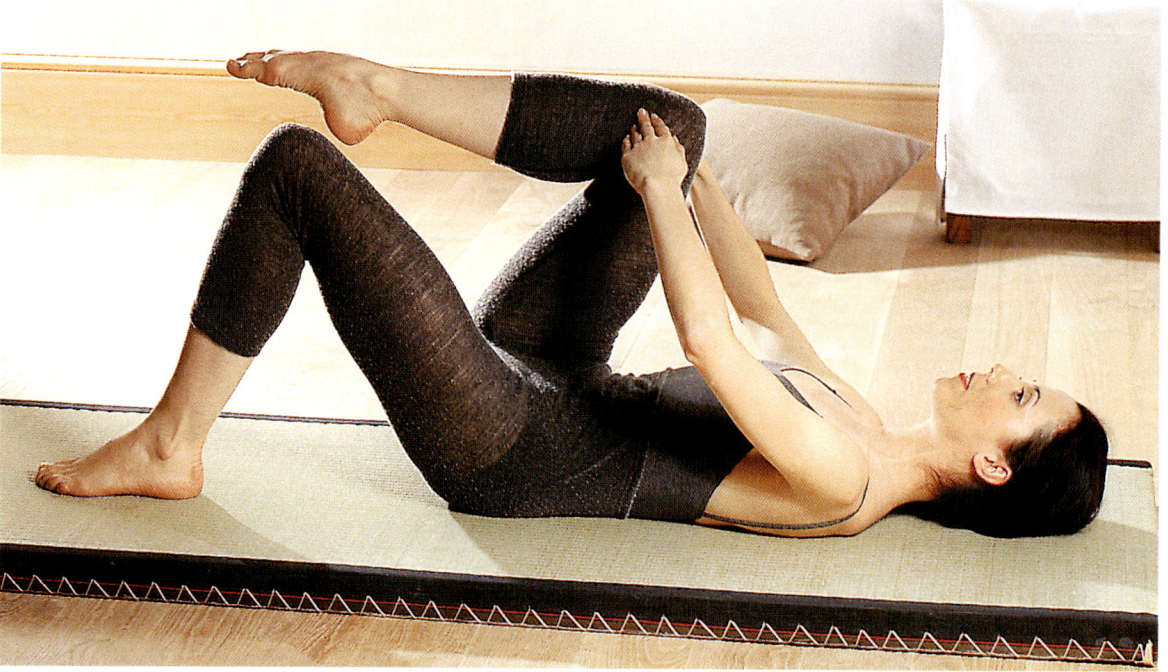

▷ Das Pilates-Training stärkt die zentrale Haltungsmuskulatur, wodurch es wesentlich bequemer wird, »Haltung zu bewahren«.

▷ **Stellen Sie sich vor den Spiegel und überprüfen Sie Ihre Haltung. Achten Sie dabei besonders auf Hüften, Arme, Schultern, Rücken und
Gewichtsverteilung.**

aber zwischen Muskelkater und wirklichen
Schmerzen.

Muskelkater ist anfangs normal – am
schlimmsten wird er wahrscheinlich etwa
48 Stunden nach dem Training sein. Es ist
immer gut, am Ende jedes Trainings ein paar
Dehn- und Streckübungen zu machen; auch
ein warmes Bad kann helfen. Außerdem gibt
es eine ganze Reihe von Gels und Salben zur
Linderung von Muskelverspannungen. Fragen Sie Ihren Apotheker.

Nun stellen Sie sich noch einmal vor den
Spiegel. Diesmal aber versuchen Sie, eine
korrekte Haltung einzunehmen. Hier ist eine
Liste von Anhaltspunkten. Finden Sie sich
darin wieder?

- Die Schultern sind gerade.
- Die Hüften sind gerade und symmetrisch.
- Der Daumen jeder Hand zeigt nach vorne.
- Die Kniescheiben sind auf gleicher Höhe
  und zeigen nach vorne.
- Die Knöchel sind symmetrisch angeordnet.
- Das Körpergewicht ist gleichmäßig über
  alle »vier Ecken« der Füße verteilt.
- Ihre Wirbelsäule ist ganz aufgerichtet.

▽ **Sie werden feststellen, dass Sie mit mehr
Respekt behandelt werden, wenn sich Ihre
Haltung verbessert.**

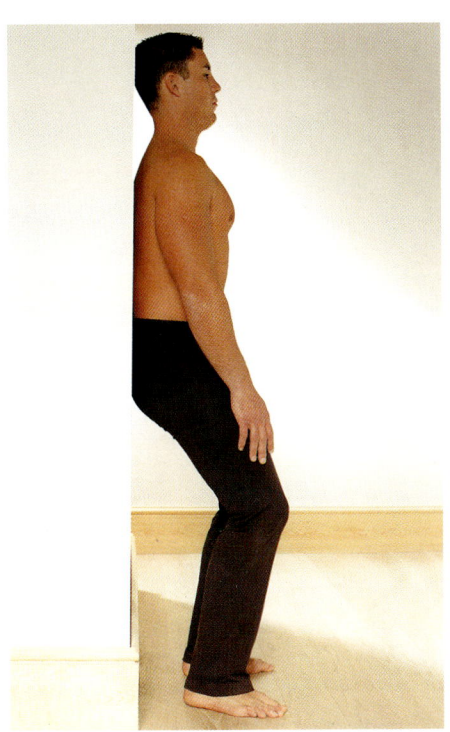

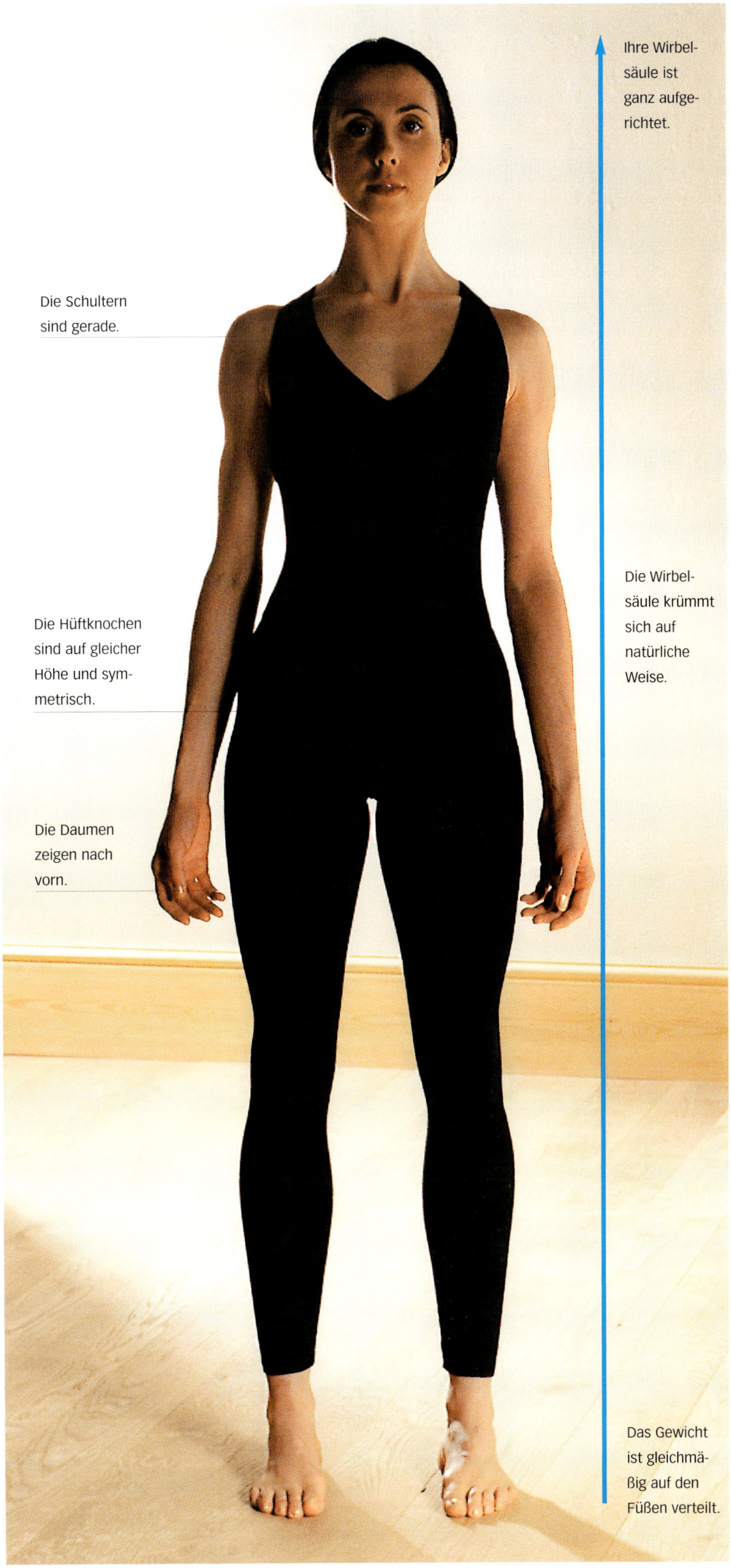

Ihre Wirbel-
säule ist
ganz aufge-
richtet.

Die Schultern
sind gerade.

Die Wirbel-
säule krümmt
sich auf
natürliche
Weise.

Die Hüftknochen
sind auf gleicher
Höhe und sym-
metrisch.

Die Daumen
zeigen nach
vorn.

Das Gewicht
ist gleichmä-
ßig auf den
Füßen verteilt.

Pilates im Alltag

Es würde wenig Sinn machen, mit einem Gymnastiktraining zu beginnen, wenn Sie nicht gleichzeitig auch die Einstellung zu Ihrer Körperhaltung ändern würden. Andernfalls könnten Sie dieselben Haltungsfehler, in deren Beseitigung Sie soviel Schweiß investieren, weiterhin fortführen. Zwar hilft Ihnen Pilates dabei, die Haltungsmuskulatur zu stärken und zu verbessern, aber Sie müssen gleichzeitig lernen, auch im Alltag die effizienteste und sicherste Körperhaltung einzunehmen.

Die Haltung

Ihre Körperhaltung sagt eine Menge über Sie aus. Wenn Sie einen Raum betreten, in dem sich jemand mit einer geraden Haltung befindet, werden Sie automatisch auf ihn aufmerksam und allerhand Vermutungen über seine Person und sein Leben anstellen. Sie nehmen ganz natürlich an, er wäre stark, selbstsicher und kompetent.

Auf dieselbe Weise werden Sie von Ihrer eigenen Haltung beeinflusst: Merken Sie, wie viel besser und wacher Sie sich fühlen, wenn Sie aufrecht sitzen oder stehen? Versuchen Sie das einmal während eines wichtigen Telefongespräches: Sie werden sich sofort selbstbewusster fühlen. Ein jeder findet Menschen anziehend, die sich in Ihrer Haut wohlfühlen; Tests zufolge finden wir Menschen mit guter Haltung generell attraktiver. Dennoch sind wir uns unserer eigenen Körperhaltung selten bewusst: Im Allgemeinen denken wir erst darüber nach, wenn wir über Verspannungen zu klagen beginnen.

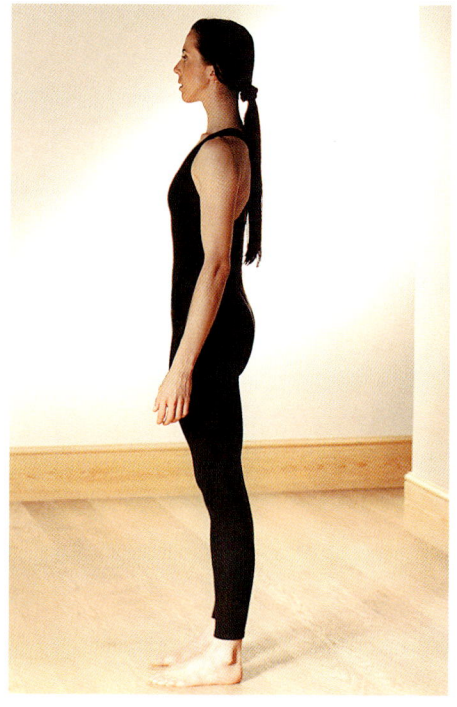

▷ **Bitten Sie einen Freund, Sie sofort auf Haltungsfehler aufmerksam zu machen.**

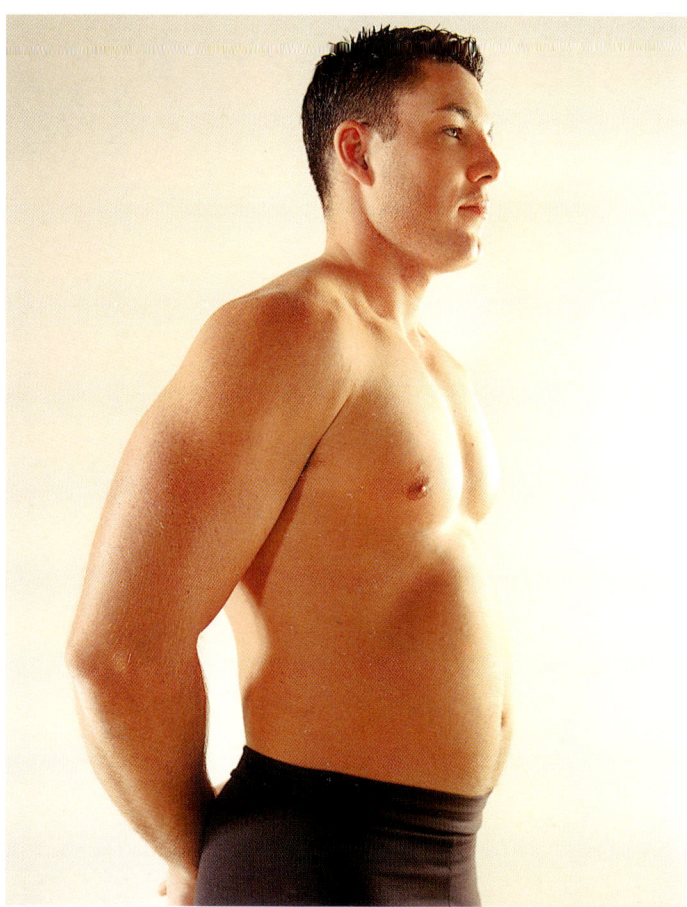

△ **Die Körperhaltung beeinflusst nachhaltig Ihr Erscheinungsbild. Durch eine schlaffe Bauchmuskulatur wirken Sie leicht übergewichtig.**

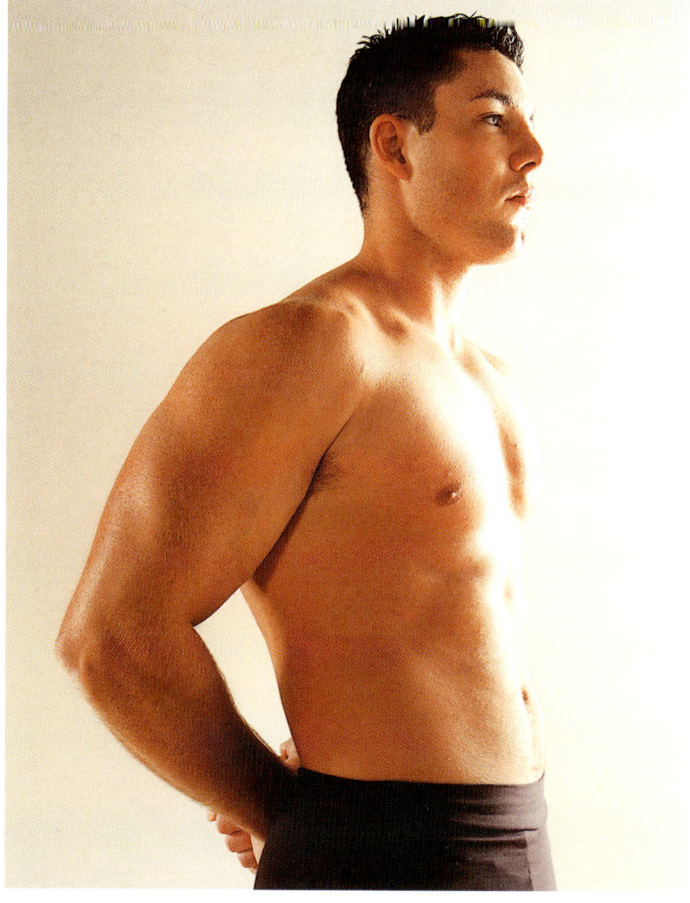

△ **Wenn Sie sich gerade aufrichten und die Bauchmuskeln einziehen, wirken Sie glatt 3 Kilogramm leichter und generell schlanker und durchtrainierter.**

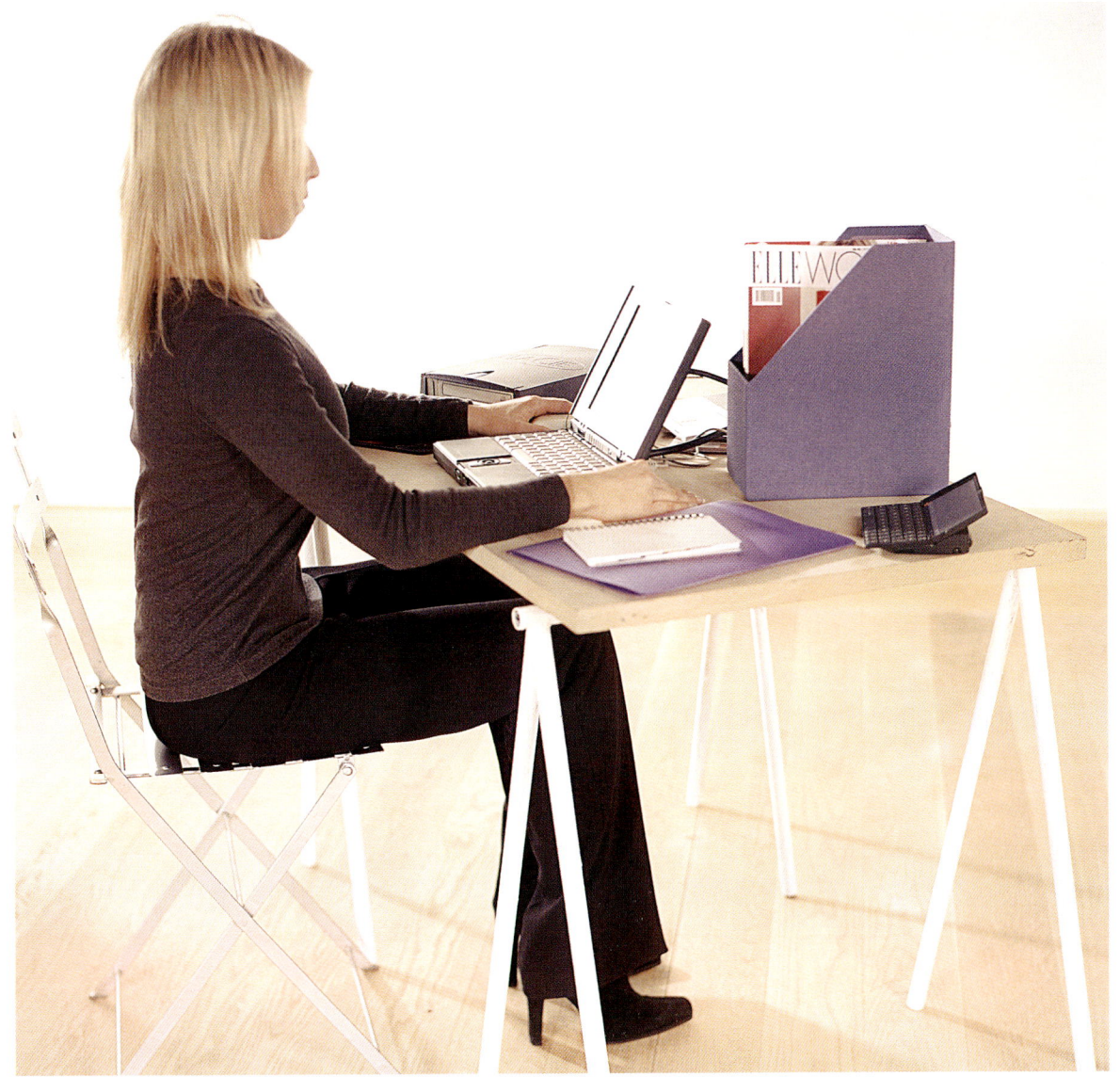

◁ **Lassen Sie sich am Schreibtisch nicht vornüber fallen. Halten Sie Kopf und Rücken gerade und die Schulterblätter nach unten. Nicht die Bauchmuskeln hängen lassen! Die Füße sollten genau unter den Knien flach auf dem Boden stehen.**

Doch es geht bei der richtigen Haltung nicht nur darum, wie wir sitzen oder gehen. Um den optimalen Nutzen aus Ihrem Pilates-Training zu ziehen, müssen Sie Ihren ganzen Körper darauf trainieren, immer auf der höchsten Effektivitätsstufe zu funktionieren, damit er den täglichen Anforderungen gewachsen ist. Das bedeutet, sämtliche Ungleichgewichte in Ihrem Körper zu beseitigen. Es nützt wenig, Ihren Körper mit Pilates-Training oder irgendeiner anderen Gymnastik in Form bringen zu wollen, wenn Sie sich während der restlichen Zeit hängen lassen.

Richtiges Sitzen

Wenn Sie wie so viele Menschen in einem Büro arbeiten, dann werden Sie wahrscheinlich lange Stunden am Schreibtisch sitzend verbringen, und das oft in einem ergonomisch unzureichenden Stuhl. Praktisch jeder Stuhl in der westlichen Welt hat eine Rückenlehne und lädt uns damit zum Krummsitzen ein. In Japan, wo es üblich ist, frei auf dem Boden zu sitzen, kommen

Rückenbeschwerden wesentlich seltener vor als bei uns, wo der geschätzte Prozentsatz 80 % beträgt.

Wenn Sie am Computer arbeiten, schreiben oder essen, sitzen Sie wahrscheinlich mit krummem Rücken, nach vorn gebeugten Schultern, eingezogenem Kopf und angespannten Nackenmuskeln. Im Laufe der Zeit ist Ihnen diese Haltung vermutlich so zur Gewohnheit geworden, dass die muskulären Verspannungen sich festgesetzt haben.

Es ist auch relativ schwer, gerade zu sitzen. Der Rumpf muss stark genug sein, die zur Stabilisierung der Wirbelsäule nötige Kontraktion der Bauch- und Rückenmuskulatur über längere Zeit hinweg aufrechtzuerhalten. Eine korrekte Haltung bleibt immer gleich, egal, ob Sie sitzen, stehen oder liegen: Sie sollte sich nicht verändern, nur weil Sie die Position wechseln. Ob im Stehen oder Sitzen, die Schultern sollten stets straff zurückgezogen sein, die Brust frei, die Bauchmuskeln angespannt, das Kinn parallel zum Boden und die Füße flach am Boden.

Das Pilates-Training wird Ihnen die nötige Kraft geben, eine korrekte Haltung dauerhaft aufrechtzuerhalten. Wenn Sie sitzen, sollten Ihre Knie einen rechten Winkel bilden, und die Wirbelsäule sich ganz aufgerichtet und in neutraler Haltung befinden. Schlagen Sie die Beine nicht übereinander. Das kann sehr schwer sein, besonders, wenn Sie auf eine bestimmte Sache, z. B. Ihren Computer, konzentriert sind. Verstellbare Monitore und ergonomisch korrektes Gestühl sind eine sehr gute Investition. Eine gute Methode, sich den ganzen Tag über an eine korrekte Körperhaltung zu erinnern, ist, das Wort »Haltung« auf Ihren Bildschirmschoner zu schreiben: Das hat normalerweise eine sofortige Wirkung. Sie können auch Ihre Kollegen bitten, Sie darauf aufmerksam zu machen, wenn Sie sich hängen lassen. Wofür immer Sie sich entscheiden – stellen Sie sich ein Mal pro Stunde hin und strecken Sie sich! Heben Sie die Arme über den Kopf und biegen Sie vorsichtig die Wirbelsäule vor und zurück – eine Wohltat!

▷

Richtiges Stehen

Die wenigsten Menschen verteilen ihr Körpergewicht im Stehen gleichmäßig auf beide Füße. Normalerweise verlagert man bei längerem Stehen das Gewicht erst auf das eine, dann auf das andere Bein. Menschen mit starkem Hohlkreuz drücken auch gern die Knie durch und lassen den Bauch vorhängen. Das führt jedoch im Allgemeinen erst recht zu Rücken- und Kniebeschwerden. Hier ist es wiederum besonders wichtig, die Rumpfmuskulatur zu trainieren, um eine korrekte Haltung zu ermöglichen. Halten Sie sich über den Tag immer wieder das Ergebnis der Überprüfung Ihrer Körperhaltung vor Augen. Machen Sie sich eine Liste Ihrer Haltungsfehler und nehmen Sie sich vor, diese nach und nach wegzutrainieren; so lange, bis Ihre Gewohnheiten sich geändert haben. Wenn Sie mögen, können Sie auch einen Freund oder ein Familienmitglied damit beauftragen, Sie stets darauf aufmerksam zu machen, wenn Sie sich wieder hängen lassen.

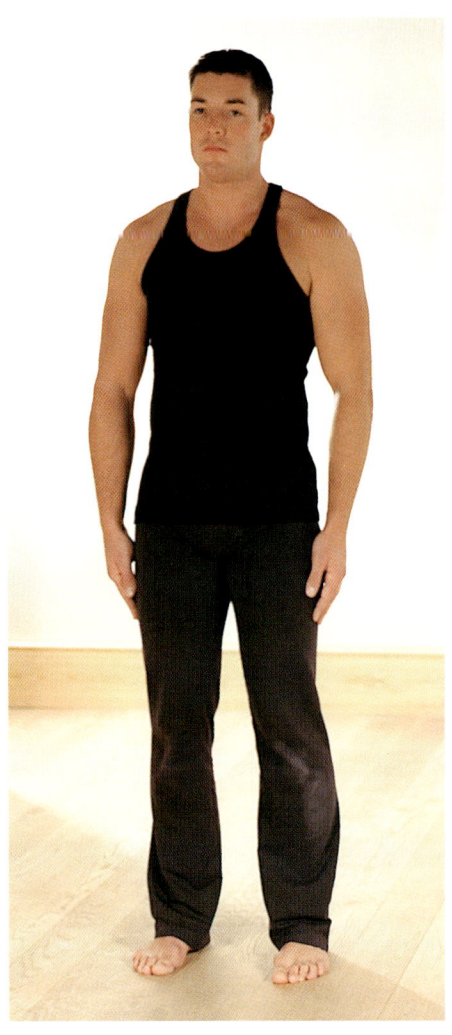

△ **Verlagern Sie beim Stehen Ihr Körpergewicht nicht auf ein Bein, sondern verteilen Sie es gleichmäßig. Halten Sie Kopf und Rücken gerade und in neutraler Position. Die Schultern sind entspannt.**

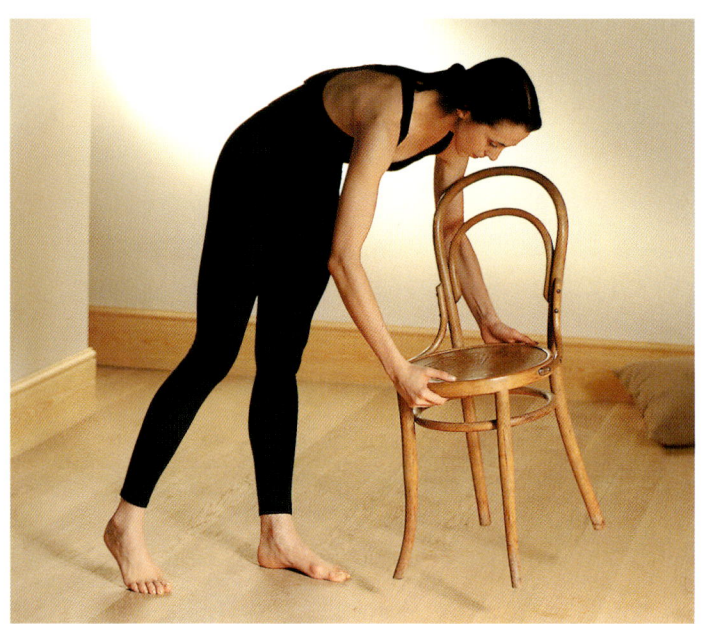

◁ **Vermeiden Sie es, beim Heben den Rücken krumm zu machen.**

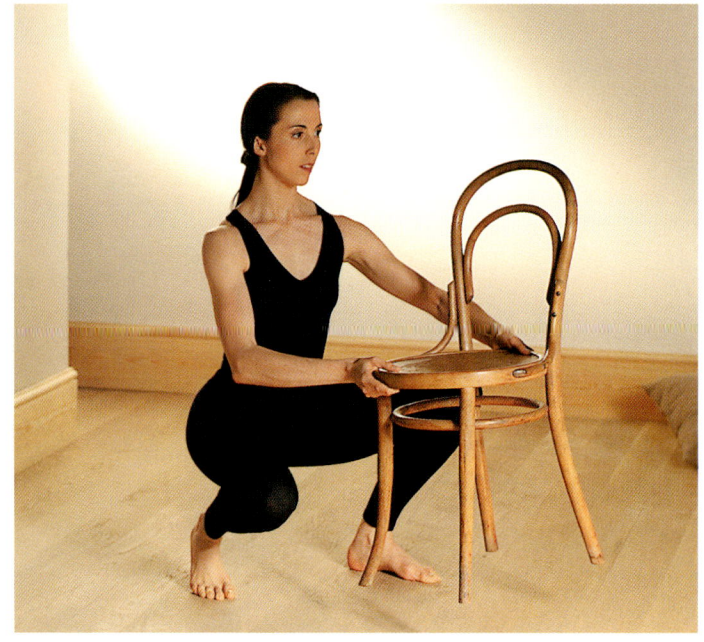

◁ **Gehen Sie nahe am Objekt in die Hocke und richten Sie sich beim Heben über die Beinmuskulatur auf, nicht über den Rücken. Die Bauchmuskeln sind stets angespannt, Kopf und Rücken gerade.**

Das Treppensteigen

Es ist ganz natürlich, sich beim Treppensteigen oder beim Bergaufgehen ein wenig über die Hüfte nach vorn zu neigen. Jedes Zuviel kann hier aber zu Kreuzschmerzen führen.

Achten Sie darauf, beim Bergaufgehen oder Treppensteigen die Bauchmuskeln anzuspannen, um den Rumpf zu stabilisieren. Obwohl Sie natürlich darauf achten müssen, wo Sie hintreten, versuchen Sie dennoch, das Kinn soweit wie möglich parallel zum Boden zu halten. Schauen Sie dafür mit den Augen nach unten, nicht mit dem Kopf.

Das Heben schwerer Gegenstände

Es ist ungeheuer wichtig, beim Heben stets den Rumpf gerade zu halten, egal, ob Sie leichte oder schwere Sachen heben. In manchen Situationen – z. B. wenn Sie ein stür-zendes Kind auffangen – haben Sie nicht die Zeit, Ihren Körper bewusst auf die Anstrengung vorzubereiten, die das plötzliche Heben eines Objekts erfordert. Daher ist es wichtig, die Bauch- und Rückenmuskulatur so gut zu trainieren, dass die richtige Haltung beim Heben zum Reflex wird.

Wenn Sie die Zeit haben, sich auf das Heben von schweren Gegenständen innerlich vorzubereiten, dann gehen Sie zunächst in die Knie. Der Rumpf bleibt dabei gerade. Gehen Sie nahe an das Objekt heran und benutzen Sie die Muskulatur der Beine, nicht die des Rückens, um sich beim Heben aufzurichten. Halten Sie währenddessen stets die Bauchmuskeln angespannt und versuchen Sie, das zu hebende Objekt am tiefstmöglichen Punkt zu fassen. So wird sich Ihr Rücken nicht überanstrengen.

Übungen für den Alltag

Abgesehen vom eigentlichen Pilates-Training gibt es auch eine Reihe von Übungen, die Sie leicht immer einmal wieder zwischendurch machen können. Überprüfen Sie immer wieder Ihre Haltung und üben Sie die Grundprinzipien der guten Haltung. Sie können sich auch eine Liste machen und diese von Zeit zu Zeit durchgehen, denn eine korrekte Haltung während des Pilates-Trainings hilft dabei, den Körper wieder in die Balance zu bringen und ein optimales Ergebnis zu erzielen.

Ziehen Sie den Bauch ein

Ziehen Sie zwischendurch, so oft Sie können, den Nabel ans Rückgrat. Dies trainiert nicht nur die Bauchmuskeln, sondern gewöhnt Sie auch an eine der zentralen Bewegungen im Pilates-Training.

▷ Der Rücken ist gerade und in neutraler Haltung. Atmen Sie ein und stellen Sie sich beim Ausatmen vor, Sie würden eine enge Hose tragen und wollten den Nabel vom Hosenbund wegziehen. Richten Sie die Wirbelsäule ganz auf.

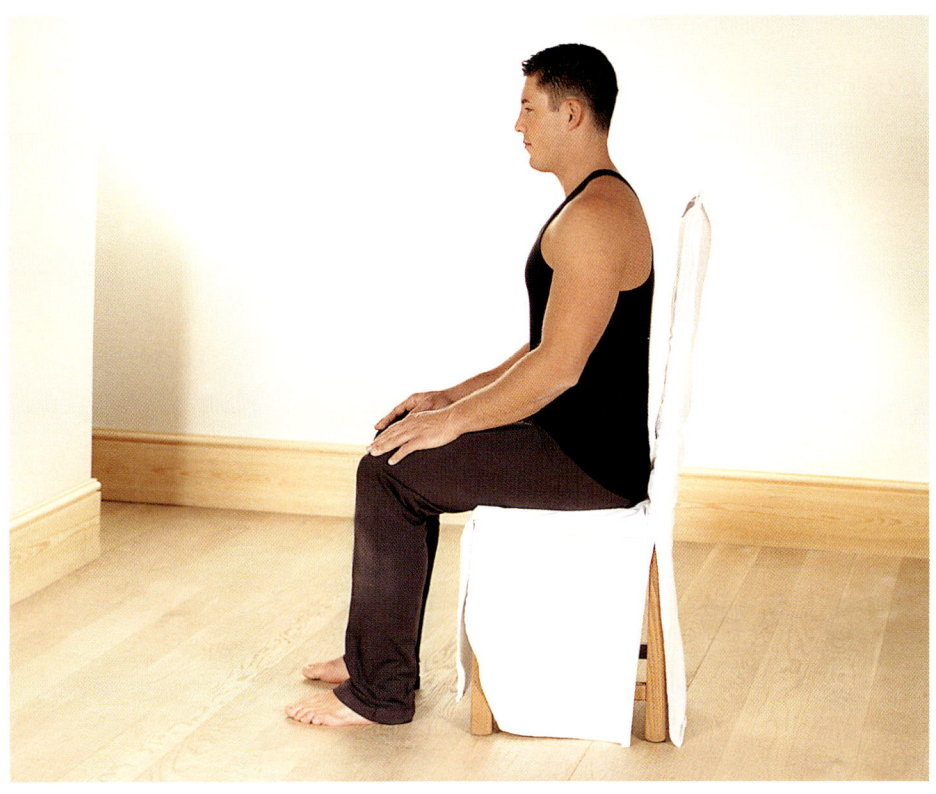

Handgelenkkreisen

Wenn Sie lange am Computer gearbeitet haben, sollten Sie immer mal wieder Ihre Handgelenke strecken und lockern. Legen Sie beim Schreiben oder Tippen ca. alle 20–30 Minuten eine kurze Pause ein.

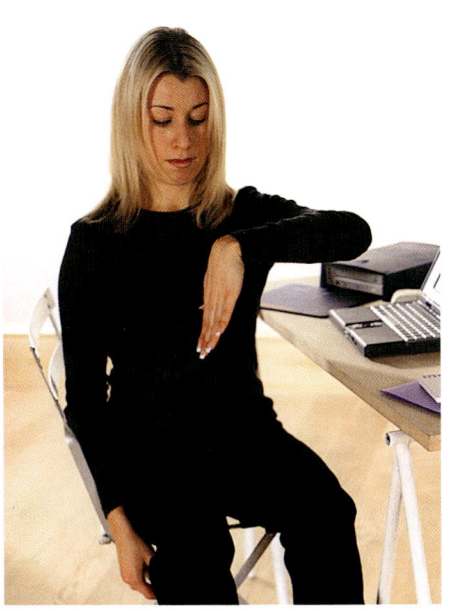

◁ Beginnen Sie damit, das Handgelenk kreisen zu lassen. Halten Sie den Arm dabei ruhig mit der anderen Hand fest. Beschreiben Sie langsame, weite Kreise in beide Richtungen. Halten Sie dabei stets den Rücken gerade und den Bauch eingezogen.

Handdehnung

Wenn Sie am Computer arbeiten, schreiben oder andere Dauerbewegungen mit den Händen vollführen, legen Sie zwischendurch immer wieder eine kurze Pause ein, während der Sie die Hände dehnen.

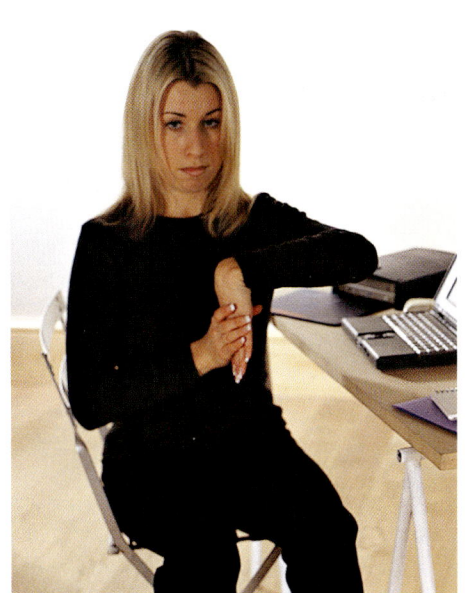

◁ Halten Sie die Hand gerade und leicht angespannt und ziehen Sie die Fingerspitzen hinunter zum Innenarm. Drücken Sie dabei mit der anderen Hand leicht nach. Dann drehen Sie die Hand herum und ziehen die Fingerspitzen sanft in Richtung Handrücken.

Machen Sie Pilates zu einem Teil Ihres Lebens

Schulterblätter hinunterziehen

Diese Bewegung sollte Ihnen aus dem Pilates-Training bekannt vorkommen. Lassen Sie im Stehen oder Sitzen die Arme herabhängen, die Daumen zeigen dabei nach vorn. Ziehen Sie Ihre Schulterblätter nach unten, und zwar nahe an der Wirbelsäule, so dass sie nicht nach hinten abstehen. Wenn Sie sich nicht sicher sind, was »abstehen« bedeutet, versuchen Sie doch statt dessen einmal, sie absichtlich abstehen zu lassen.

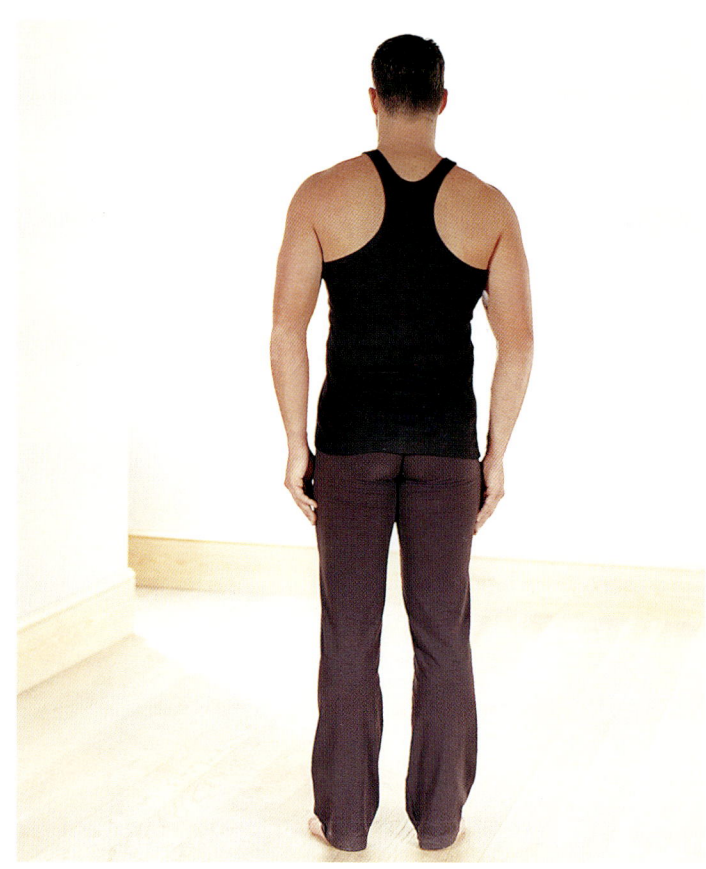

▷ Durch das Herunterziehen der Schulterblätter verringern Sie ein etwaiges Spannungsgefühl in Schultern und Nacken. Obwohl es ein verbreiteter Reflex ist, die Schultern hochzuziehen, macht das Verspannungen im diesem Bereich nur noch schlimmer. Halten Sie dabei stets den gleichen Abstand zwischen Ohren und Schultern, wenn nicht ausdrücklich etwas anderes verlangt wird. Überprüfen Sie über den Tag hinweg Ihre Schulterhaltung und machen Sie sich bewusst, in welchen Situationen Sie die Schultern einziehen. Es ist zum Beispiel üblich, die Schultern vor dem Computer oder beim Telefonieren zu verkrampfen. Wenn Sie sich dieser Schwachpunkte erst einmal bewusst sind, können Sie anfangen, daran aktiv etwas zu ändern.

Nackendehnung

Es ist ganz normal, während langer Sitzungen am Schreibtisch oder vor dem Computer Verspannungen im Nacken- und Schulterbereich zu spüren. Wen dies der Fall ist, kann es hilfreich sein, die Schultern ganz zu den Ohren hochzuziehen, eine Weile dort zu halten ... und fallen zu lassen. Die folgende Übung soll Ihnen helfen, Verspannungen im Nacken zu lösen.

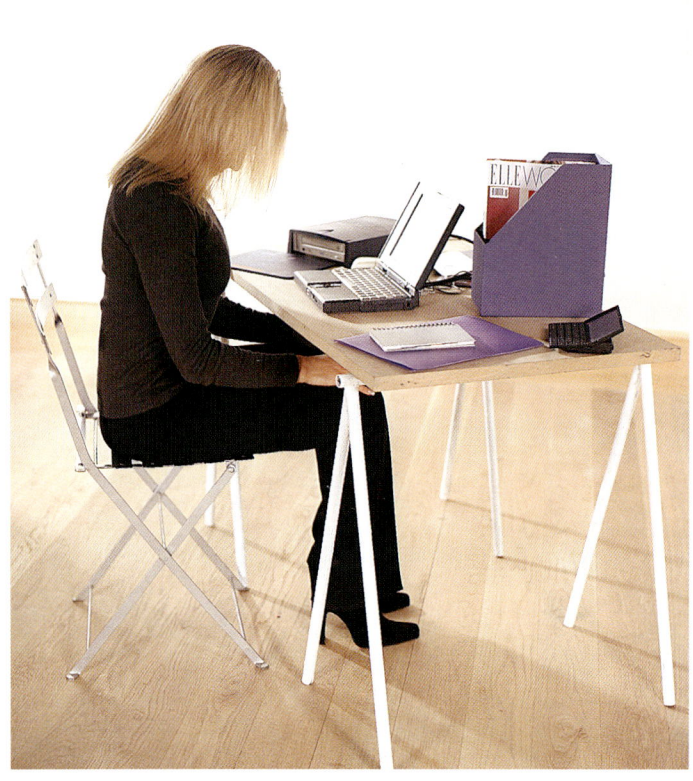

△ **1** Lassen Sie das Kinn sanft nach vorn auf die Brust sinken und spüren Sie den Zug im Nacken.

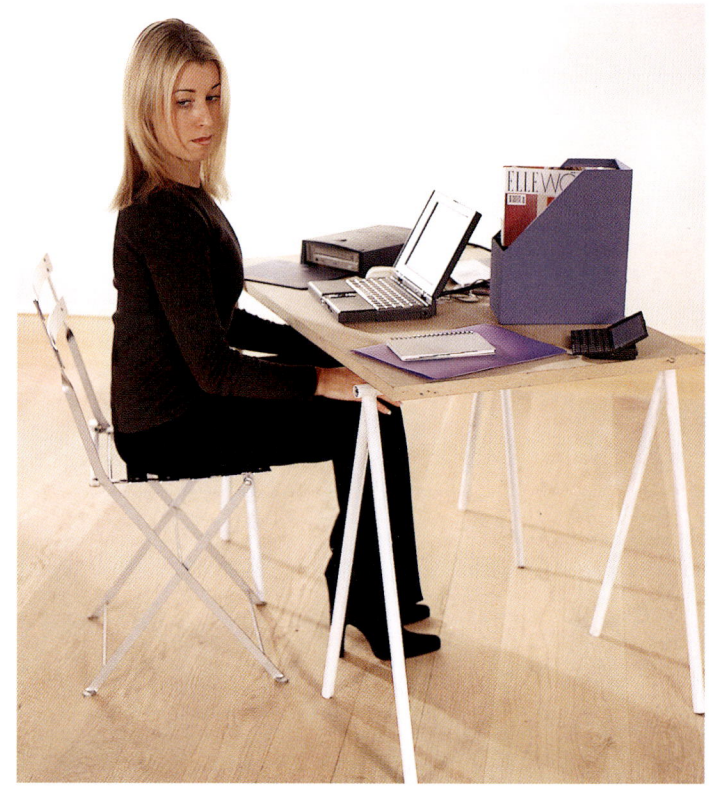

△ **2** Drehen Sie den Kopf langsam von links nach rechts. Achten Sie darauf, den Hals nicht zu überdehnen, halten Sie den Rücken gerade und die Bauchmuskeln straff.

Ihr persönliches Herz-Kreislauf-Programm

Dieses Buch soll Ihnen eine gesunde, ausgewogene Einführung in das Körpertraining geben. Zwar befasst es sich hauptsächlich mit Pilates, durch das Kondition und Körperhaltung trainiert werden. Doch um ein wirklich ausgewogenes Sportprogramm zusammenzustellen, mit dem optimale Ergebnisse erzielt werden können, müssen Sie auch das Herz-Kreislauf-Training miteinbeziehen – denn ein optimales Programm besteht aus drei Elementen: Krafttraining, Bewegungstraining und Herz-Kreislauf-Training.

Das Herz-Kreislauf-Training, wie z. B. Aerobic, stimuliert den Herzmuskel. Ein regelmäßiges Training vermindert die Krankheitsgefahr und reguliert den Blutdruck. Nebenbei bemerkt wird dabei auch viel Fett verbrannt – doch das sollte nicht Ihre Hauptmotivation dabei sein.

Achten Sie auf vier Gesichtspunkte bei der Zusammenstellung Ihres Herz-Kreislauf-Trainings: die Art des Trainings, seine Intensität, die Dauer und Häufigkeit.

Die Art des Trainings

Um Ihr Pilates-Training abzurunden, sollten Sie sich eine Art des Herz-Kreislauf-Trainings aussuchen, die Ihnen zusagt und bei der Sie auch bleiben mögen – zum Beispiel Wandern oder Spazieren gehen, Jogging, Schwimmen, Aerobic, Tanzen, Steppen: Die Auswahl ist fast unendlich. Die Hauptsache ist, dass Sie sich etwas aussuchen, bei dem Sie auch am Ball bleiben. Es nützt gar nichts, sich das Bergsteigen vorzunehmen, wenn Sie in der Großstadt wohnen und kaum vor die Tür kommen.

Wenn Sie nicht gerne allein trainieren, dann überreden Sie ein paar Freunde zum Mitmachen oder treten Sie einem Sportverein bei, den Sie vor allem auch leicht erreichen können. Buchen Sie z. B. einen Saunabesuch oder eine Massagesitzung, um herauszufinden, ob der Sportclub Ihnen zusagt, oder nehmen Sie an einer Schnupperveranstaltung teil und befragen Sie das Lehrpersonal. Vielleicht neigen Sie eher zu Mannschaftssport – oder Sie verbinden das Angenehme mit dem Nützlichen und lernen Selbstverteidigung oder Karate. Wenn Sie lieber allein trainieren, gibt es eine große Anzahl von Heimsportgeräten, die – wie z. B. ein Springseil – gar nicht viel kosten müssen.

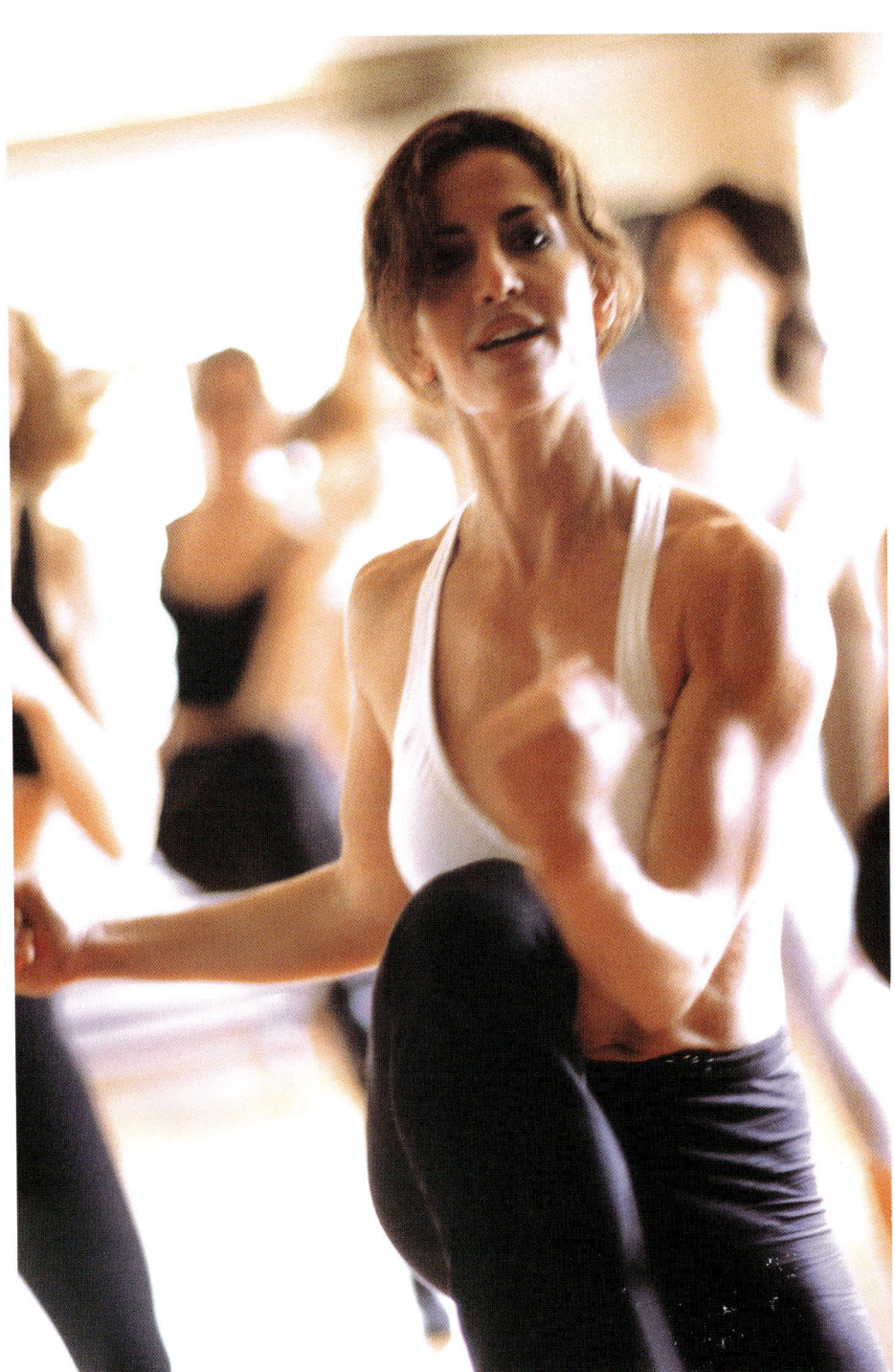

△ **Herz-Kreislauf-Training kann auch zu Hause effektiv und preiswert betrieben werden. Probieren Sie zügiges Spazieren gehen, Jogging oder Aerobicvideos – oder holen Sie das Springseil hervor!**

Machen Sie sich eine Liste all der Sportarten, die Ihnen zusagen könnten, und probieren Sie sie durch. Cross-Training – das abwechselnde Ausüben von verschiedenen Sportarten – ist nämlich eine sehr sinnvolle Sache, da dadurch die Gefahr von Verletzungen durch einseitige Beanspruchung erheblich vermindert wird. Sie werden wahrscheinlich feststellen, dass Ihre Liste immer länger wird, desto fitter Sie werden, denn durch die gesammelten Erfolgserlebnisse werden Sie mehr Lust auf neue Sportarten bekommen und das Training mehr genießen.

▷

Die Intensität

Wie hart Sie trainieren, hängt von Ihrem Fitnesslevel ab. Sie können umso intensiver trainieren, desto fitter Sie sind; richten Sie Ihren Trainingslevel jedoch immer nach Ihrer körperlichen Leistungsfähigkeit. Wenn Sie an regelmäßiges sportliches Training nicht gewöhnt sind, ist es anfangs allerdings nicht immer leicht, zwischen Muskelkater und körperlicher Überanstrengung zu unterscheiden. So könnten Sie z. B. beim Fahrradtraining aufgrund der Schmerzen in Ihrer Beinmuskulatur leicht annehmen, dass Herz und Lungen bereits intensiv arbeiten, während es in Wirklichkeit nur die ungewohnten Beinbewegungen sind, die Sie anstrengen. Mit der Zeit wird Ihnen die Unterscheidung jedoch leichter fallen.

Hören Sie während des Trainings ruhig Musik – das motiviert. Suchen Sie sich jedoch etwas aus, das Sie nicht durch intensive Erinnerungen ablenken kann; am besten etwas Schwungvolles und Fröhliches.

Pulsmesser sind nicht unbedingt erforderlich, aber hilfreich, wenn Sie sich definitive Ziele gesteckt haben und Ihren Fortschritt im Auge behalten wollen. Sie sind leicht erhältlich und nicht teuer. Sie können damit auch verfolgen, wie schnell Ihr Puls sich wieder normalisiert, was ein guter Anzeiger Ihres Fitnessgrades ist

TESTEN SIE IHREN FITNESSLEVEL

Hier ist eine einfache Methode, um Ihren Fitnesslevel festzustellen. Stellen Sie sich eine Skala von 1 bis 10 vor, auf der 1 überhaupt keine Mühe macht (z. B. Ausruhen) und 10 das Anstrengendste ist, zu dem Sie in der Lage sind (ein superschneller Sprint oder Weitsprung).

Alles andere siedelt sich dazwischen an. Denken Sie daran, dass Sie allein die Nummern verteilen. Ihre Nummer 4 könnte für Ihre Großmutter Nummer 8 sein. Hier ist ein Beispiel:

Christoph ist 38 Jahre alt, geht regelmäßig spazieren und ist Nichtraucher. Seine Skala ist die Folgende:

Skala	Aktivität
1	Im Bett liegen (sehr, sehr leicht)
3	Gehen: 3 km/h (leicht)
4	Gehen: 5 km/h (schon schwerer)
5	Langsam joggen: 7 km/h (anstrengend)
6	Schneller joggen: 9,5 km/h (schwer)
7	Laufen: 10,5 km/h (schwerer)
8	Rennen: 12,5 km/h (sehr schwer)
10	Sprint: 15 km/h (sehr, sehr schwer)

Annette ist 55 Jahre alt, unsportlich und Raucherin. Ihre Skala sieht so aus:

Skala	Aktivität
1	Im Bett liegen (sehr, sehr leicht)
3	Gehen: 2 km/h (leicht)
4	Gehen: 3 km/h (schon schwerer)
5	Gehen: 4 km/h (anstrengend)
6	Gehen: 5 km/h (schwer)
7	Langsam joggen: 7 km/h (schwerer)
9	Schneller joggen: 8 km/h (sehr schwer)
10	Langsam rennen: 9 km/h (sehr, sehr schwer)

Was Christoph leicht findet, fällt Annette schon schwerer, denn beide haben einen unterschiedlich hohen Fitnesslevel.

Ihr Herz-Kreislauf-Training sollte sich etwa zwischen 4 und 8 auf der obigen Skala (schon schwerer bis schwer) befinden. Das bedeutet, dass Sie sich schon ein wenig dabei anstrengen müssen. Wenn Sie nach dem Training jedoch völlig ausgepumpt sind, haben Sie es wahrscheinlich übertrieben. Je fitter Sie werden, desto intensiver können Sie trainieren – doch bleiben Sie dabei immer zwischen 4 und 8.

Sie können im Laufe der Zeit ein wenig mit der Skala experimentieren und von Zeit zu Zeit bis an Ihre Grenzen gehen. Das erhöht Ihre Ausdauerschwelle und ermöglicht Ihnen, mit weniger Anstrengung intensiver zu trainieren. Wenn Sie nicht besonders fit sind, fangen Sie langsam an und arbeiten sich ganz allmählich weiter vor. Versuchen Sie nicht, am ersten Tag ein Rennen zu gewinnen!

▽ Versuchen Sie, drei bis fünf Mal die Woche Herz-Kreislauf-Training zu machen. Es gibt hier keine Mindestdauer: 10 Minuten sind schon besser als gar nichts und halten Ihre Motivation aufrecht.

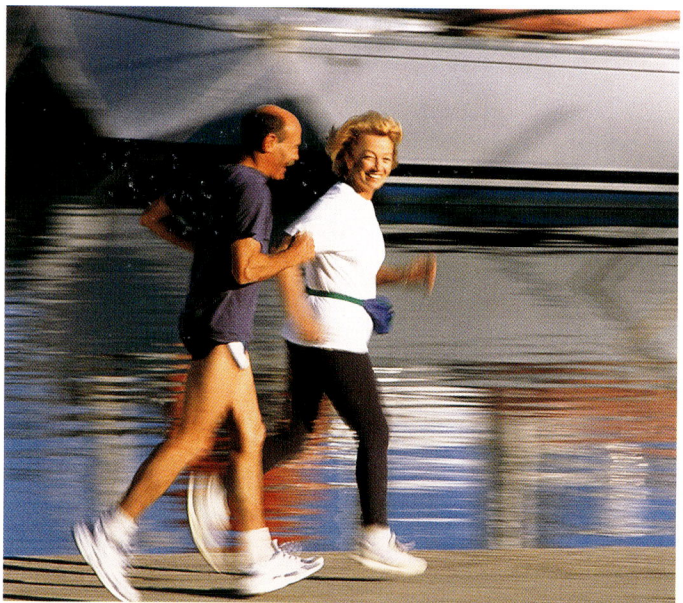

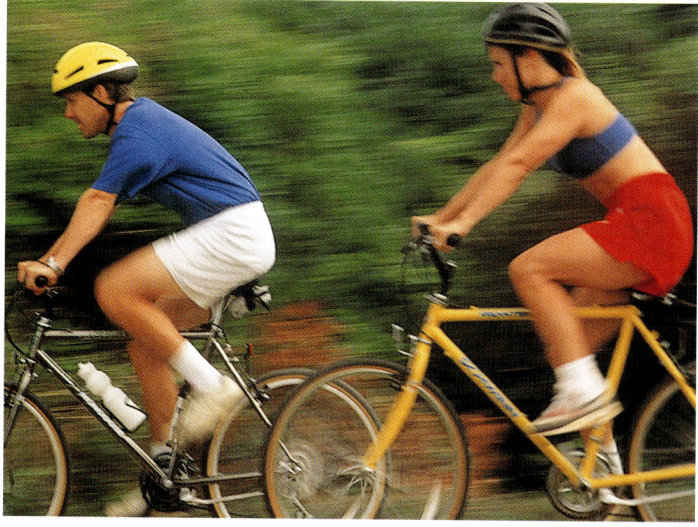

△ Training an der frischen Luft macht wach und ist ein guter Stressableiter für diejenigen, die hauptsächlich im Büro arbeiten.

▷ Es kann motivie-
rend sein, einem
Sportclub beizutre-
ten. Aber wenn das
nichts für Sie ist, gibt
es z. B. eine Menge
Trainingsvideos mit
ausgezeichneten
Aerobic-Programmen
für das Training zu
Hause.

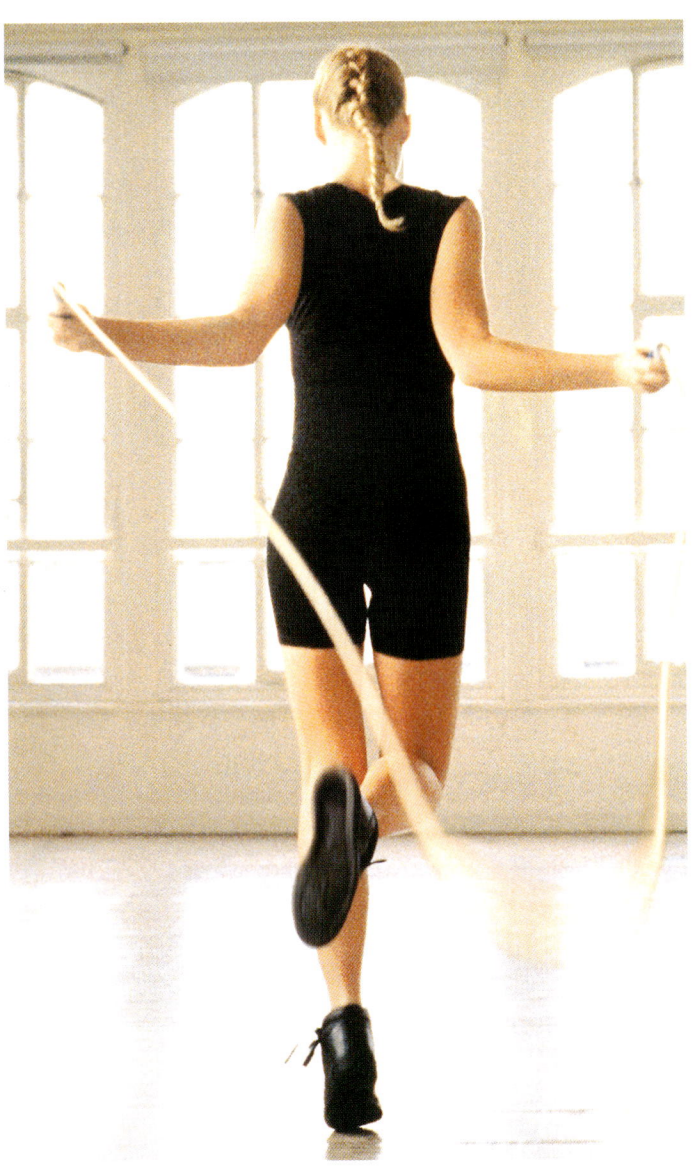

▽ Cross-Training (wo-
mit das Ausüben meh-
rerer verschiedener
Sportarten gemeint ist)
ist eine der besten
Methoden, um fit zu
bleiben. Es hält Sie
motiviert und verrin-
gert die Verletzungs-
gefahr, da Sie jeweils
verschiedene Muskel-
gruppen trainieren.

Die Dauer

Bis zu einem gewissen Punkt profitieren Sie
am meisten, je öfter und intensiver Sie trainieren. Sie werden mehr Fett verbrennen
und Herz und Lungen werden kräftiger.
Doch lassen Sie es dabei langsam angehen –
es kann sehr entmutigend sein, wenn Sie zu
schnell zu viel machen wollen und sich dabei
verletzen. Zu allem Übel müssen Sie dann
noch Ihr gerade begonnenes Trainingsprogramm wieder aussetzen.

Der Punkt, an dem die Vorteile des
Trainings die Nachteile aufzuwiegen beginnen, liegt bei jedem woanders. Einige
Menschen sind einfach genetisch besser dafür
ausgerüstet, hartes Training wegzustecken
und Schwerathleten zu werden. Andere
dagegen haben eine schwächere Grund-
konstitution und sollten daher besonders
genau auf ihren Körper hören.

Versuchen Sie, je nach Fitnesslevel 15–60
Minuten lang zu trainieren. Wenn Sie gerade
anfangen, machen Sie es kürzer und weniger
intensiv; wenn Sie Übung haben, gehen Sie
an die 60-Minuten-Grenze heran. Denken
Sie daran: Es gibt keine Mindestdauer. Wenn
Sie wirklich nur 5 Minuten pro Tag übrig
haben, dann ist das immer noch besser als
nichts.

Nichts ist auf ewig festgelegt. Denken Sie
nicht, Sie müssten unbedingt unrealistisch
lange trainieren. Setzen Sie sich die Grenzen,
innerhalb derer Sie sich wohlfühlen. Es ist
besser, jeden Tag 20 Minuten zu trainieren,
anstatt 2 Mal 45 Minuten lang und dann nie

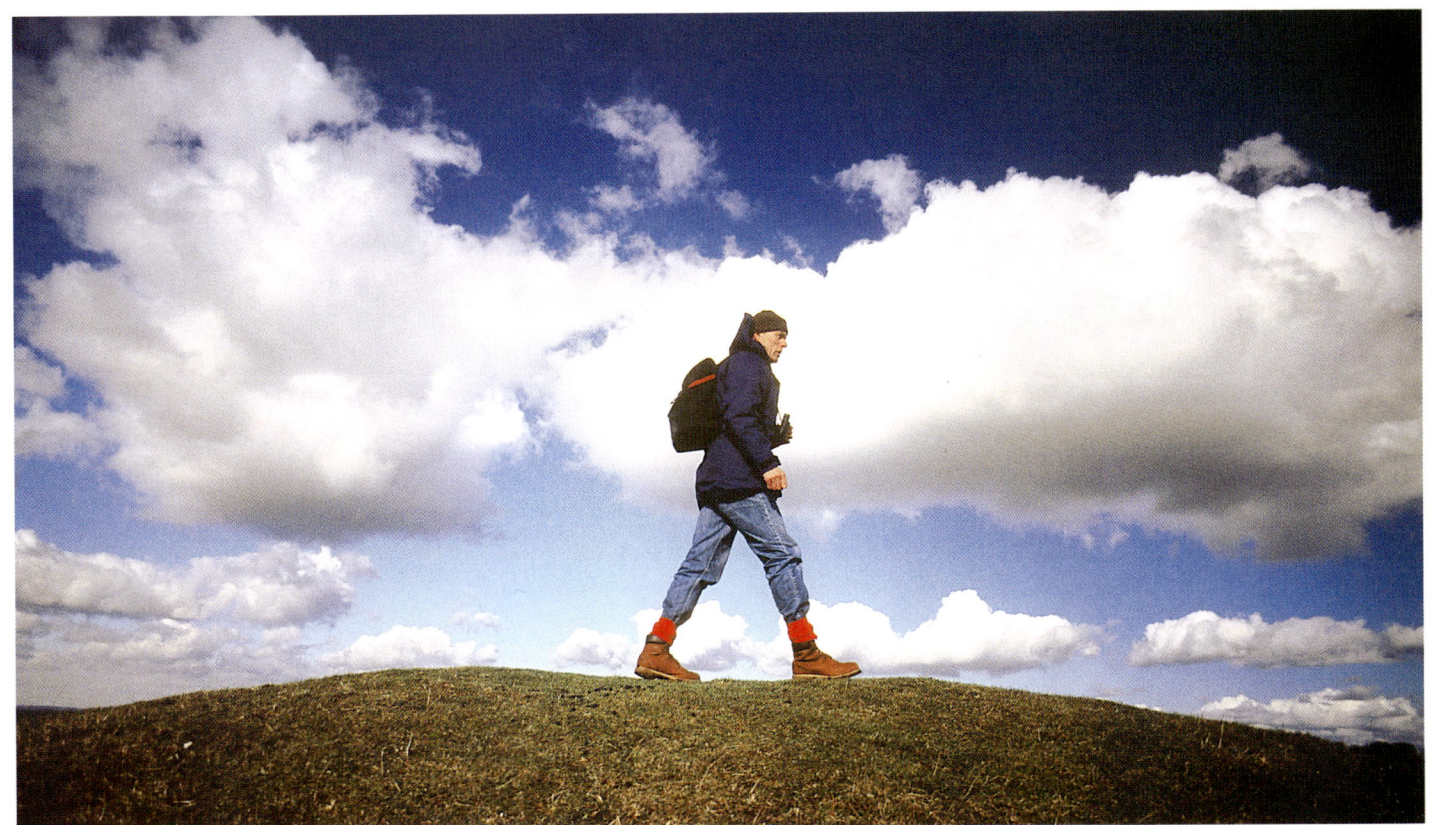

▷

wieder. Natürlich steht die Trainingsdauer im direkten Zusammenhang mit der Intensität. Wenn Sie sehr intensiv trainieren, werden Sie es nicht sehr lange durchhalten können und umgekehrt. Anfänger sollten lieber weniger intensiv, dafür aber länger trainieren.

Häufigkeit

Wie oft sollten Sie Herz-Kreislauf-Training durchführen? Hier gilt einmal mehr, dass Sie umso mehr profitieren, desto öfter Sie trainieren. 3 bis 4 Mal pro Woche ist wünschenswert, doch legen Sie dazwischen jeweils einen Pausentag ein. Dies kann jedoch eine aktive Pause sein – Sie brauchen nicht aufzuhören, sich zu bewegen, aber machen Sie etwas anderes. Wenn Sie z. B. am Montag joggen, machen Sie am Dienstag Pilates. So ruhen Sie sich »aktiv« von Ihrem Herz-Kreislauf-Training aus. Das Wichtigste ist wie immer das Dabeibleiben.

Für ein optimales Ergebnis sollten Sie versuchen, 3 bis 4 Mal die Woche Herz-Kreislauf-Training zu machen und während der restlichen Zeit so aktiv wie möglich zu sein. Nehmen Sie z. B. die Treppe statt des Fahrstuhls, parken Sie ein wenig weiter von Ihrem Zielort entfernt oder steigen Sie ein paar Haltestellen eher aus dem Bus. Ihre tägliche Aktivität zählt sehr wohl als sportliche Betätigung, wenn Ihr Körper dadurch gefordert wird. Darüber hinaus kann es wunderbar entspannend sein, dem Stau zu entgehen und zu Fuß zur Arbeit zu gehen.

Wenn Sie jedoch joggen oder zügig gehen wollen, dann beginnen Sie den Trainingsdurchgang mit 3–5 Minuten Aufwärm- und Lockerungsübungen und steigern Sie dann ganz allmählich die Intensität des Trainings, damit sich Ihr Körper darauf einstellen kann. Im Folgenden finden Sie ein Beispielprogramm für einen Anfänger:

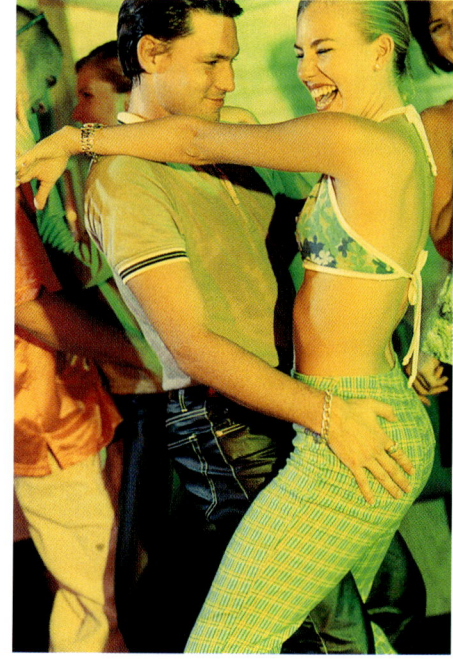

△ Herz-Kreislauf-Training muss nicht langweilig sein. Auch in einer durchtanzten Nacht verbrennt man reichlich Kalorien.

1. Woche:	1 Minute joggen, 2 Minuten gehen
2. Woche:	2 Minuten joggen, 2 Minuten gehen
3. Woche:	3 Minuten joggen, 2 Minuten gehen
4. Woche:	4 Minuten joggen, 2 Minuten gehen
5. Woche:	5 Minuten joggen, 1 Minute gehen
6. Woche:	6 Minuten joggen, 1 Minute gehen

Die Gesamtdauer des Trainings richtet sich danach, wie fit Sie sind. 20 Minuten wären prima, aber wenn Sie nur 10 Minuten schaffen, auch gut – Sie bestimmen Ihren Rhythmus! Wenn Sie einmal angefangen haben, werden Sie wahrscheinlich überrascht sein, wie leicht es ist, sich an 60 Minuten heranzuarbeiten. Verlängern Sie die Joggingperiode jede Woche um eine Minute und verkürzen Sie das Gehen allmählich, bis Sie Ihren persönlichen Level gefunden haben. Es ist wichtig, stets ein Ziel vor Augen zu haben. Trinken Sie vor und nach dem Training genug Wasser und knausern Sie nicht mit dem Aufwärmen, denn Sie könnten sich sonst leicht verletzen.

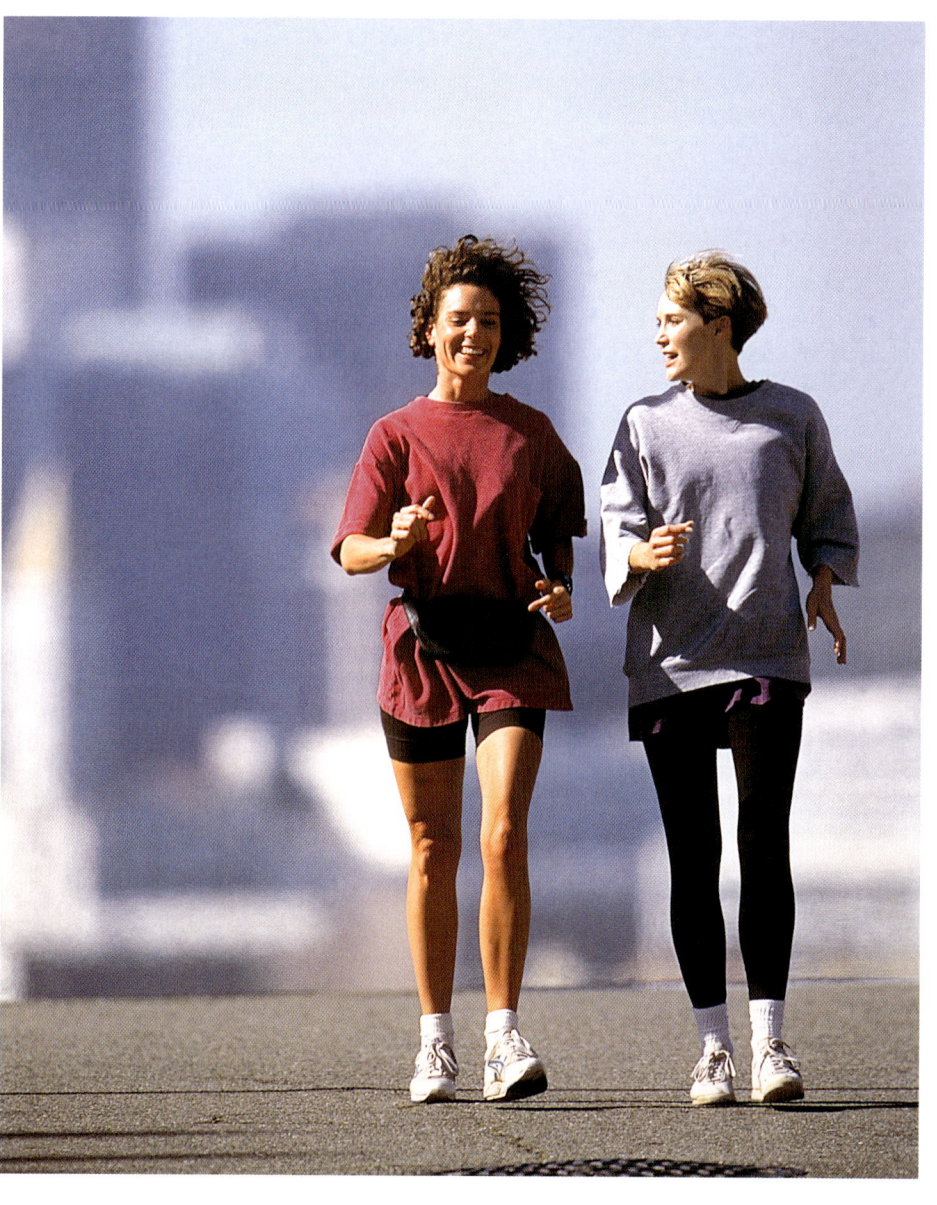

◁ Gemeinsames Training erhält die Motivation. Halten Sie regelmäßige Trainingszeiten ein und suchen Sie sich einen Partner mit ähnlichen Zielen.

Vorbereitung auf das Herz-Kreislauf-Training

Es ist sehr wichtig, den Körper vor dem Sport durch Aufwärmübungen auf die an ihn gestellten Anforderungen vorzubereiten. Im Falle von Herz-Kreislauf-Training müssen Sie nicht nur die Muskulatur, sondern auch Herz und Lungen anwärmen, um die Verletzungsgefahr zu verringern und Sie psychologisch einzu-

stimmen. Es ist ratsam, dieselbe Art von Übungen zu machen, mit der sich die eigentliche Trainingssitzung befasst, jedoch auf einem weniger intensiven Level. Bei Pilates ist die Aufwärmperiode bereits eine Einstimmung auf den besonderen Rhythmus dieses Trainings; bei Herz-Kreislauf-Training sollte das Aufwärmen

ein wenig zügiger sein: Hören Sie dabei Musik – ruhig ein wenig lauter! Wenn Sie mit den Aufwärm- und Streckübungen fertig sind, lassen Sie es langsam angehen: Gehen Sie ein paar Minuten und beginnen dann mit dem Joggen – nicht zu schnell, denn dadurch steigt das Verletzungsrisiko.

Das Aufwärmen

Dieses Aufwärmtraining können Sie vor dem Joggen und Walken, Springseil springen oder Tanzen anwenden. Machen Sie grundsätzlich erst Lockerungsübungen, um sich seelisch und körperlich auf den Sport einzustimmen.

Einbeinkreisen

Diese Pilates-Übung lockert das Hüftgelenk. Machen Sie sie 5 Mal pro Bein, und zwar so wie Sie es Pilates gewöhnt sind. Denken Sie daran, das Bein zu strecken und den Rücken neutral zu halten.

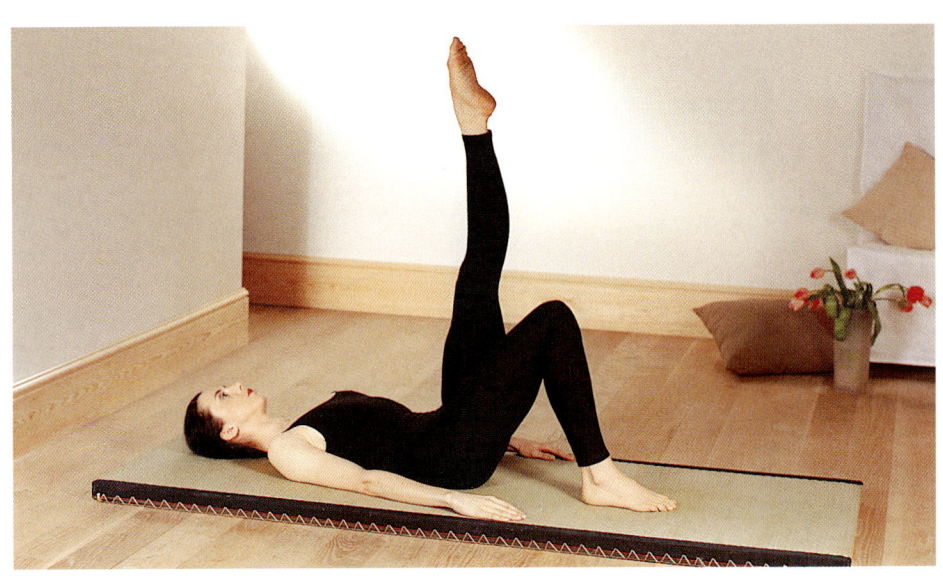

▷ Liegen Sie auf dem Rücken und lassen Sie ein Bein kreisen. Halten Sie die Hüften still. Machen Sie zuerst kleine, dann größere Kreise. Steuern Sie die Bewegung über die Bauchmuskulatur.

Liegende Kniebeugen

Dies wird Ihre Knie mobilisieren und die Knöchel aufwärmen. Halten Sie den Rücken neutral und die Bauchmuskeln straff; entspannen Sie Nacken und Schultern. Machen Sie die Übung 5 Mal pro Bein.

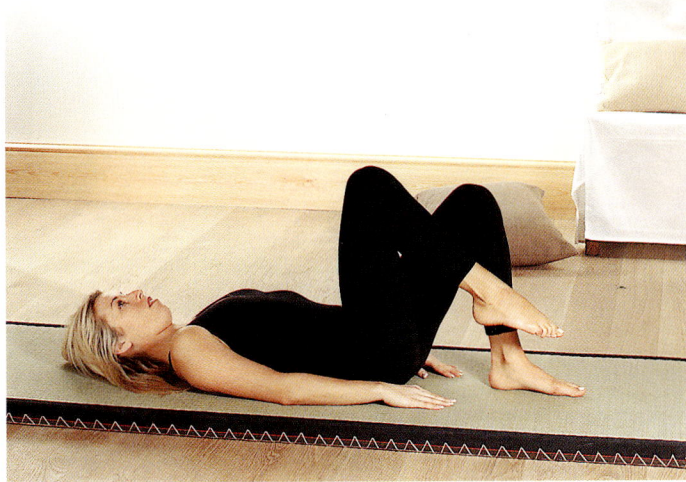

△ **1** Legen Sie sich entspannt auf den Rücken. Heben Sie ein Bein mit gestrecktem Fuß leicht an, so dass der Schenkel senkrecht zum Boden steht.

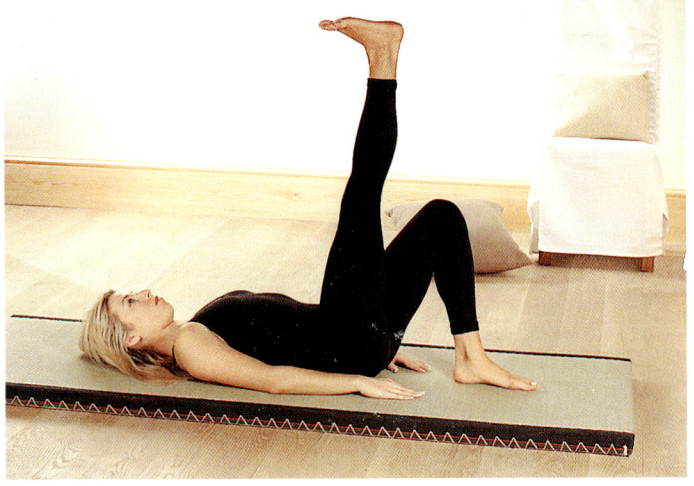

△ **2** Atmen Sie aus, strecken Sie das Bein und beugen Sie dabei den Fuß: Heben Sie die Ferse an die Decke. Lassen Sie beim Einatmen den Fuß wieder sinken. Stellen Sie sich das Knie als Scharnier vor und halten Sie Schenkel und Hüften still. ▷

Knöchelkreisen

Dies wird die Knöchel lockern und aufwärmen. Machen Sie die Übung 5 Mal mit jedem Bein.

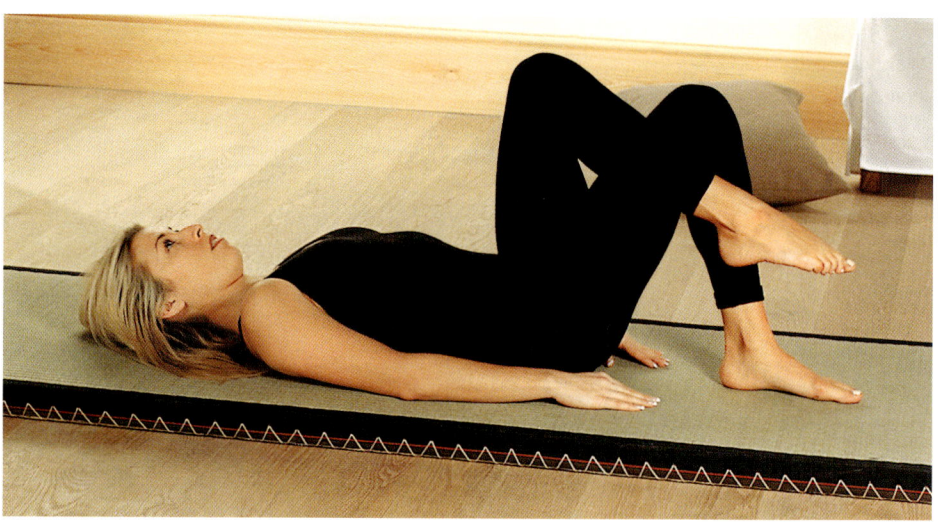

▷ Legen Sie sich auf den Rücken, heben Sie ein Bein und lassen Sie es auf dem anderen ruhen. Beschreiben Sie mit dem Knöchel ganze Kreise – erst in eine, dann in die andere Richtung. Machen Sie dies konzentriert und so langsam, wie Sie irgend können. Halten Sie den Rücken neutral.

Dehnübungen

Halten Sie die Dehnung in diesen Übungen etwa 30 Sekunden lang – doch wenn Sie sich irgendwo besonders steif fühlen oder Ihre Flexibilität steigern wollen, können Sie sie auch länger halten, dann jedoch gleichmäßig auf beiden Seiten.

Gesäßmuskeldehnung

Auch die Gesäßmuskeln sollten regelmäßig gedehnt werden. Durch die Dehnung verlängert sich der Muskel, was gleichzeitig die Gefahr einer Verletzung reduziert. Am besten sind Dehnübungen vor und nach dem Herz-Kreislauf-Training. Planen Sie die Dehnübungen unbedingt mit ein, denn es ist oft allzu verlockend, auf sie zu verzichten, vor allem wenn man müde ist.

Schenkelstrecker

Die Vorderseiten der Schenkel werden bei den meisten Bewegungen des Unterkörpers stark beansprucht und können sich dabei leicht verspannen. Dies kann zu Kniebeschwerden führen. Machen Sie bei dieser Übung nicht den Fehler, die Hüften zu beugen – damit verlieren Sie die Streckwirkung! Wenn Sie es zu schwer finden, den Fuß festzuhalten, halten Sie ihn in einer Handtuchschlinge.

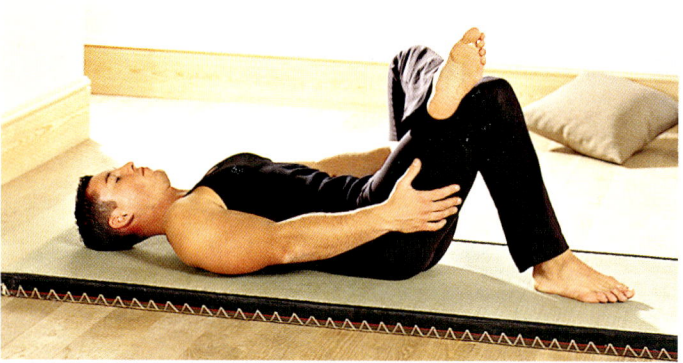

△ **1** Legen Sie sich entspannt hin und lassen Sie ein Bein auf dem anderen ruhen. Umfassen Sie den Stützschenkel mit beiden Händen.

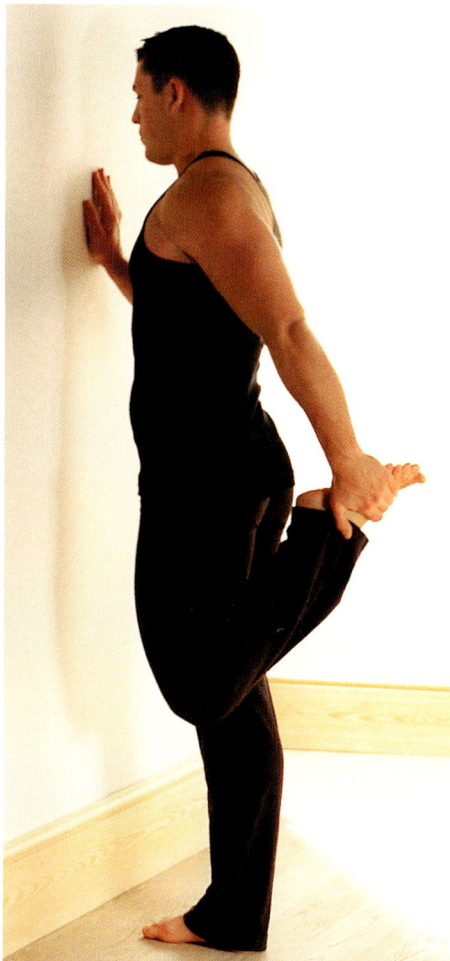

◁ Stützen Sie sich an einer Wand ab, winkeln Sie das Bein an und heben Sie beim Ausatmen die Ferse in Richtung Gesäß. Die Knie bleiben dabei auf einer Höhe und die Bauchmuskeln angespannt. Halten Sie den Kopf gerade und Nacken und Schultern entspannt.

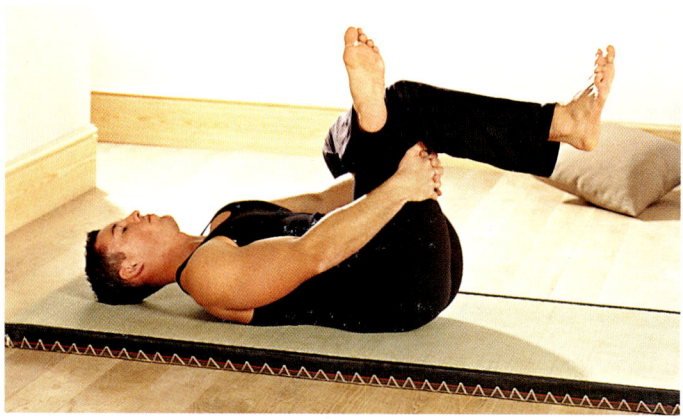

△ **2** Heben Sie beim Ausatmen das Stützbein an. Die Bauchmuskeln sind dabei stets angespannt. Entspannen Sie den Nacken und packen Sie nicht zu fest zu.

Wadendehnung

Wenn Sie viel gehen oder Treppensteigen, verspannen sich leicht die Wadenmuskeln.

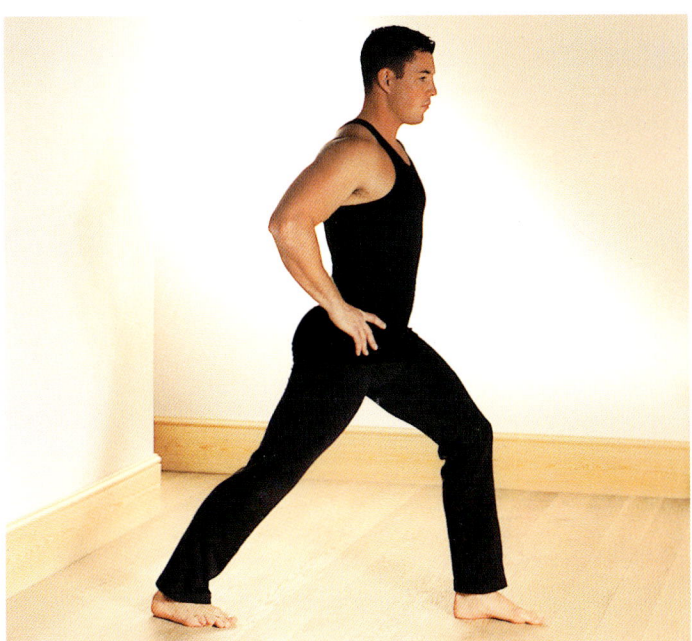

△ Stehen Sie aufrecht, mit den Händen auf den Hüften, und machen Sie einen großen Schritt nach vorn. Halten Sie den Rücken gerade und neutral. Lassen Sie die Ferse des hinteren Beines am Boden und spüren Sie die Dehnung in der Wade. Der Kopf bleibt gerade, die Bauchmuskeln sind angespannt. Wenn Sie nichts spüren, machen Sie einen noch größeren Schritt vorwärts.

Hüftbeugerdehnung

Bei dieser Übung benutzen Sie einen Stuhl als Hilfsmittel. Achten Sie darauf, dass er rutschfest ist. Die Übung ist besonders gut für Läufer. Es ist gut möglich, dass Sie die Dehnung länger als 30 Sekunden halten wollen.

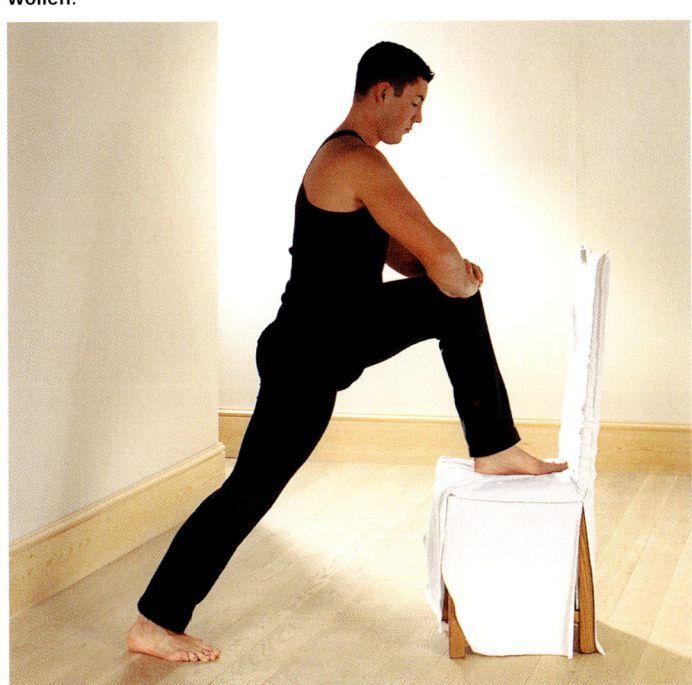

△ Stellen Sie einen Fuß auf einen Stuhl (oder etwas Niedrigeres). Beugen Sie das Bein und lehnen Sie sich beim Ausatmen nach vorn in die Dehnung. Die Ferse bleibt dabei am Boden, der Kopf gerade und der Rücken in neutraler Position.

Anzieherdehnung

Dies ist eine gute Dehnübung für die Schenkelinnenseiten. Die Dehnung der Beinmuskulatur verhindert Knie- und Rückenbeschwerden.

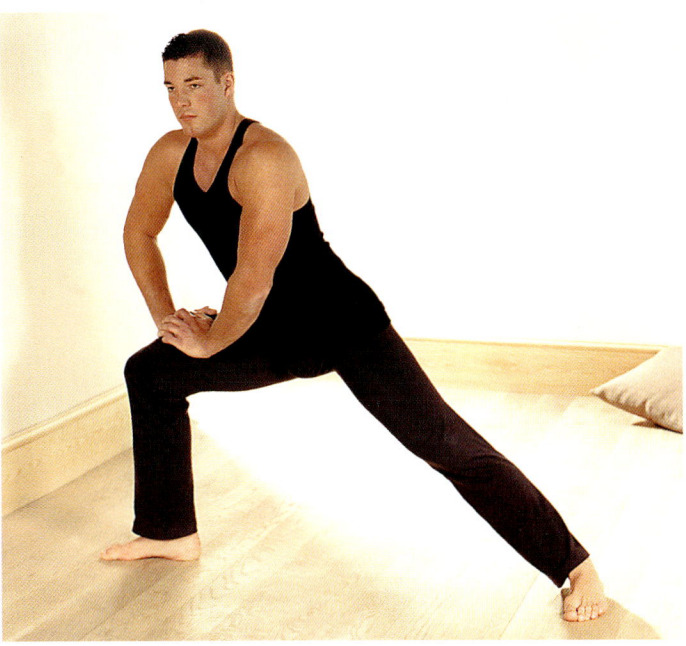

△ Machen Sie aus dem Stand einen großen Schritt zur Seite. Beugen Sie ein Bein, so dass sich das Knie über der Ferse befindet und halten Sie das andere Bein ganz gestreckt. Lassen Sie sich nicht in die Dehnung fallen und halten Sie die Bauchmuskeln straff. Atmen Sie beim Strecken aus und spüren Sie, wie sich der Innenschenkel dehnt.

Kniesehnendehnung

Auch für diese Übung können Sie gut einen Stuhl nehmen. Die meisten Menschen haben verspannte Kniesehnen, was Rückenschmerzen verursachen kann, wenn man nichts dagegen tut. Halten Sie die Dehnung ruhig länger als 30 Sekunden.

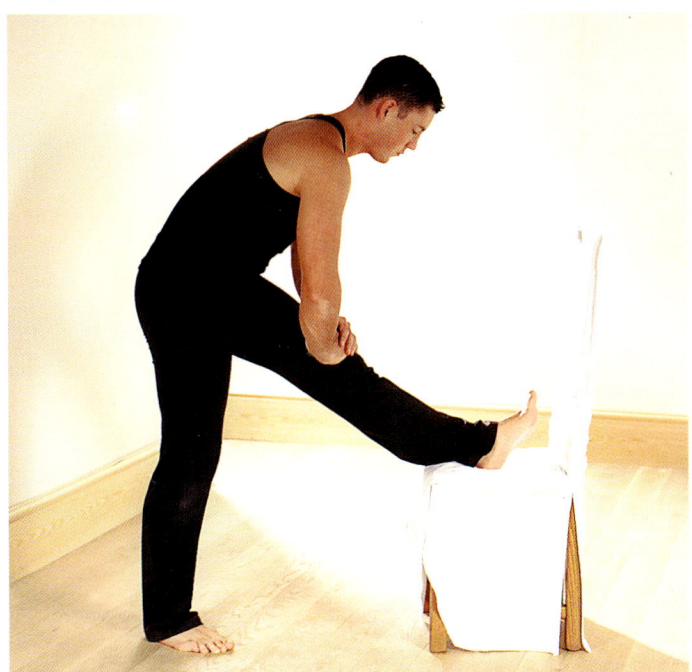

△ Stehen Sie auf dem Boden und legen Sie ein Bein auf einen Stuhl oder ähnliches. Biegen Sie die Zehen nach vorn und halten Sie den Fuß gerade. Beugen Sie das Stützbein leicht, wenn Ihnen das bequemer ist. Halten Sie den Kopf gerade und die Bauchmuskeln straff. Lehnen Sie sich beim Ausatmen in die Dehnung. Stützen Sie sich leicht über dem Knie ab, aber drücken Sie das Bein nicht nach unten.

Grundbegriffe der gesunden Ernährung

Die Ernährung spielt eine nicht zu unterschätzende Rolle dabei, wie fit Sie sich körperlich fühlen. Je mehr Sie von Ernährung verstehen, desto leichter wird es Ihnen fallen, eine gute und gesunde Diät zu halten.

Kalorien

Man spricht oft davon, wie viele Kalorien ein Apfel oder ein Riegel Schokolade hat oder wie viel Fett der Körper beim Sport verbrennt. Aber was ist eine Kalorie? Es ist die Energiemenge, die benötigt wird, um 1 g Wasser um 1 °C zu erwärmen. Mit dieser Einheit misst man sowohl den Brennwert von Nahrungsmitteln als auch die bei einer Aktivität verbrannte Energie.

Nährstoffe

Unter dieser Bezeichnung verbirgt sich alles, was Sie essen oder trinken. Ihre Ernährung sollte sich sowohl aus einer ausgewogenen Kombination von Eiweiß, Kohlehydraten und Fetten zusammensetzen als auch aus Spurenelementen anderer für den Körper wichtiger Nährstoffe wie Vitamine und Mineralien.

Eiweiß befindet sich hauptsächlich in Tierprodukten wie Fleisch, Fisch und Milch, aber auch in pflanzlichen Nahrungsmitteln wie Gemüse, Hülsenfrüchten und Nüssen. Es unterstützt die Selbstheilung des Körpers und baut Gewebe auf. Nach neuesten Forschungsergebnissen sollte eine ausgewogene tägliche Ernährung zu 15 % aus Eiweiß bestehen. Eine andere Berechnungsmethode legt 0,75 g Eiweiß pro Kilogramm Ihres Körpergewichts zugrunde.

Jedes Gramm Eiweiß entspricht 4 Kalorien – wenn Sie das Gewicht der von Ihnen verzehrten Eiweißmenge kennen, dann multiplizieren Sie es einfach mit vier. Denken Sie jedoch daran, dass 100 g Fleisch nicht gleich 100 g Eiweiß sind! Im Gesamtgewicht eines Stückes Fleisch sind, wie bei den meisten anderen Nahrungsmitteln auch, noch weitere Nährstoffe sowie Wasser enthalten. Auf den meisten abgepackten Nahrungsmitteln jedoch finden Sie eine genaue Auflistung der Nährstoffe nach Gewicht sowie die Gesamtkalorienmenge.

Der Hauptunterschied zwischen pflanzlichem und tierischem Eiweiß besteht darin,

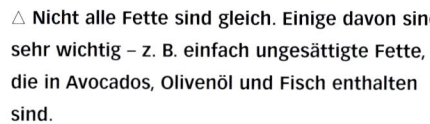

△ **Nicht alle Fette sind gleich. Einige davon sind sehr wichtig – z. B. einfach ungesättigte Fette, die in Avocados, Olivenöl und Fisch enthalten sind.**

dass das tierische Eiweiß gesättigt ist; das heißt es sind in ihm alle essenziellen Aminosäuren enthalten, die dem Körper zugeführt werden müssen, da er sie nicht selbst erzeugen kann. Pflanzliche Eiweiße (mit Ausnahme von Sojabohnen) müssen für eine ausgewogene Ernährung mit anderen pflanzlichen Nahrungsmitteln kombiniert werden (z. B. Bohnen mit Getreide) – was bedeutet, dass Vegetarier besonders gut aufpassen müssen, um ihren Eiweißbedarf zu decken. Wählen Sie fettarme Eiweiße – Geflügel, Fisch oder Tofu – und reduzieren Sie Ihren Verbrauch an rotem Fleisch und fetthaltigen Eiweißen.

Kohlehydrate geben Ihnen sofortige Energie. Man findet sie in Brot, Teigwaren, Reis und Getreide sowie in Obst und Gemüse. Sie sollten versuchen, etwa 60 % Ihrer Nahrung in Kohlehydraten zu sich zu nehmen, aber unterscheiden Sie dabei zwischen einfachen und komplexen Kohlehydraten. Die erste Gruppe (wie Zucker und Honig)

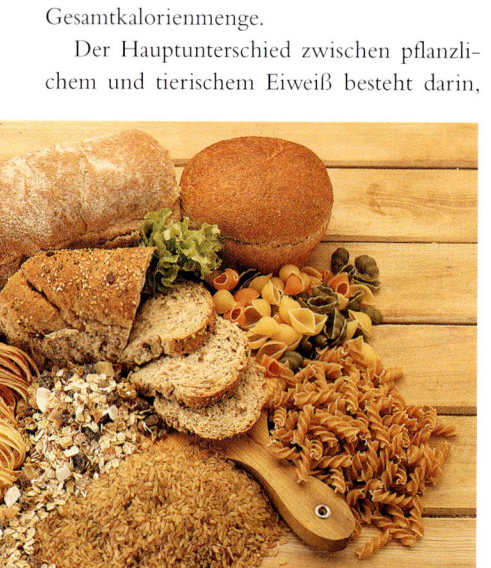

▷ **Kohlehydrate aus Vollkornprodukten sind wesentlich gesünder als hochverfeinerte Stärkeprodukte, denn sie sind reicher an Vitaminen und Mineralstoffen. Sie liefern Energie und ein wenig Eiweiß für die Muskelregeneration – besonders wichtig, wenn Sie mit einem Sportprogramm beginnen!**

▷ **Essen Sie viel Obst.** Wenn Sie immer ein Stück Obst bei sich haben, kommen Sie nicht in Versuchung, zwischendurch ungesunde, fett- und zuckerreiche Sachen zu naschen. Organisation anstatt Verbohrtheit ist das A und O einer gesunden Ernährung.

wird sehr schnell verdaut, und die daraus gewonnene Energie wird ebenfalls sehr schnell abgebaut. Die komplexen Kohlehydrate wie Teigwaren und Getreide verdauen sich langsamer und liefern Ihnen dadurch ihre Energie über einen längeren und konstanteren Zeitraum hinweg und erhalten daher Ihren Blutzuckerspiegel wesentlich konstanter, als es die einfachen Kohlehydrate vermögen.

Daher sollten Sie natürlich wesentlich mehr komplexe als einfache Kohlehydrate in Ihrer Nahrung zu sich nehmen. Je verfeinerter (und damit oft auch süßer) ein Kohlehydrat ist, desto einfacher ist sein Aufbau. Wenn möglich, sollten Sie sich stets für Vollkorngetreide und -teigwaren entscheiden, denn diese haben außer ihrem höheren Nährstoffgehalt noch den zusätzlichen Vorteil, dass sie dem Körper reichlich Ballaststoffe liefern. Essen Sie weniger weißes Mehl, Kuchen und Kekse, denn diese enthalten viel Zucker und Fett. Bedenken Sie auch, dass so genannte fettfreie Backwaren nicht unbedingt gesünder sind, denn sie sind oft voll von künstlichen Aromastoffen, Konservierungsmitteln und Zucker.

Fett ist eine extrem konzentrierte Energiequelle. Ein Gramm Fett hat 9 Kalorien – mehr als das Doppelte von Eiweißen und Kohlehydraten. Sie brauchen Fett aus mehreren Gründen: Erstens ist es eine wunderbare, hochkonzentrierte Energiequelle (auch wenig Fett hält lange vor, was für unsere

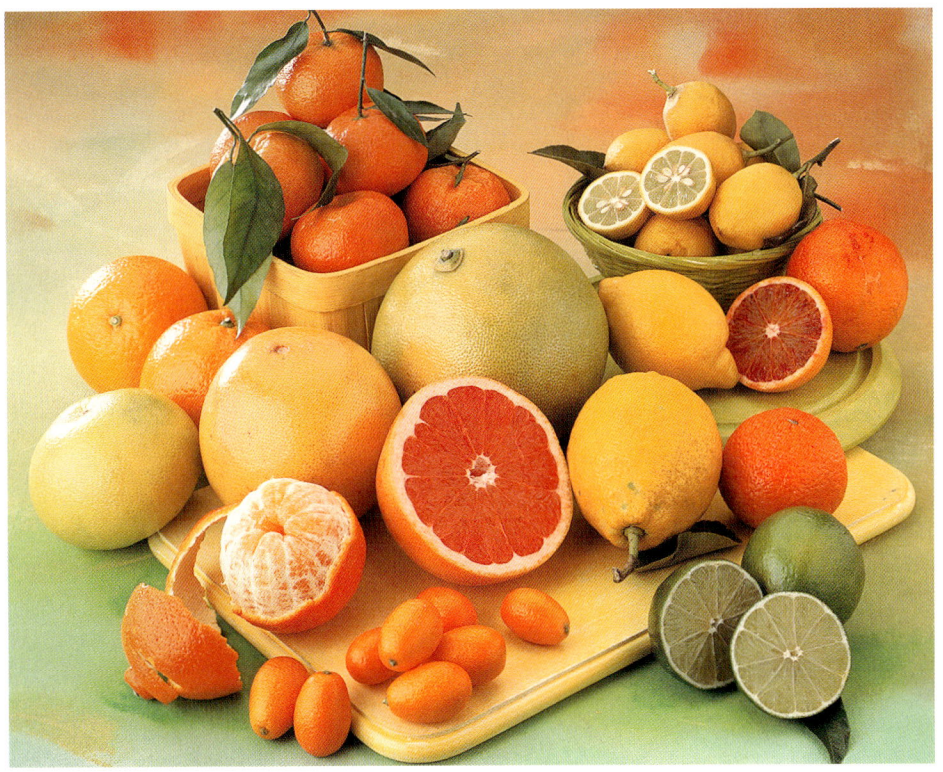

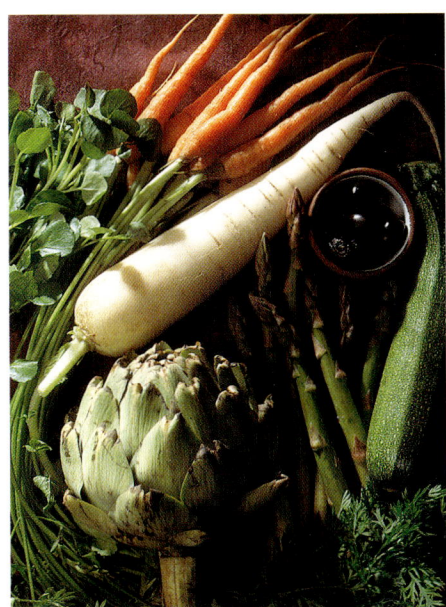

Vorfahren von Vorteil war, aber heute vielleicht nicht so günstig ist); es enthält Vitamin A, D und E; das Essen schmeckt damit einfach besser, und es macht satt. Weil es so gut schmeckt, essen jedoch viele Menschen viel zuviel davon und werden übergewichtig. Dies ist den Nahrungsmittelherstellern natürlich gut bekannt: Sie reichern ihre Produkte oft mit überflüssigem Fett und Zucker an, um sie attraktiver zu machen.

Wie viel Fett brauchen Sie nun eigentlich zum Leben? Die meisten Experten sind sich darüber einig, dass es bis zu 30 % Ihrer täglichen Nahrung ausmachen sollte. Das mag sich viel anhören, doch bedenken Sie, dass in fast allen Lebensmitteln (Obst und Gemüse eingeschlossen) Fett enthalten ist – da kommt schnell etwas zusammen!

Die Durchschnittsdiät in der westlichen Welt enthält um die 40 % Fett. Dies ist, neben dem Mangel an Bewegung, die Hauptursache für das steigende Durchschnittskörpergewicht und die vielen mit Übergewicht in Verbindung stehenden Krankheiten. Jedes Nahrungsmittel wird Sie dick machen, wenn Sie zuviel davon essen; Fett allerdings macht am schnellsten dick. Es ist eine einfache Rechnung: Die konsumierten Kalorien (Nahrung) sollten gleich den verbrauchten (Bewegung) sein. Wenn das Gleichgewicht nicht stimmt, ist Gewichtszu- oder -abnahme die Folge.

◁ **Essen Sie so viel Gemüse wie möglich zu Ihren Hauptmahlzeiten.** Heutzutage ist es sehr leicht, dabei für ausreichende Abwechslung zu sorgen.

Alle nicht verbrannten Kalorien werden gespeichert. Die aus Fett gewonnenen Kalorien allerdings speichern sich leichter ab als die von Eiweißen oder Kohlehydraten. Fett setzt sich gern auf Ihrem Körper fest und wartet auf den (fernen) Tag, wo es nichts mehr zu essen gibt.

Nun ist Fett aber nicht grundsätzlich schlecht – doch ist Fett nicht gleich Fett. Gesättigte Fette unterstützen die Produktion von schwammigen Lipoproteinen, die sich in den Arterien festsetzen und dadurch die Durchblutung hemmen und die Gefäße verhärten. Dadurch erhöht sich die Gefahr von Schlaganfällen und Herzinfarkten. Lassen Sie daher die Finger von gesättigten Fetten! Man kann diese dadurch erkennen, dass sie bei Zimmertemperatur meist fest werden, wie Butter, Schmalz und andere tierische Fette. Manche Produkte für Vegetarier sind allerdings auch fettreich. Reduzieren Sie auch ihren Gebrauch, denn auch ein Zuviel davon kann dick oder krank machen.

Ungesättigte Fette hingegen sollen angeblich sogar helfen, Haut- und Herzkrankheiten sowie Krebs zu verhindern. Essenzielle Fettsäuren sind in Fisch, Nachtkerzenöl, Walnussöl und anderen mehrfach ungesättigten Fetten enthalten. Einfach ungesättigte Fette, z. B. in Olivenöl, Avocados, Fischen und Nüssen, sollten allen anderen Fetten vorgezogen werden, da sie das Risiko von Herzkrankheiten, Krebs und Übergewicht erheblich vermindern. Ihr Fettverbrauch sollte sich daher hauptsächlich auf diese Gruppe beschränken.

Essen fürs Leben

Fast jeder kann Ihnen gute Ratschläge zur Ernährung geben, besonders, was das Abnehmen betrifft – aber wenige haben etwas darüber zu sagen, wie Sie das reduzierte Gewicht halten können. Auch wenn Ihnen das Abnehmen leicht fällt, wird es nicht so leicht sein, schlank zu bleiben, wenn Sie sich nicht an einen genauen Plan halten. Eine Grapefruitdiät über einige Tage, oder vielleicht sogar Wochen, durchzuhalten, mag ja noch gehen – aber wer möchte schon sein ganzes Leben lang so essen?

Eine so genannte Yo-Yo-Diät kann sehr traumatisch sein. Auf der einen Seite werden Sie sich wie ein Versager vorkommen, wenn Sie wieder einmal zu Ihrem Durchschnittsgewicht zurückpendeln; auf der anderen Seite ist es offensichtlich für Ihre Umwelt, dass Sie einen aussichtslosen Kampf führen. Außerdem interessieren sich viele Leute außerordentlich für das Zu- oder Abnehmen anderer, um sich selbst besser zu fühlen.

Wenn Sie durch eine Radikaldiät in kurzer Zeit sehr viel abnehmen – und vielleicht dadurch unter Ihr genetisches Normalgewicht rutschen – und später unvermeidlicher Weise wieder auf Ihr altes Gewicht kommen, kann der prozentuale Fettanteil in Ihrem Körper tatsächlich höher sein als vor der Diät! Das liegt daran, dass die Gewichtsabnahme sich bis auf die Muskelmasse erstreckt hat. Das macht eine erneute Zunahme nur umso problematischer, denn die Muskulatur verbrennt selbst im Ruhezustand mehr Kalorien als der Rest des Körpers.

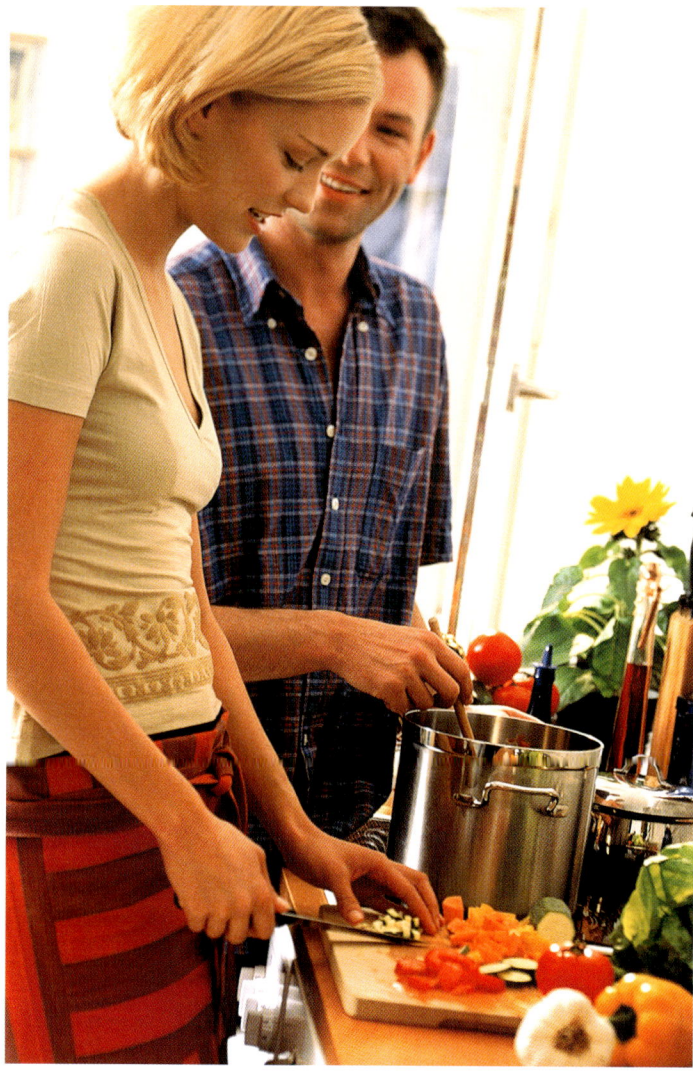

◁ **Gewöhnen Sie auch Freunde und Familie an gesundes Essen**. Mit soviel Unterstützung wird es Ihnen leichter fallen, die richtige Wahl unter den Nahrungsmitteln zu treffen – vielleicht können sie sogar Tipps und Tricks beisteuern!

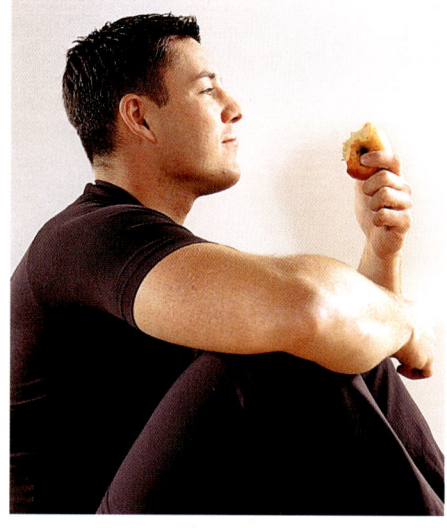

△ **Entspannen Sie sich beim Essen. Essen im Vorbeigehen verführt zu Snacks und Fast Food.**

Was müssen Sie also tun, um richtig abzunehmen? Zunächst einmal sollten Sie sich ehrlich darüber klar werden, ob Sie überhaupt abnehmen sollten. Nicht jeder ist wie ein Supermodel gebaut – bei den meisten Körpern ist eine gewisse »Extra-Polsterung« vorgesehen: als kleine Extrareserve während der Schwangerschaft oder in der kalten Jahreszeit. Egal, wie hart Sie trainieren oder Diät halten – Sie können Ihren genetischen Bauplan nicht verändern. Diese kleinen Polster sitzen dort aus gutem Grund; Sie mögen sie nicht besonders schätzen, aber sie sind nun einmal Teil Ihres Körpers. Das heißt aber nicht, dass Sie Ihren Körper nicht verbessern können; eine gesunde Ernährung und ausreichende Bewegung wird ihn kräftigen. Zwar liegen Ihre Gene fest, aber die Behandlung, die Sie Ihrem Körper angedeihen lassen, macht einen großen Unterschied.

Wie Sie Ihr Gewicht halten

Wie viele Kalorien Sie zu sich nehmen müssen, hängt davon ab, wie viel Sie sich bewegen. Sie müssen den Körper gleichmäßig mit Brennstoff versorgen, ihn bei Laune halten und ihm das zukommen lassen, womit er am Besten funktioniert. Wenn Sie ihm nicht genug Nahrung geben, wird er das als Hungersnot interpretieren und den Stoffwechsel verlangsamen, um das Verhungern hinauszuschieben.

Halten Sie sich vor Augen, dass es sich hier nicht um eine Reduktionsdiät handelt, sondern um eine Art der Ernährung, die Sie Ihr ganzes Leben beibehalten können. Sie muss Spaß machen und Sie müssen dabei ein normales Leben führen können. Es ist ein ganz einfacher Plan: Vermeiden Sie Nahrungsmittel, die einen hohen Anteil an Fett und »leeren Kalorien« haben, und gewähren Sie sich

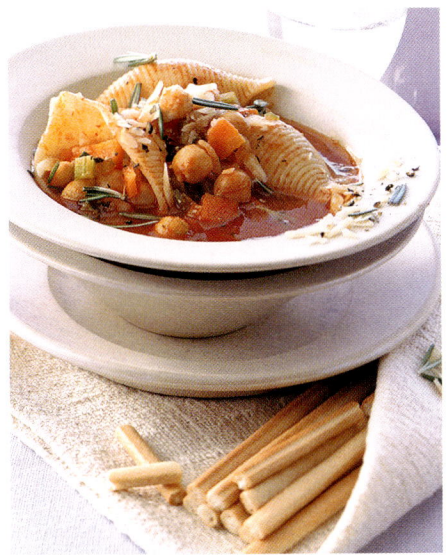

△ **Die Auswahl an guten Kochbüchern ist heute so groß, dass es leicht fällt, einfache und nahrhafte Gerichte zusammenzustellen.**

genug Spielraum für gelegentliche Schlemmereien.

Reduzieren Sie den Verbrauch von Speiseölen, aber nicht vollständig. Olivenöl zum Beispiel ist sehr gut für Sie – aber Fette, Käse und Sahne sollten Sie im Auge behalten. Alkohol (7 Kalorien pro Gramm) ist eine weitere Quelle für leere Kalorien. Das soll nun nicht heißen, dass Sie nie mehr Wein trinken dürfen – es heißt allerdings, dass Sie lieber ein Glas Wein pro Woche als eines pro Tag trinken sollten.

Sagen Sie nie wieder nie. Das führt nur zu Frustration und Besorgnis. Schokolade ist etwas Wunderbares, aber sehr kalorienreich und daher sparsam zu genießen. Essen Sie sie nicht jeden Tag, aber geben Sie sie auch nicht auf, denn sonst werden Sie von Schokolade träumen.

Essen Sie, und genießen Sie, was Sie essen. Essen ist eine der Freuden des Lebens. Sie sollten sich satt fühlen, nicht hungrig und bedürftig. Essen Sie sich satt an den Nah-

WAS SICH HINTER DEN NÄHR- UND BRENNWERTANGABEN VERBIRGT

Fixieren Sie sich nicht auf Verpackungsinformationen, sondern bilden Sie sich einen Grundstock von leckeren und nahrhaften Lieblingsprodukten und schauen Sie nur noch auf die Etiketten von Sachen, die Sie neu ausprobieren möchten. Es kann psychologisch schädlich sein, Ihre Nahrung zu überanalysieren: Essen sollte genossen werden. Versuchen Sie, hauptsächlich frische, am besten organische Produkte zu kaufen und nehmen Sie sich in Acht vor sogenannten Diätprodukten, denn diese sind oft voller künstlicher Geschmacksstoffe und Konservierungsstoffe sowie Zucker und Salz.

Fett

Nahrungsmittelhersteller machen Ihnen gerne weis, dass ihre Produkte weniger Fett enthalten, als es der Fall ist. Nehmen Sie z. B. Milch mit 1,5 % Fettanteil: Dies bedeutet einen Fettanteil von 1,5 % des Gesamtgewichts der Milch. Stellen Sie sich dazu einen Klumpen Butter in einem Glas Wasser vor: Auch hier stellt das Fett (die Butter) rein gewichtsmäßig nur einen geringen Prozentsatz dar. Um den Fettkalorienanteil zu messen, müssen Sie die Gesamtkalorien und das Fettgewicht pro Portion kennen. Nehmen Sie Cornflakes Marke X:

Kalorien pro Portion: 378

Gr. Fett pro Portion: 14

Ein Gramm Fett hat 9 Kalorien, daher 14 x 9=126. Dies ist ein Drittel von 378 – dieses Produkt besteht zu 30 % aus Fett

Kalorien

Kalorien werden gewöhnlich in Portionen angegeben, doch diese Angaben können leicht manipuliert werden. Laut Etikett hat ein bestimmter Schokoladenriegel 200 Kalorien pro Portion, aber in diesem Riegel können sich bis zu 4 Portionen verbergen. Einige Lebensmittel, wie z. B. Avocados, sind zwar sehr kalorienreich, aber sie haben auch einen extrem hohen Nährwert. Seien Sie vernünftig und wählen Sie Ihre Lebensmittel nach Faktoren wie Fettanteil, Ballaststoffen und Nährstoffen aus, nicht nur nach den Kalorien.

Zucker

Achten Sie auf versteckten Zuckergehalt, wie z. B. Glukose, Laktose oder Maltose. Zuviel Zucker macht nicht nur schlechte Zähne, sondern fügt Ihrer Nahrung unnötige leere Kalorien hinzu. Viele Fruchtsäfte und Brausegetränke sind voll von Zucker – versuchen Sie daher, Ihren Flüssigkeitsbedarf zur Hauptsache durch Wasser zu decken!

Ballaststoffe

Um als »ballaststoffreich« zu gelten, muss ein Produkt einen Anteil von mindestens 5 % Ballaststoffen pro Portion haben. Vollkornnahrung, Obst, Gemüse und Hülsenfrüchte sind alle gute Lieferanten. Ballaststoffe sind sehr wichtig für die Gewichtsstabilisierung und schützen vor Krankheiten wie Darmkrebs.

rungsmitteln, von denen Sie viel essen können, ohne allzu viele Kalorien einzunehmen. Wenn Sie allerdings heftigen Appetit auf Schokolade haben, essen Sie sie, denn alles andere wäre dann nicht das Richtige. Fragen Sie sich dabei aber, ob Sie nun wirklich die ganze Tafel essen müssen oder ob nicht auch

ein paar Stücke den Appetit befriedigen können. Denken Sie an die 20-%-Regel: Wenn Sie nur 20 % an fettreichen Nahrungsmitteln zu sich nehmen, fühlen Sie sich nicht so schuldig. Sie werden sich wundern, was passiert, wenn Sie wirklich auf Ihren Körper hören: Denn die meisten Menschen in der westlichen Welt essen eher aus seelischem denn aus physischem Hunger.

Trinken Sie vor allem genug: Denn oft werden Sie im Grunde durstig sein, wenn Sie meinen, Hunger zu haben. Versuchen Sie, 2 Liter Wasser am Tag zu trinken (es kann auch in Form von Kräutertees sein); das macht vor allem auch schöne Haut! Wenn Sie etwas naschen wollen, versuchen Sie, etwas mit hohem Nährwert zu essen – etwa Nüsse – anstatt Süßigkeiten voller leerer Kalorien.

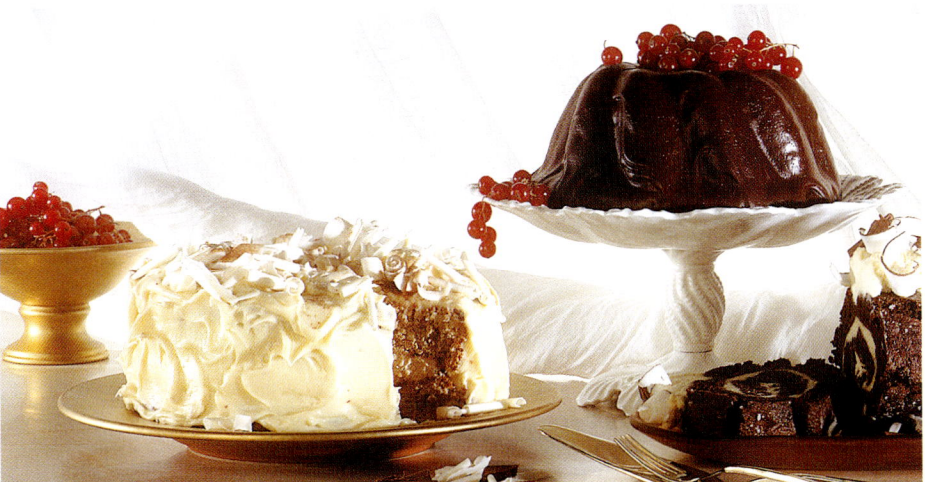

◁ **Ab und zu dürfen Sie auch einmal sündigen – es kommt nur auf ein gesundes Gleichgewicht an. Wenn Sie sich alles versagen, werden Sie nur noch ans Naschen denken.**

Häufig gestellte Fragen

Werde ich durch Pilates abnehmen?

Man verliert Gewicht – oder besser, Fett – indem man das Verhältnis zwischen eingenommenen Kalorien und verbrannten Kalorien ändert. Regelmäßiges Sporttraining kurbelt den Stoffwechsel an, und obwohl die bei einer Trainingssitzung verbrannte Kalorienmenge verhältnismäßig gering ist, wird der Körper doch im Laufe der Zeit insgesamt mehr Kalorien verbrauchen. Pilates im Verbund mit Herz-Kreislauf-Training und einer gesunden Ernährung wird Ihnen die gewünschten Resultate bringen.

Ich würde gerne um Hüften und Schenkel herum schlanker werden, doch ich nehme immer nur am Busen und im Gesicht ab. Was kann ich dagegen tun?

Leider gibt es keine gezielte Gewichtsabnahme. Die Entscheidung, wo Sie Fett abbauen, ist genetisch festgelegt. Viele Leute glauben, dass sie durch verstärktes Bauchmuskeltraining einen dünneren Bauch bekommen, aber das stimmt leider nicht. Wenn das der Fall wäre, bekämen Sie durch regelmäßiges Kaugummikauen Hohlwangen! Anstatt sich ausschließlich auf den Unterkörper zu konzentrieren, sollten Sie gleichzeitig Ihren Oberkörper aufbauen, um die Aufmerksamkeit von Ihren Schwachstellen abzulenken. Es ist dasselbe Prinzip wie das Tragen von Schulterpolstern – das macht optisch schlanker!

Ich würde gerne wieder trainieren, aber das letzte Mal bin ich dadurch bloß schwerer und massiger geworden. Der augenblickliche Trend zum Muskelpaket gefällt mir nicht. Kann Pilates da helfen?

Allerdings. Durch Pilates werden die Muskeln gestreckt, da sich Muskelwiderstand und Wiederholungen in Grenzen halten. Durch die Konzentration auf die Körperhaltung wird die Muskulatur gleichzeitig gestärkt und gestreckt – ideal für diejenigen, die zur Massigkeit neigen. Denken Sie Balletttänzer, nicht Gewichtheber!

Wann kann man Ergebnisse sehen? Ich habe schon andere Trainingsprogramme gemacht, aber immer die Geduld verloren, bevor sie zu wirken begannen.

Wenn Sie das Pilates-Training – im Verbund mit einer gesunden Ernährung und Herz-Kreislauf-Training – regelmäßig durchführen, sollten Sie schon nach vier Wochen Resultate sehen. Sie werden an sich ganz neue Muskeln bemerken, und Arme und Beine fühlen sich straffer und schlanker an. Der Rücken ist kräftiger, und Ihr Bauch kann straffer sein. Aber neben der sichtbaren Veränderung werden Sie auch Neues an sich bemerken. Vielleicht beginnen Sie, sich auf das Training zu freuen, und fühlen sich insgesamt stärker. Sie schlafen besser und sind wahrscheinlich besser gelaunt. Auch das Herz-Kreislauf-Training wird Ihnen leichter fallen, und Sie werden es länger durchhalten. Versuchen Sie es einfach einmal einen Monat lang!

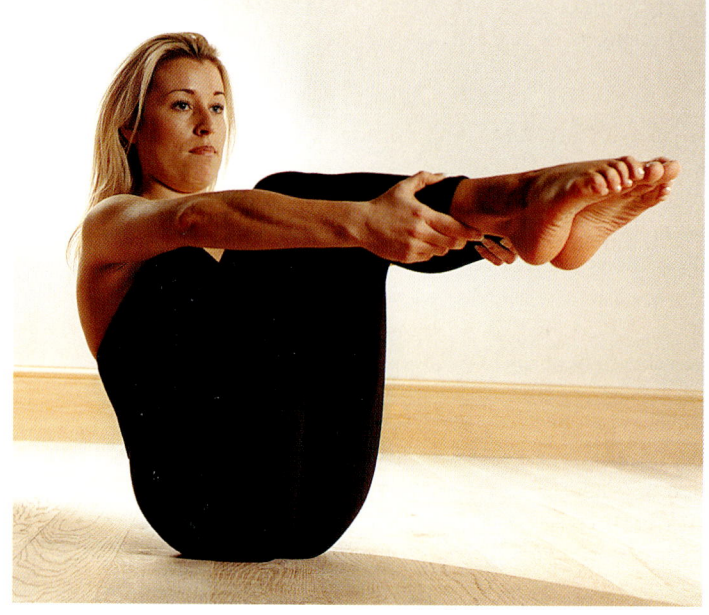

△ **Regelmäßiges Pilates-Training macht stärker und beweglicher.**

Ich habe ein starkes Hohlkreuz (Lordose) und seit neuestem Schmerzen im Nierenbereich. Wird Pilates das Problem noch verschlimmern?

Sie sollten bei Verletzungen oder Rückenproblemen grundsätzlich zuerst den Arzt befragen. Pilates ist eine wunderbare Technik, um bestimmte Haltungsprobleme und Schwächen auszugleichen. Sie sollten es aber nur unter der Aufsicht einer Fachkraft zur Therapie eines schwerwiegenden Problems einsetzen. Wenn Sie die Pilates-Übungen nämlich nicht korrekt ausführen, kann sich dadurch ein Rückenproblem wie das Ihre nur noch verschlimmern.

Ich habe Angst vor Inkontinenz (Harnaustritt) beim Training. Gibt es dafür besondere Übungen?

Die Beckenbodenmuskeln können erschlaffen – besonders nach einer Entbindung. Wie jeden anderen Muskel jedoch kann man sie trainieren. Unterbrechen Sie beim Harnlassen immer mal wieder den Strahl – was Sie spüren, sind die Beckenbodenmuskeln, und genau diese Bewegung ist es, die Sie beim Training vollziehen. Sie können das übrigens überall machen: im Bus, im Supermarkt oder beim Schlangestehen.

Ich spiele jedes Wochenende Golf und habe danach oft einen steifen Rücken und Nacken. Welche Übungen können mir dabei helfen, das zu verhindern und zu lindern?

Pilates ist ein wunderbares Ausgleichstraining für Golfer, da die typischen Schlagbewegungen zu Rückenproblemen führen können. Sie werden angenehm überrascht sein, wenn Sie feststellen, dass sich durch Pilates auch Ihre Spielstärke verbessert!

Ich habe noch nie Sport getrieben, würde aber gerne mit Pilates anfangen. Ist das gefährlich? Ich bin eine 54 Jahre alte Nichtraucherin mit leichtem Übergewicht.

Sie sollten vor jedem Training den Arzt zu Rate ziehen, wenn bei Ihnen Verletzungen oder Risikofaktoren bestehen: z. B. Herzbeschwerden, Diabetes, Bluthochdruck, erhöhter Cholesterinspiegel, extremes Übergewicht, starkes Rauchen oder starke Inaktivität. Frauen über 50 und unsportliche Männer über 40 sollten ebenfalls den Arzt befragen.

Ich bin extrem dünn und würde gern etwas zunehmen. Was kann ich tun? Würde mich Pilates noch dünner machen?

Sie haben es wahrscheinlich ziemlich schwer mit Ihrer Umwelt, da sich die meisten Menschen über ihre genetisch bedingte Tendenz beklagen, Fett zu speichern. Doch bei Ihnen verhält es sich gerade umgekehrt. Versuchen Sie, bei jeder Gelegenheit so viele Kalorien wie möglich zu verzehren, aber halten auch Sie sich von leeren Kalorien und Fast Food fern. Trinken Sie Fruchtsaft statt Brausegetränke, und haben Sie stets Trockenobst, Nüsse und andere kalorienhaltige, aber gesunde Snacks dabei. Gymnastik ist sehr wichtig für Sie, da es die Muskeln aufbaut und Sie kräftiger aussehen lässt. Machen Sie Herz-Kreislauf-Training, aber übertreiben Sie es dabei nicht.

Ich kann mich einfach nicht dazu aufraffen, Sport zu treiben oder meine Ernährung zu ändern, obwohl ich gerne durchtrainierter und schlanker aussehen würde.

Es ist wichtig, sich realistische, messbare und erreichbare Ziele zu setzen. Dadurch wird Fitness endlich als erreichbares Ziel wahrgenommen, und Sie beginnen sich, darauf zu freuen. Sie können sich sowohl kurzfristige als auch langfristige Ziele setzen; z. B.: »Ich möchte in vier Wochen die vollen Hundert schaffen, ohne auf halber Strecke aufhören zu müssen.« Eine andere Methode ist, einen Vertrag mit sich selbst aufzusetzen, in dem Sie sich verpflichten, »X mal pro Woche für X Wochen zu trainieren«, und das dann von einem Freund oder einem Familienmitglied gegenzeichnen zu lassen.

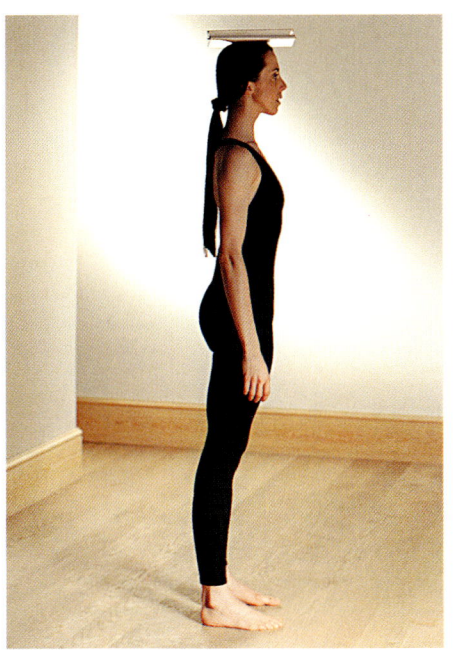

◁ Obwohl Sie bei uns nicht mit einem Buch auf dem Kopf herumlaufen müssen, verbessert das Pilates-Training dennoch insgesamt Ihre Körperhaltung.

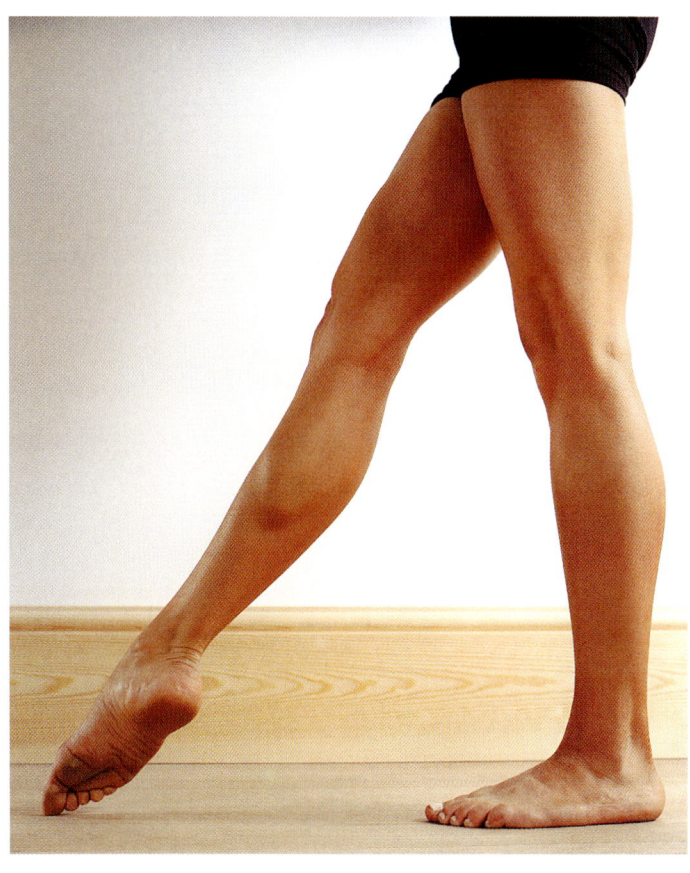

△ Pilates im Verbund mit gesunder Ernährung und Herz-Kreislauf-Training streckt und stärkt die Muskulatur für einen geraden, schlanken Körper.

Nehmen Sie sich jedoch in Acht vor Leuten, die Ihr Projekt unbewusst sabotieren wollen. Es mag sich komisch anhören, aber das kommt gar nicht so selten vor: Freunde, die durch Ihren Erfolg ein schlechtes Gewissen sich selbst gegenüber hätten; Mütter, die Angst haben, dass Sie sich überanstrengen, oder eifersüchtige Partner, die befürchten, dass Sie zu attraktiv werden, und so weiter ...

Mir fehlt als allein erziehendes Elternteil die Zeit für Hobbys. Ich weiß, dass ich Sport treiben sollte, aber ich habe einfach keine Zeit.

Wenn an Sie ständige Anforderungen gestellt werden, kann es helfen, sich zu fragen, warum Sie dies oder jenes tun. Sporttraining kann dabei helfen, Abstand zu gewinnen und ruhiger und gelassener zu werden. Im Laufe des Trainings bemerken die meisten Menschen positive Veränderungen in ihrem Selbstbild und ihrem Selbstbewusstsein. Kopf- und Rückenschmerzen sowie Depressionen verschwinden manchmal wie durch Zauberhand. Dadurch kann Sport zu einem wichtigen und wertvollen Teil des Tages werden. Die Wendung zum Positiven tritt meist um die sechste Woche herum auf. Wenn Sie beginnen, trainieren zu »wollen« anstatt zu »müssen«, wird alles leichter.

Vergessen Sie nicht, dass Energie Energie hervorbringt: Sie werden auch im Alltag mehr Schwung entwickeln. Machen Sie sich eine – positiv formulierte! – Liste all der Dinge, die Training Ihnen bringen soll: Sagen Sie statt »Ich möchte in Kleidergröße 38 passen« lieber »Ich möchte mich in meiner Haut wohler fühlen.« Unterschätzen Sie nicht die Macht positiven Denkens, und sagen Sie sich ruhig positive Mantras vor. Denken Sie auch daran, dass wenig besser ist als gar nichts, fangen Sie klein an und lassen es sich von da an allmählich weiterentwickeln ...

Glossar

Ausstrecken/Aufrichten

Das Gegenteil vom Verkürzen der Muskeln, was sich zwar offensichtlich anhört, was aber die Mehrheit von uns ständig unwillkürlich macht. Stellen Sie sich dazu vor, Sie hätten einen Luftballon im Kopf, der an die Decke schwebt, und schaffen Sie dabei so viel Abstand zwischen den einzelnen Rückenwirbeln, wie Sie können.

Dehnung des (unteren) Brustkorbs

Dies sollte vermieden werden – die Rippen sollten sich beim Atmen seitlich ausdehnen (siehe Lateral Atmen). Halten Sie stets den gleichen Abstand zwischen Rippenbogen und Hüften, anstatt den Brustkorb nach oben ausdehnen zu lassen – denn dabei wird der Rücken oft zu stark durchgebogen.

Fließende Bewegungen

Alle Pilates-Bewegungen sollten weich und fließend vollführt werden. Stellen Sie sich dafür vor, Sie müssten sich durch weichen Schlamm bewegen. Vermeiden Sie abgehackte Bewegungen.

Gebogene Füße

Das Gegenteil von gestreckten Zehen: Ziehen Sie die Zehen in Richtung Schienbein.

Gewichtsverlagerung

Achten Sie darauf, dass Sie Ihr Körpergewicht nicht ungleichmäßig auf beide Seiten verteilen – z. B. bei der Seitlichen Beugung. Es ist verlockend, das Gewicht dabei auf den Oberkörper zu verlagern, weil dadurch die Übung leichter wird. Verlassen Sie sich statt dessen auf Ihre Kernstärke und setzen den Körper als Einheit ein.

Hals ausstrecken

Die korrekte Position während des Trainings und auch im täglichen Leben. Verkürzen Sie den Hals nicht, indem Sie das Kinn auf die Brust sinken lassen oder den Kopf in den Nacken legen, es sei denn, es wird ausdrücklich verlangt.

Hüften durchbiegen

Dies bedeutet, dass Sie das Schambein in Richtung Kinn ziehen sollen, um die natürliche Rückgratkrümmung zu beseitigen.

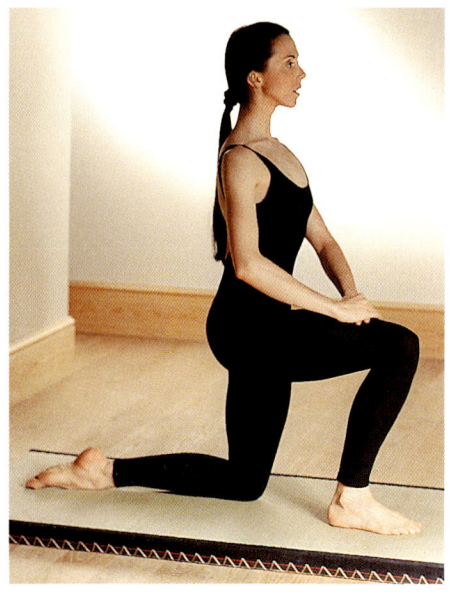

Hüften senkrecht

Die Position Ihrer Hüften, wenn Sie auf der Seite liegen, z. B. beim Seitenkick. Dabei lässt man nämlich gern die Hüften vorn- oder hintenüber fallen. Die Hüften sollten sich jedoch immer übereinander in einer senkrechten Linie zum Boden befinden.

Kernstärke

Die Kräftigung des Rumpfes, aus dem heraus die Grundbewegungen des Pilates gesteuert werden. In dem Maße, wie diese Muskeln sich kräftigen, verbessert sich auch Ihre Körperhaltung.

Konzentration

Konzentrieren Sie sich voll auf die Bewegungen, um sicherzugehen, dass diese in einem Rahmen stattfinden, den Sie kontrollieren können – setzen Sie keinen Schwung ein, um den Bewegungsspielraum zu erweitern. Dadurch werden die Muskeln nicht ausreichend trainiert und können sich verletzen. Tun Sie immer nur so viel, wie Sie können.

Lateral atmen

Die beste Art der Atmung beim Pilates-Training. Atmen Sie tief und voll in den mittleren Brustkorb, wobei dieser sich beim Ein- und Ausatmen zu den Seiten hin ausdehnen und wieder zusammenziehen sollte. Ver-

meiden Sie, in den Bauch oder in den oberen Brustkorb zu atmen, da sich dabei leicht Brust und Schultern vom Boden heben können.

Neutrale Haltung

Dies bezeichnet die Wirbelsäule in ihrer natürlichen Position. Um diese Position festzustellen, drücken Sie Ihren Rücken ganz auf den Boden und krümmen Sie ihn danach zu einer Brücke. Die neutrale Haltung ist die bequeme Lage zwischen den beiden Extremen. Diese Position schützt Ihre Wirbelsäule.

Schulterblätter gleiten am Rücken entlang nach unten

Vermeiden Sie es, während des Pilates-Trainings die Schultern krumm zu machen. Üben Sie die Haltung, indem Sie zunächst die Schultern bis an die Ohren hochziehen, und sie dann ganz an der Wirbelsäule entlang nach unten ziehen, bis sich Ihre Ohren und Ihre Schultern in einem guten Abstand sowie im rechten Winkel zueinander befinden. Dies entspannt Nacken- und Schulterbereich. Lassen Sie sie während des Trainings stets in dieser Position.

Straffe Bauchmuskeln

Dies ist die Basis aller Pilates-Übungen. Stellen Sie sich dafür vor, Sie müssten Ihren Nabel bis ans Rückgrat ziehen, oder Sie trügen enge Hosen und wollten den Nabel vom Hosenbund wegziehen. Lassen Sie die Bauchmuskeln nicht durchhängen.

Wirbel für Wirbel

Diese Bezeichnung bezieht sich auf die Wirbelsäule, z. B. in der Schulterbrücke. Als Anfänger dürfen Sie in den ersten beiden Positionen Ihre Hüften in zwei oder drei Abschnitten vom Boden heben; als Fortgeschrittener sollten Sie versuchen, den Rücken ganz allmählich Wirbel für Wirbel zu heben, wobei Sie die Wirbelsäule stets so lang wie möglich machen.

Zu fest Zupacken

Damit ist das übermäßige Anspannen verschiedener Muskeln gemeint – was zu Verspannungen in Nacken, Hüftbereich, Füßen, Schultern und Rücken führen kann.

Hilfreiche Adressen

Es ist in der Tat noch nicht ganz einfach, wenn Sie ein Pilates-Studio in Ihrer Nähe suchen. Sie können aber auf Ihrer Suche die folgenden Quellen anzapfen: Internet, Telefonauskunft, örtliche Ballettschulen, Fitnessstudios, Gymnastikschulen und ähnliches. Eine Liste von Pilates-Lehrern, Workshops, Videos und Informationen über die Ausbildung zum Pilates-Lehrer erhalten Sie über folgende Auskunftsstelle:

Body Control Pilates Europe
Wiesenweg 14
A-6067 Absam
Tel.: 00 43 / 52 23 / 5 23 46

Weitere Informationen über den Lehrerverband in England:

Body Control Association
14 Neal's Yard, Covent Garden
London, WC2H 9DP
Tel.: 00 44 / 87 01 / 69 00 00

Homepages mit internationaler Information:

www.pilates.co.uk
www.bodycontrol.co.uk
www.michaelking.co.uk

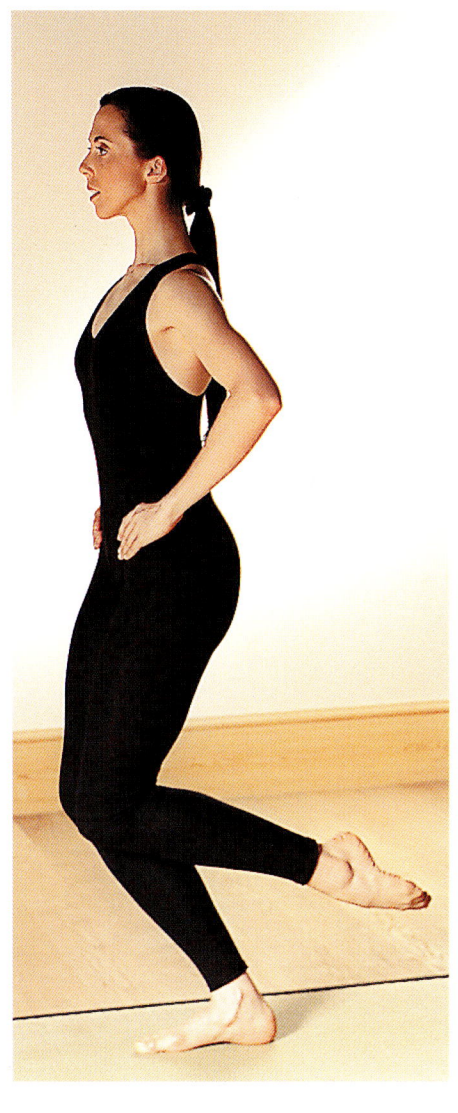

Bildnachweis

Superstock:
82 rechts, 84 oben rechts, 84 unten links

GettyOne Stone:
81, 82 links, 83 oben, 83 unten, 90 oben

Danksagung

Ohne die Hilfe meiner Kollegen und guten Freunde wäre dieses Buch nie über die Idee hinausgewachsen.

Ich möchte mich bedanken bei meinen großartigen Lehrern Michael King und Anoushka; bei Susan Newsom, Malcom, Tiffany, Nikki, Saban, Jeannette, Haslam und Alex Fugello sowie bei all meinen wundervollen Klienten, die mir gute Freunde geworden sind. Danke, Tanya (fürs Coolbleiben), Dawn (fürs Glücklichmachen), Debra Mayhew, Chris Mayoral, Louise Mulryan (weil sie mich zum Lachen bringt), Nicola Jones (für ihre erstaunlichen Geschichten), meine Schwester Heather, meine lieben Eltern, mein liebster Scott und natürlich meine Seelenschwester Sharon. Ich danke Gott für all seine Segnungen und für meine hochgeschätzten Freunde.

Ich möchte Valerie Foldvary danken, die bei der Entstehung dieses Buches als Beraterin fungiert hat. Hier ist eine Darstellung all ihrer Qualifikationen und Erfahrung. Valerie Foldvary ist seit 15 Jahren ein geschätztes Mitglied der Fitness-Industrie. Sie ist Meistertrainerin für REEBOK und AFAA-Beraterin (Aerobic and Fitness Association of America.) Sie ist im Besitz von Diplomen des ACE (American College of Exercise), AFAA (Aerobic and Fitness Association of America) und des ACSM (American College of Sports Medicine) für Gruppentraining. Sie ist qualifizierte Privattrainerin und Beraterin für Lebensstil- und Gewichtsregulierung und war Mitglied des Erziehungsausschusses für die Überarbeitung der ACE-Abschlussprüfung für den Internationalen Markt. Valery ist Amerikanerin, doch sie lebt in Madrid und ist dort Geschäftsführerin ihrer eigenen Firma für Fitnessberatung, California Fitness Consultants. Sie schreibt Fitness-Artikel für mehrere nationale Zeitschriften und spricht in einer wöchentlichen Radiosendung über Gesundheit und Fitness. Valerie praktiziert und lehrt Pilates seit einigen Jahren. Sie leitet spanisch- und englischsprachige Kurse für Fitnesstrainer in der ganzen Welt.

Register

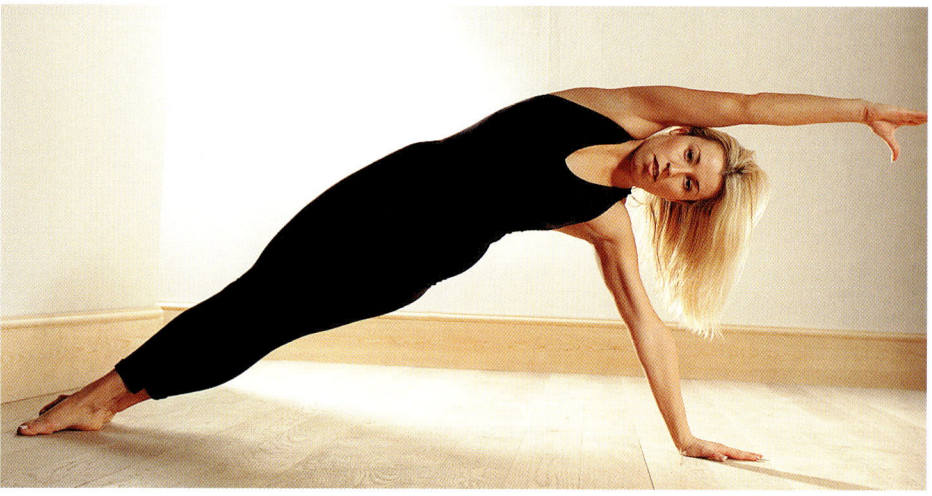

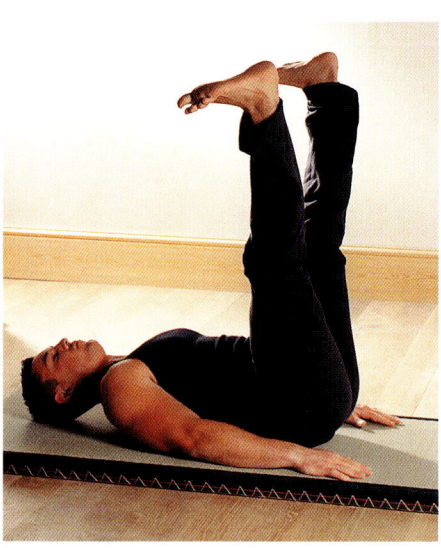

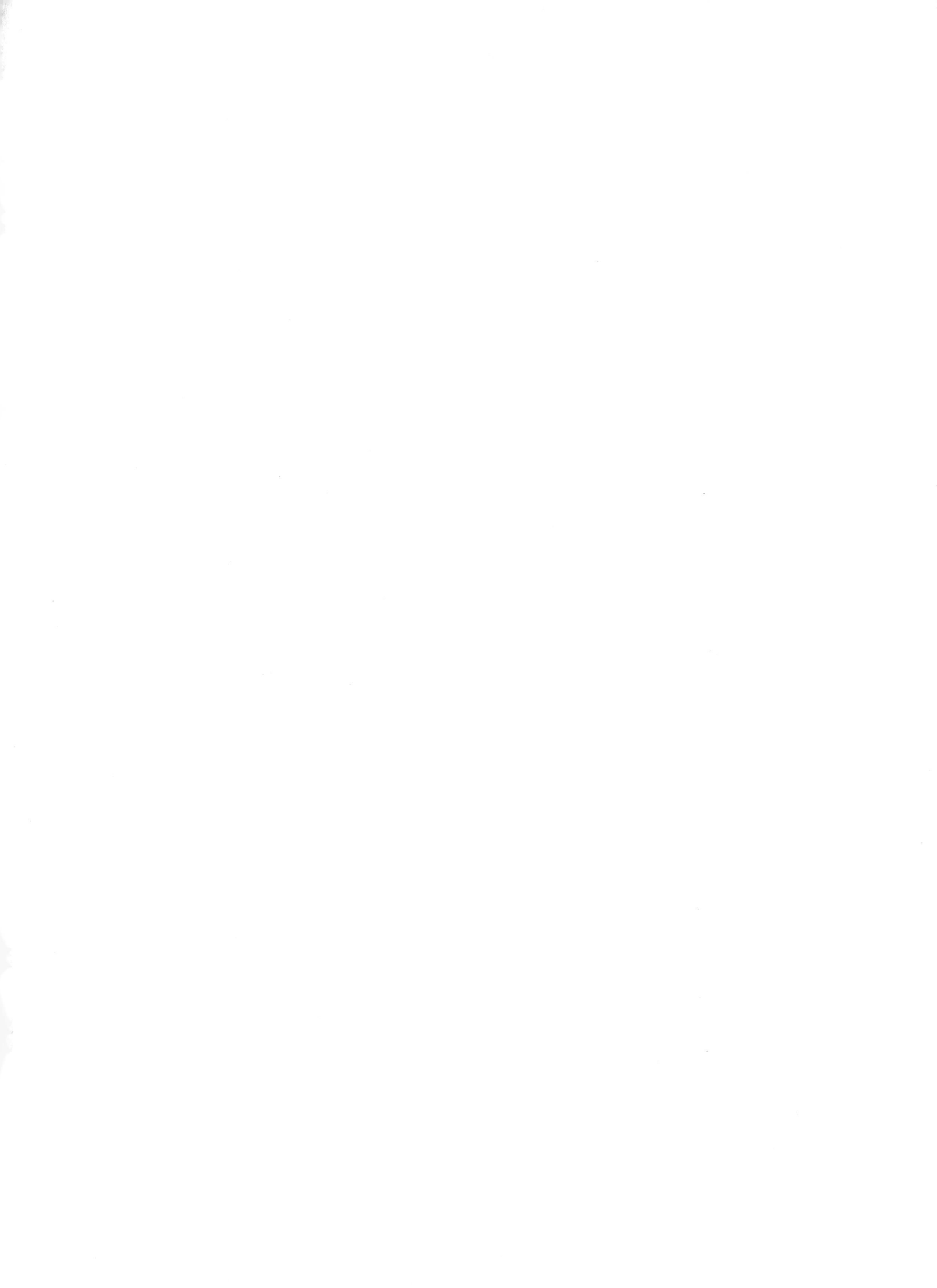

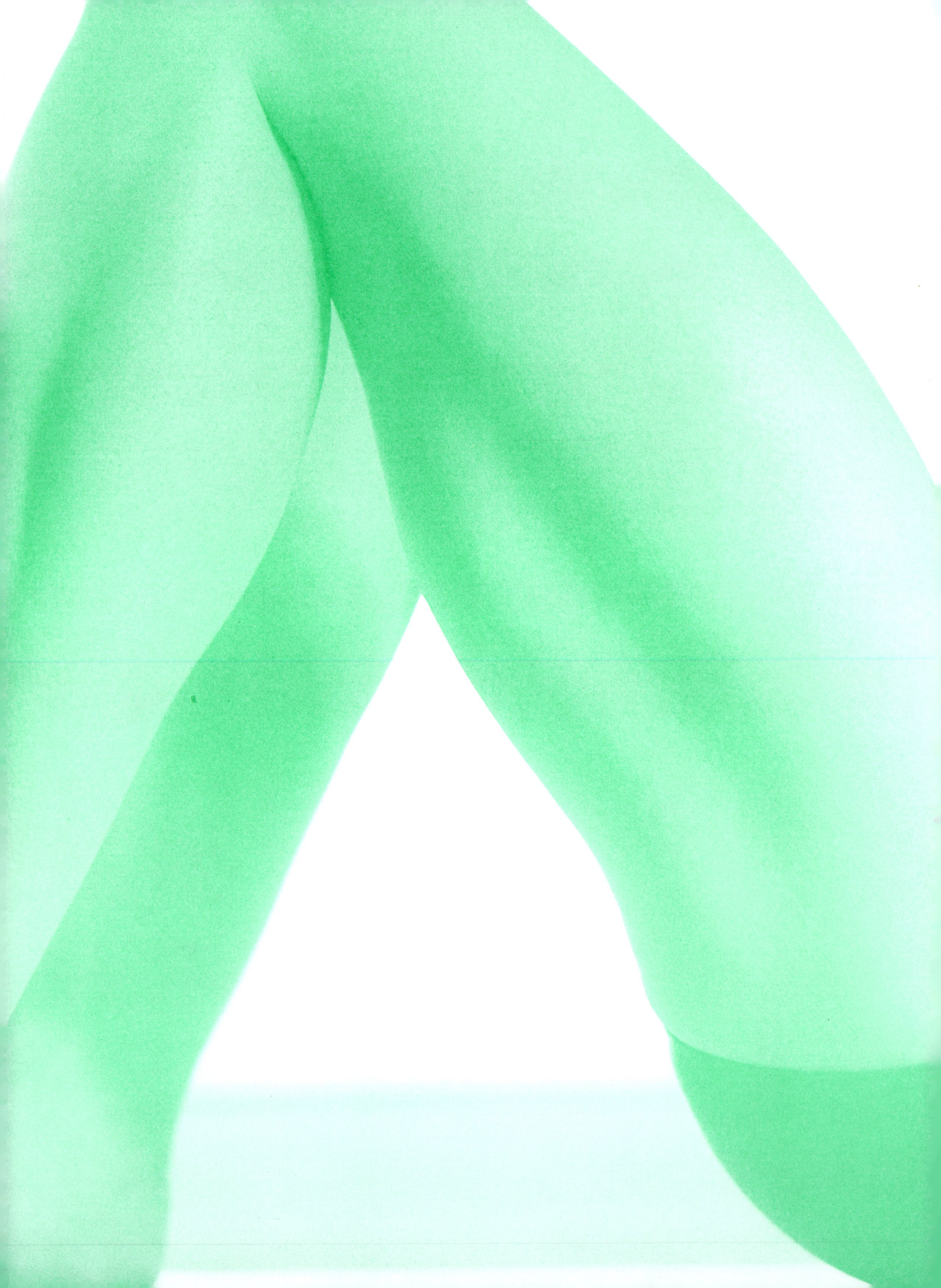